常见肿瘤内科治疗学

主　编　孙衍伟　李玉锋　李晓红　吴　君
副主编　王翠红　付　霞　孙业峰　张　艳
　　　　周玉美
编　委　(以姓氏笔画为序)
　　　　王翠红　付　霞　孙业峰　孙衍伟
　　　　苏　娜　李玉锋　李晓红　吴　君
　　　　张　艳　周玉美

科学出版社
北　京

·版权所有 侵权必究·

举报电话:010-64030229;010-64034315;13501151303(打假办)

内 容 简 介

本书共十八章,包括消化系统肿瘤,呼吸系统肿瘤,泌尿系统肿瘤等。本书将枯燥的各部位肿瘤的组织病理学分类以简明的形式表达,各种肿瘤的治疗方案,包括适应证、禁忌证、具体用法,都有明确阐述。

本书适合肿瘤专业医生使用。

图书在版编目(CIP)数据

常见肿瘤内科治疗学/孙衍伟等主编.—北京:科学出版社,2018.11
ISBN 978-7-03-059176-0

Ⅰ.①常… Ⅱ.①孙… Ⅲ.①肿瘤-内科-治疗-医学院校-教材
Ⅳ.①R73

中国版本图书馆 CIP 数据核字(2018)第 241949 号

责任编辑:胡治国 朱 华/责任校对:郭瑞芝
责任印制:张欣秀/封面设计:陈 敬

版权所有,违者必究。未经本社许可,数字图书馆不得使用

科学出版社 出版
北京东黄城根北街 16 号
邮政编码:100717
http://www.sciencep.com

北京厚诚则铭印刷科技有限公司 印刷
科学出版社发行 各地新华书店经销

*

2018 年 11 月第 一 版 开本:787×1092 1/16
2018 年 11 月第一次印刷 印张:10 1/4
字数:262 000
定价:98.00 元
(如有印装质量问题,我社负责调换)

前　言

肿瘤是严重威胁人民健康的多发病和常见病，肿瘤学也是临床医学中更新和发展最为迅速的学科，国内外每年都有许多相关著作问世。本书的任务是立足临床，吸收、归纳最新的肿瘤学进展，结合我国国情和编者的临床经验，对多种复杂的诊治方法进行简明扼要的介绍，期望能够对不同临床医生有些许帮助。

本书共十八章，将枯燥的各部位肿瘤的组织病理学分类以简明的形式表达，各种肿瘤的治疗方案，包括适应证、禁忌证、具体用法，都有明确阐述。

医学的发展是迅速的，肿瘤诊治涉及基础和临床的各个方面，限于精力和学识，难免有疏漏之处，在此衷心期望读者对本书不吝指正，以便将来再版时修正。

编　者

2018 年 5 月

目　　录

第一章　食管癌 (1)
 第一节　病理分期、临床分期和病理分型 (1)
 第二节　诊断与鉴别诊断 (3)
 第三节　治疗原则 (4)
 第四节　治疗方法 (5)
 第五节　预后及随访 (11)

第二章　胃癌 (12)
 第一节　检查 (12)
 第二节　病理诊断 (13)
 第三节　治疗原则 (15)
 第四节　治疗方法 (16)
 第五节　预后及随访 (21)

第三章　胃肠间质瘤 (22)
 第一节　临床表现和诊断 (22)
 第二节　治疗 (25)
 第三节　预后及随访 (28)

第四章　胰腺癌 (29)
 第一节　分期和检查 (29)
 第二节　诊断和鉴别诊断 (31)
 第三节　治疗原则 (34)
 第四节　治疗方法 (35)
 第五节　预后及随访 (38)

第五章　原发性肝癌 (39)
 第一节　分期与肝功能评估 (39)
 第二节　检查 (40)
 第三节　临床和病理诊断 (41)
 第四节　治疗原则 (44)
 第五节　治疗方法 (45)
 第六节　预后及随访 (50)

第六章　胆管肿瘤的诊断与治疗 (51)
 第一节　临床表现与鉴别诊断 (51)
 第二节　检查 (52)
 第三节　病理诊断与分期 (54)
 第四节　治疗原则 (55)
 第五节　治疗方法 (56)

第六节　预后及随访 …………………………………………………………………………（58）
第七章　结肠癌 ……………………………………………………………………………………（59）
　　第一节　检查 ……………………………………………………………………………………（59）
　　第二节　鉴别诊断 ………………………………………………………………………………（60）
　　第三节　病理诊断及分子生物学检测 …………………………………………………………（61）
　　第四节　治疗原则 ………………………………………………………………………………（62）
　　第五节　治疗方法 ………………………………………………………………………………（63）
　　第六节　特殊类型结肠肿瘤 ……………………………………………………………………（69）
　　第七节　预后及随访 ……………………………………………………………………………（70）
第八章　直肠癌 ……………………………………………………………………………………（72）
　　第一节　检查、诊断及分期 ……………………………………………………………………（73）
　　第二节　治疗 ……………………………………………………………………………………（75）
　　第三节　预后及随访 ……………………………………………………………………………（78）
第九章　大肠癌 ……………………………………………………………………………………（80）
第十章　纵隔肿瘤 …………………………………………………………………………………（92）
　　第一节　概述 ……………………………………………………………………………………（92）
　　第二节　常见的纵隔肿瘤 ………………………………………………………………………（93）
第十一章　胆管肿瘤 ………………………………………………………………………………（96）
　　第一节　胆囊癌 …………………………………………………………………………………（96）
　　第二节　胆管癌 …………………………………………………………………………………（99）
第十二章　小细胞肺癌 …………………………………………………………………………（102）
　　第一节　临床检查、病理分型和分期 ………………………………………………………（102）
　　第二节　治疗原则 ……………………………………………………………………………（103）
　　第三节　治疗方法 ……………………………………………………………………………（104）
　　第四节　预后及随访 …………………………………………………………………………（107）
第十三章　胸腺瘤/胸腺癌 ………………………………………………………………………（109）
　　第一节　病理诊断及分期 ……………………………………………………………………（109）
　　第二节　检查 …………………………………………………………………………………（110）
　　第三节　鉴别诊断 ……………………………………………………………………………（112）
　　第四节　治疗原则 ……………………………………………………………………………（113）
　　第五节　治疗方法 ……………………………………………………………………………（115）
　　第六节　预后及随访 …………………………………………………………………………（121）
第十四章　肾细胞癌 ……………………………………………………………………………（122）
　　第一节　临床表现 ……………………………………………………………………………（122）
　　第二节　诊断与鉴别诊断 ……………………………………………………………………（123）
　　第三节　病理诊断与分型 ……………………………………………………………………（124）
　　第四节　影像学检查 …………………………………………………………………………（125）
　　第五节　临床分期 ……………………………………………………………………………（126）
　　第六节　手术治疗 ……………………………………………………………………………（127）
第十五章　膀胱肿瘤 ……………………………………………………………………………（130）

第一节　病理类型与分期 …………………………………………………（130）
　第二节　诊断 ………………………………………………………………（130）
　第三节　鉴别诊断 …………………………………………………………（132）
　第四节　治疗 ………………………………………………………………（133）
第十六章　**子宫内膜癌** ………………………………………………………（134）
　第一节　病理学 ……………………………………………………………（134）
　第二节　子宫内膜癌的转移 ………………………………………………（135）
　第三节　临床表现 …………………………………………………………（135）
　第四节　诊断 ………………………………………………………………（135）
　第五节　治疗 ………………………………………………………………（136）
第十七章　**卵巢癌** ……………………………………………………………（138）
　第一节　上皮性卵巢癌 ……………………………………………………（138）
　第二节　非上皮性肿瘤 ……………………………………………………（144）
　第三节　腹膜肿瘤 …………………………………………………………（145）
第十八章　**恶性淋巴瘤** ………………………………………………………（147）
　第一节　病理学 ……………………………………………………………（147）
　第二节　临床表现 …………………………………………………………（148）
　第三节　诊断 ………………………………………………………………（149）
　第四节　临床分期 …………………………………………………………（150）
　第五节　治疗 ………………………………………………………………（151）
参考文献 ………………………………………………………………………（156）

第一章 食管癌

食管在解剖学上分为颈段、胸(上、中、下)段和食管胃交界部(esophagogastric junction, EGJ),各段的定义:颈段,自下咽至胸骨切迹平面的胸廓入口,内镜检查距门齿15~20 cm;胸上段,自胸廓入口至奇静脉弓下缘水平,内镜检查距门齿20~25 cm;胸中段,自奇静脉弓下缘至下肺静脉水平,内镜检查距门齿25~30 cm;胸下段,自下肺静脉水平向下终于胃,内镜检查距门齿30~40 cm。以上分法选取奇静脉弓下缘及下肺静脉为分界点,适用于手术患者。放疗患者多选择气管分叉作为胸上、中段分界,胸中下段则平均一分为二,这样便于在X线钡餐及CT上确定肿瘤部位。EGJ指食管胃解剖交界线上方5 cm的远端食管和下方5 cm的近端胃的解剖区域,此处发生的鳞状细胞癌(鳞癌)多为食管癌向下侵犯,发生的腺癌称为食管胃交界部腺癌(adenocarcinoma of esophagogastric junction, AEG)。

食管癌特指源于食管黏膜上皮的肿瘤,源于食管其他组织的肿瘤不在食管癌诊治原则的所及范围。我国的食管癌中,鳞癌占90%以上,腺癌小于10%,而美国和欧洲的腺癌占50%以上。值得注意的是,自2009年第7版TNM分期标准起,对于AEG患者,规定胃近端5 cm内发生的腺癌但未侵犯食管胃解剖交界线者称为贲门癌,执行胃癌TNM分期标准,否则执行食管腺癌TNM分期标准。

不同部位、不同病理类型的食管癌,治疗原则有很大差别。

第一节 病理分期、临床分期和病理分型

食管癌的分期:①TNM分期,属于术后组织病理学分期。②临床分期,又称治疗前分期,主要的分期手段是X线钡餐、CT和超声内镜。

【TNM分期】

与第6版及之前的版本比较,最新的第7版食管癌TNM分期(表1-1)有以下特点:①食管腺癌和鳞癌有不同的分期,但T、N、M的定义与鳞癌相同,仅是它们的组合有异。②肿瘤细胞的分化程度($G1~3$:高分化、中分化及低分化)影响Ⅰ、Ⅱ期腺癌和鳞癌的分期。例如,在鳞癌中,同样为T1N0M0,G1为ⅠA期,G2~3则为ⅠB期。这和大多数上皮来源的肿瘤不同。③在T分期中,原位癌(Tis)定义为重度不典型增生,T1分为T1a(侵犯黏膜层)和T1b(侵犯黏膜下层),T4分为T4a(侵犯心包、胸膜或膈肌)和T4b(侵犯其他邻近器官,如主动脉、椎体、气管)。④N分期的修订最明显,按淋巴结转移数目分为N0~3,锁骨上淋巴结和腹腔干淋巴结转移属于远处转移。⑤M分期取消了M1a与M1b,合并为M1。⑥肿瘤的部位影响Ⅰ、Ⅱ期食管鳞癌分期,但不影响腺癌。例如,同样为T2~3N0M0、G1,肿瘤位于食管胸下段的鳞癌为ⅠB期,胸中上段则为ⅡA期。但国内有学者认为,根据淋巴结转移区域来划分N分级能更准确地反映预后,而且TNM分期中将锁骨上、腹腔干淋巴结转移和实质性脏器转移都划分为M1,而临床上前者放疗或手术的预后要优于后者,因此尚需更多的研究来评估新版TNM分期是否适用于我国患者。

表1-1 食管腺癌TNM分期

期别	T	N	M	G
0	Tis	N0	M0	G1
ⅠA	T1	N0	M0	G1~2
ⅠB	T1	N0	M0	G3
	T2	N0	M0	G1~2
ⅡA	T2	N0	M0	G3
ⅡB	T3	N0	M0	任何G
	T1~2	N1	M0	任何G
ⅢA	T1~2	N2	M0	任何G
	T3	N1	M0	任何G
	T4a	N0	M0	任何G
ⅢB	T3	N2	M0	任何G
ⅢC	T4a	N1~2	M0	任何G
	T4b	任何N	M0	任何G
	任何T	N3	M0	任何G
Ⅳ	任何T	任何N	M1	任何G

注：T、N、M的定义与食管鳞癌相同，但在各期别中的组成不同。

【临床分期】

美国癌症联合会(American Joint Committee on Cancer，AJCC)的pTNM分期以术后病理为基础，可准确地反映肿瘤外侵、淋巴结转移状态及预后，但医生根据术前临床检查结果得到的cTNM分期来决定是否手术，而且有部分食管癌患者在初诊时即已因病期较晚或身体原因而不能手术，另有部分患者无须手术也可取得满意的疗效，因此对上述患者而言，临床分期更有意义。

AJCC的TNM分期根据食管受侵的深度和淋巴结转移数目来确定T和N分级。就T分期而言，CT和MRI都无法准确地分辨出食管壁的各层结构，也不能区分T1和T2，但在判断T4上较准确，对于术前评估食管癌的可切除性具有重要价值。超声内镜进行T分期较为可靠，如行内镜下黏膜切除术(endoscopic mucosal resection，EMR)，则只能依靠超声内镜来区分T1a和T1b。有研究显示与术后病理分期相比，超声内镜分期的准确性为87%。

在N分期方面，CT和MRI是最常用的检测手段，其主要根据淋巴结大小来判断，但由于增大的淋巴结可能因炎症引起，而转移淋巴结有时大小也不一定会达到诊断的标准，因此有假阳性和假阴性的可能。CT对食管癌N分期的准确性为40%~90%，MRI与之大致相仿，超声内镜诊断区域淋巴结转移的准确性为71%~88%。超声内镜引导下的细针穿刺可进一步提高诊断的准确性。超声内镜虽然对食管癌T、N分期的诊断价值较高，但易受气体、探头探测深度等因素的影响，在食管被肿瘤堵塞或狭窄的情况下亦无法进行，且在国内尚未普及。

由CT、MRI及超声影像学检查来确定淋巴结转移数目并不可靠，在肿大淋巴结融合成团时更是如此。PET一般不用于T分期，但在评估淋巴结转移及远处转移灶方面有优越性。

AJCC 的 TNM 分期只适用于可切除的胸段食管癌患者,对于颈段食管癌而言,将锁骨上淋巴结划分为 M1 显然不合适,因为颈段食管癌治疗上以放疗为主,故需要能指导放疗的分期系统。2009 年国内学者制订了以病变长度、外侵程度、区域淋巴结及远处转移情况为依据的"非手术治疗食管癌的临床分期":在 T 分期中,病变长度以 X 线钡餐造影检查为准;病灶直径以 CT 显示食管病灶最大层面的食管直径为准,全周型肿瘤管腔消失者应测肿块最大直径;邻近器官包括气管、支气管、主动脉及心包;对于病变长度、最大层面直径及邻近器官受侵三项标准不一致的情况,按分期较高者划分。在 N 分期中,淋巴结转移的一般标准为短径≥10 mm,而食管旁、气管食管沟、心包角、腹腔淋巴结的长径≥5 mm 即可。有报道该临床分期可较准确地预测不同期别食管癌放疗患者的预后,但仍需不断补充和完善。

【大体分型】

早期食管癌大体分型:隐伏型、糜烂型、斑块型和乳头型。原位癌、黏膜内癌和黏膜下癌,不伴淋巴结转移,称为早期食管癌。除此之外均为中晚期食管癌,其大体分型有髓质型、蕈伞型、溃疡型、缩窄型和腔内型,其中蕈伞型和腔内型对放疗敏感,髓质型敏感性中等,而溃疡型和缩窄型的敏感性较差。

第二节　诊断与鉴别诊断

食管癌通常表现为不同程度的进食哽噎、异物感和(或)胸骨后疼痛,明显的吞咽困难和体重下降提示食管癌已处于进展期。食管癌有可能需与以下病症鉴别。

【心脏疾病及焦虑症】

冠心病等心脏疾病、焦虑症,可能表现为胸骨后疼痛、异物感,与早期的食管癌易混淆,但只要注意影像学和胃镜的检查,注意随访,一般能做出鉴别诊断。

【食管良性狭窄】

食管良性狭窄多见于食管化学性烧伤或反流性食管炎引起的瘢痕狭窄。前者以儿童及年轻人较多,一般有误服强酸或强碱的历史,后者病变多位于食管下段,常伴有食管裂孔疝或先天性短食管。

【贲门痉挛】

贲门痉挛又称贲门失弛缓症,主要症状为吞咽困难,病程长,间歇性发作,患者平均年龄较小,食管 X 线钡餐表现为钡剂停留在贲门部,食管下端呈边缘光滑的鸟嘴状改变。个别患者可在贲门痉挛基础上发生食管癌,需要予以关注。

【食管憩室】

食管中段的憩室常有吞咽困难、胸骨后疼痛等症状,有发生癌变的机会,应避免漏诊。

【食管结核】

食管结核少见,可有吞咽困难,影像学表现为食管黏膜破坏。

【食管其他肿瘤】

食管其他肿瘤以平滑肌瘤常见,一般症状较轻,X 线钡餐检查表现为边缘光滑的圆形或椭圆形充盈缺损,有时可见钡剂呈现"涂抹征"。

【食管外病灶压迫】

食管外病灶压迫食管黏膜光滑,影像学上能观察到食管外病灶。

疑似食管癌的患者,胃镜及活检、食管 X 线摄片是必选的检查,后者可直接观察肿瘤部位、长度、溃疡深度、是否有穿孔迹象,对制订治疗方案、确定放疗靶区很有帮助。超声内镜、超声内镜引导下细针穿刺、浅表淋巴结转移的穿刺活检、胸腹部增强 CT、PET 或 PET-CT 等可酌情选择。

如果病理报告肿瘤的类型不能肯定,应排除小细胞癌、未分化癌、类癌等神经内分泌肿瘤和转移癌。如果报告为黏液表皮样癌、腺样囊性癌、Kaposi 肉瘤、横纹肌肉瘤、恶性黑色素瘤,食管癌的治疗原则并不完全适合。报告为胃肠间质瘤者,要与平滑肌瘤及平滑肌肉瘤鉴别。建立在内镜基础上的病理检查经常有高级别上皮内瘤变的报告,不可盲目轻信(见第十五章),此时影像学检查常能提供帮助,必要时应再次活检。

第三节 治疗原则

食管癌的治疗原则根据患者身体状况、病期、部位和病理类型综合考虑,总体原则:颈段及紧邻颈段的胸上段食管癌以放疗为主;胸下段食管癌或 AEG 以手术为主;胸中段食管癌手术和放疗都可选择,视患者一般状况和意愿而定。

【全身状况适合手术】

主要针对非颈段食管癌,美国国立综合癌症网(National Comprehensive Cancer Network, NCCN)推荐的治疗原则:①Tis,EMR 或消融治疗。②T1aN0,EMR 联合消融治疗,术后病理显示黏膜下或黏膜内无淋巴管受侵者无须进一步处理;此外也可选择食管切除术。③T1bN0,食管切除术。④T1bN+或 T2~4aN0~N+,可选择术前同步放化疗(尤其是对于食管腺癌及 AEG),对于病灶长度<2 cm 且分化良好者也可直接手术。对于鳞癌 R0 切除者无论其 T、N 分期如何,术后定期随访即可,否则需行放化疗,如术前已行放疗则只化疗;其中曾行术前放化疗的 R1 切除者也可考虑先观察,至病情进展后再治疗。对于腺癌 R0 切除者,如淋巴结阳性则需根据术前治疗情况决定放化疗或化疗;如淋巴结阴性,T1 可观察,T2 伴高危因素(分化差、淋巴脉管受侵、神经受侵、年龄<50 岁)及 T3~4 者需行辅助化疗或放化疗;非 R0 切除者需给予术后治疗;与鳞癌相同,对于已行术前放化疗的 R1 切除者也可考虑先观察,待病情进展后再治疗。

【全身状况不适合手术或不愿手术】

①Tis 和 T1a 者治疗同上;②病灶表浅的 T1b 也可考虑 EMR 联合消融术,但如肿瘤分化差或病灶长度≥2 cm 则建议放化疗;③其余患者如尚能耐受放化疗则争取同步或序贯根治性放化疗,否则行姑息放化疗或最佳支持治疗。

【无论身体状况,局部肿瘤不能切除】

T4b(肿瘤侵犯心脏、大血管、气管或肝脏、胰腺、肺、脾脏等邻近器官),视身体状况选择同步放化疗、化疗、放疗或最佳支持治疗,部分患者在放化疗后可酌情考虑手术切除残余病灶。

【远处转移】

肿瘤已不可治愈,酌情行化疗±放疗或最佳支持治疗;对于食管腺癌及 AEG 患者建议行 HER-2 检测。

【局部或区域性复发】

①曾手术但未放疗,首选同步放化疗,也可考虑再次手术。②既往行放疗而未手术者可争取手术治疗;不可手术者视身体状况决定是否化疗或仅予最佳支持治疗;复发间隔时

间1年以上者也可考虑二程放疗或行腔内放疗。虽有研究显示对于放疗后复发的患者,手术的效果优于再程放疗,但国内初治选择放疗的患者多数是因病期偏晚而放弃手术,因此复发后能手术者也较少,而且放疗后局部纤维化也增加了手术难度,手术死亡率约为10%,单独化疗一般效果不理想,因此再程放疗是重要的治疗手段。

【食管小细胞癌】

食管小细胞癌占食管恶性肿瘤的0.8%~2.4%,最佳的处理策略尚不明确,建议治疗参照小细胞肺癌。对于局限期食管小细胞癌,单纯局部治疗(手术、放疗)虽近期疗效尚可,但远期生存率低,需联合化疗;广泛期患者以化疗为主,可配合姑息性放疗。在实际临床工作中,食管小细胞癌的治疗效果往往不如小细胞肺癌。

第四节 治疗方法

一、手 术

经胸食管癌切除是常规的手术方法,可选择经右胸或经左胸切除术。手术包括原发灶切除、淋巴结清扫和消化道的重建;送检淋巴结不能<11个,否则不足以进行准确的分期;食管切除后最常用胃代替食管完成消化道重建,吻合口在胸内主动脉弓下或弓上,也可做颈部吻合。随着手术技巧的提高,T4a(侵犯心包、胸膜或膈肌)也可根治性切除,而二野和三野淋巴结清扫术的开展亦保证了淋巴结清扫的彻底性,因此NCCN指南建议T4b(侵犯大血管、椎体、气管、心脏、肝、肺等器官)和M1之外,其余患者皆可选择手术。就食管癌根治术而言,根据目前的检查手段,排除T4b和M1的患者并不困难,但从实际治疗效果来看,该适应证可能过于宽松,临床上常可遇见病灶较长、局部广泛侵犯或有区域淋巴结(颈段食管区域淋巴结包括颈部和锁骨上淋巴结;胸段食管区域淋巴结包括纵隔和胃旁淋巴结,不包括腹腔干淋巴结)多发转移的患者在术后很快就复发的情况,因此国内有学者提出食管癌手术指征,即胸上段食管癌病变长度在3cm内,中下段病变在5cm内,病灶过长或临床检查有区域淋巴结多发转移者可采用术前放化疗与手术综合疗法;对于T4患者建议非手术治疗。肿瘤大体分型对手术切除成功率也有影响,蕈伞型和腔内型病灶有时长度超过5cm仍可切除,但缩窄型和溃疡型有时在5cm以下仍外侵严重而不能切除。如肿瘤侵犯食管外膜,则X线钡餐上多可表现为食管扭曲、成角,这对于判断肿瘤能否切除也有一定价值。

术前要全面评估患者的一般状况:①肺功能,不能很好地配合检查的患者,观察其能否顺利从一楼独立步行到三楼,可作为大致判断其肺功能是否能经受手术的参考。②心功能,单纯高血压不是手术禁忌证,冠心病伴有频繁心绞痛发作应暂缓手术,有心肌梗死病史应在病情稳定后3~6个月手术,频发室性、室上性心律失常需要纠正。③营养状态,近期体重下降>15%~20%,术前应给予相应支持。④年龄,应重视患者的生理年龄而非实际年龄,但高龄,尤其>70岁的患者应当慎重。

EMR可在有条件的单位选择合适的患者施行,适应证为Tis或T1a、病灶长度<2cm、直径<1/2食管周径、无淋巴结转移者;相对适应证为病灶长度2~3cm、侵犯黏膜肌层或黏膜下层的下1/3、中高分化鳞癌、无淋巴结转移。与常规食管根治术相比,EMR并发症少,住院时间缩短,生活质量较高。文献报道的复发率为10%~20%,对复发后仍属早期的患者可再次内镜下治疗。

二、放 疗

【非手术患者的放疗】

颈段及紧邻颈段的胸段食管癌首选放疗;其余部位的食管癌及 AEG,如肿瘤局部侵犯较广不能手术或患者不能耐受、不愿手术也可放疗。身体状况较好、胸段食管病灶长度<7 cm、食管病变处狭窄不明显(能进半流质或顺利进流质饮食)、无食管穿孔或出血征象、无远处淋巴结或远处脏器转移者皆可考虑根治性放疗。其余患者可给予旨在缓解食管梗阻、减轻疼痛、延长生存期的姑息性放疗。但缩窄型食管癌放疗效果较差,应尽可能选择手术。只要患者身体可耐受,一般都联合以顺铂及氟尿嘧啶类药物为基础的化疗,放化疗结束后可继续化疗 2~4 个周期。

AEG 中的贲门癌原则上首选手术,文献中报道的术后 5 年生存率(25%~35%)优于放化疗(约 20%),但以笔者经验,放化疗的近期疗效至少不逊于手术,而且患者承受的痛苦更小,生活质量更好,因此根治性放化疗亦不失为一种合理的选择。

建议使用 CT 模拟定位和三维适形治疗计划,根治性放疗的照射范围包括可见病灶及相应的淋巴引流区域(表 1-2),贲门癌的放疗见胃癌章节。NCCN 推荐的放疗剂量为 50.0~50.4 Gy,但国内多数学者考虑到食管癌的地域、种族性差异,以及国外资料包含有相当部分的腺癌等影响因素,认为此剂量不适合国人,建议食管鳞癌单纯放疗的根治剂量为 60~70 Gy/30~35 f,同步放化疗时放疗剂量一般为 60 Gy/30 f,姑息性放疗的剂量为 50 Gy/25 f。放疗期间需使用定制的挡块来减少正常组织受照射的剂量,包括脊髓(<45 Gy)、心脏(V40≤50%)和肺(平均剂量≤13 Gy,两肺 V20≤30%,同步放化疗时两肺 V20≤28%)。食管癌单纯放疗的 5 年生存率为 26%~32%,中晚期食管癌仅为 20% 左右,放化疗的生存率优于单纯放疗,可达到 40%,与手术效果相近。治疗失败的主要原因为原发部位肿瘤残存(75%~96%)、区域淋巴结转移(49%~74%)及远处转移(25%~57%)。

表 1-2 不同部位食管癌放疗的淋巴引流区域

原发灶部位	需照射的淋巴引流区域
颈段	下颈部及锁骨上淋巴引流区、食管旁、2 区、4 区、5 区、7 区
上胸段	锁骨上淋巴引流区、食管旁、2 区、4 区、5 区、7 区
中胸段	食管旁、2 区、4 区、5 区、7 区
下胸段	食管旁、4 区、5 区、7 区、胃左和贲门周围的淋巴引流区

注:2 区为上气管旁,4 区为下气管旁,5 区为主动脉下,7 区为隆突下。

【术前放疗及放化疗】

对于食管腺癌及 AEG,研究已证实术前放疗或放化疗可提高生存率。对于鳞癌患者,国内研究显示术前放疗可提高手术切除率,降低术后病理的淋巴结转移阳性率,5 年生存率为 42.8%。联合化疗可提高疗效,虽加重了不良反应的发生率(主要是骨髓抑制),但尚属安全可行,并未明显增加围手术期死亡率和术后吻合口瘘的发生率。目前多数研究结果倾向于术前放化疗能提高生存率,尤其是对于放化疗后能取得 pCR 者,其 5 年生存期可显著延长,但在治疗前如何筛选出这部分患者尚无标准。NCCN 指南建议,临床分期 T1b 以上或 N+的食管癌(尤其是对于腺癌)患者可考虑术前放化疗,放疗剂量 41.4~50.4 Gy。国内学者推荐 T3~4 或 N+的食管鳞癌患者可采用术前放疗或含铂类药物的同步放化疗,但在多数医院对于可行根治术的食管癌尚未作为常规开展,术前放化疗更多用于肿瘤明显外侵或区域淋巴结多发转移预计手术难以根治者。放疗剂量40~50 Gy/20~25 f,照射靶区同根治性放疗者,放疗后2周左右即可手术。

【术后放疗】

食管癌术后原发灶复发和(或)区域淋巴结转移率可高达40%~60%,单纯手术治疗5年生存率为20%~40%,因此NCCN指南建议对于非R0切除的鳞癌或腺癌、淋巴结阳性的腺癌、淋巴结阴性的T2(伴高危因素)及T3~4的腺癌患者需行术后放疗,联合以氟尿嘧啶类药物为基础的化疗可提高疗效。国外研究未能证实食管鳞癌辅助放疗会带来生存获益,且发现其会增加术后吻合口狭窄的发生率。国内肖泽芬的研究中,275例食管癌患者行单纯手术,274例接受术后50~60 Gy常规分割放疗,照射野包括全食管床及淋巴引流区。结果手术组与术后放疗组的5年生存率分别为37.1%和41.3%;两组中术后病理检查淋巴结转移阳性者的5年生存率分别为14.7%和29.2%;TNM分期为Ⅲ期(T3~4N1M0)者的5年生存率分别为13.1%和35.1%;两组局部复发率分别为25%和16.2%。说明术后放疗对转移淋巴结阳性者和Ⅲ期患者有益。陈俊强报道了pN0期食管鳞癌患者术后放疗的效果,对于pT4期患者,单纯手术组和术后放疗组的5年生存率分别为34.6%和67.1%,但pT1~2期患者生存率反而有下降趋势;病变长度>5 cm的患者行术后放疗也可提高5年生存率。因此目前国内总体上仍推荐T3~4或N+的食管癌患者接受术后放疗,总剂量50~60 Gy/25~30 f,照射靶区除相应的淋巴引流区外,还应包括瘤床区和吻合口;由于国内关于根治术后放化疗的大规模研究尚少,但借鉴于术前放化疗的经验,也建议同步以顺铂及氟尿嘧啶类药物为基础的化疗。

【再程放疗】

一般认为,放疗结束后半年内在原病变部位又出现病灶为局部未控,间隔时间在半年以上则为局部复发。局部复发需胃镜活检病理证实,尤其是放射性溃疡,有时仅凭X线钡餐难以与复发鉴别。局部复发可再程放疗,有研究显示再程放疗者的中位生存期为10个月,1年生存率为30%~50%;但也有报道再程放疗者1年死亡率可达到90%,而且放射性肺炎、纵隔炎及食管气管瘘发生率高达48%,这可能与病例选择、放疗间隔时间、放疗方式及剂量有关。出于安全考虑一般选择复发时间距第一次放疗超过1年者进行再程放疗,可以联合化疗;预期生存期较短者,如肿瘤引起的局部症状较重,即便间隔时间不足1年也可考虑给予再程放疗,此时无须顾虑放疗的远期反应,但急性反应如穿孔、出血仍有引起患者死亡的风险,需取得患者家属的充分理解。照射剂量一般为50~60 Gy,过低则难以控制肿瘤,过高则严重并发症的发生率明显增高。随着两次放疗间隔时间的延长,可酌情提高剂量,肿瘤部位、梗阻程度对再程放疗的效果没有明显影响。

【腔内放疗】

腔内放疗特点是表面剂量高,随着深度增加,剂量急剧下降。食管腔外剂量很低,对周围组织损伤小是其优点,主要用于早期食管癌,病变表浅者;作为外照射的补量;外照射后局部复发,不能再做外照射者。食管瘘、颈段食管癌、无法通过的食管阻塞是腔内放疗的禁忌证。食管癌常为偏心性生长,影响剂量分布,食管吞咽运动、摆位重复性差等因素均影响疗效,加上操作复杂,目前腔内放疗已经少用。

【放疗并发症的防治】

与食管癌放疗直接相关的并发症有放射性食管炎、食管穿孔及食管气管瘘、食管狭窄和放射性肺炎。

(1) 放射性食管炎多发生在放疗 1~2 周、食管受量 10~20 Gy 时。由于食管黏膜放射性水肿,进食梗阻症状可能进一步加重;放疗 3~4 周、食管受量 30~40 Gy 时,可出现不同程度的点状或线状小溃疡,临床表现为下咽疼痛和胸骨后隐痛。应给患者及家属解释,解除其不必要的恐惧。可予庆大霉素 40 万 U+20% 甘露醇 250 ml+地塞米松 25 mg 混匀,每次 10 ml,3 次/天,口服,服药后 30 min 不饮水。疼痛影响进食者可于餐前口服丁卡因。不能口服者可给予抗生素及地塞米松静脉滴注(静滴),一般 3~5 d 后均有好转。

(2) 食管穿孔患者多有食管癌外侵,放疗前钡餐显示有明显的尖刺样突出或大龛影者发生穿孔的风险较大,此类患者在放疗期间应注意复查钡餐了解病灶变化情况。发热、白细胞升高、胸背部持续性剧痛通常为食管癌穿孔的征兆。如有饮水或流质饮食呛咳,排除会厌麻痹后,则穿孔后食管气管瘘基本成立,应及时口服碘油透视摄片,一旦证实穿孔立即停止放疗,给予鼻饲或胃造瘘,必要时置入支架封瘘口。食管穿孔破入主动脉弓可引起大出血,除对症处理外,动脉栓塞是最好的治疗。

(3) 食管狭窄放疗相关者系由于食管黏膜和肌肉发生放射性纤维化和(或)放射性溃疡愈合后形成瘢痕收缩,X 线钡餐造影示食管环形狭窄,黏膜多光滑。其主要表现为吞咽困难,程度由重到轻依次分为 5 级:不能吞咽唾液、能进流质、能进半流质、能够进食切成<18 mm 的碎片的固体食物、能进食固体食物但有间断的吞咽困难。轻微的吞咽困难无须处理,较重的可能需定期或不定期食管扩张,必要时置入食管支架。食管狭窄应与食管癌局部复发相鉴别(表 1-3)。

表 1-3 放射性食管狭窄与肿瘤复发的鉴别要点

鉴别点	放射性食管狭窄	肿瘤复发
发生时间	放疗后 3~18 个月	放疗后 6~12 个月
黏膜改变	黏膜光滑,呈对称性狭窄	黏膜破坏,不对称性狭窄
病变与正常组织分界	无明显分界	分界清晰
外侵症状	无外侵症状	伴有背、胸刺痛等
病灶活检	无癌细胞	可见癌细胞
抗癌治疗	无效	有效
发展与预后	发展慢,预后好	发展快,预后差

(4) 放射性肺炎三维适形放疗及调强放疗在食管癌有越来越多的应用,理论上它们在保护正常组织方面较常规放疗有优势,但笔者观察到少数患者,尤其是在老年人和有慢性肺部疾患者,会发生严重的呼吸系统并发症,而且比普通放疗导致的肺炎更难处理。

三、化疗及新靶点药物

【术前化疗】

国内外关于食管癌术前化疗能否改善长期生存的研究虽多,但多数提示仅对腺癌患者有益。Sjoquist 等报道的 Meta 分析收集 10 个比较新辅助化疗并手术与单纯手术疗效的研究,其中 7 个研究入组鳞癌患者,结果表明术前化疗可降低腺癌患者的死亡风险,但未能降低鳞癌患者的死亡风险。因此目前对于食管鳞癌患者,术前单纯化疗尚不作为常规。

NCCN 指南推荐阿霉素+顺铂+氟尿嘧啶作为食管腺癌及 AEG 患者的术前化疗方案,同步放化疗效果更好。

【术后化疗】

食管腺癌及 AEG 术后化疗的适应证如前所述,目前国内外争议仍集中在鳞癌的处理上。除辅助放疗外,多数学者认为食管鳞癌根治术后进行辅助化疗有助于延缓复发及转移,可延长患者的无瘤生存期,有改善总生存期的趋势。上海市胸科医院报道,胸段食管鳞癌术后接受顺铂+氟尿嘧啶方案辅助化疗,单纯手术组和化疗组的 3 年生存率分别为 39.8% 和 59.3%,其中肿瘤侵犯至外膜和有淋巴结转移者更能从化疗中获益。日本 Ando 的研究共入组 242 例食管鳞癌患者,122 例单纯手术,122 例行术后辅助化疗,在淋巴结阳性的患者中,5 年无进展生存率分别为 38% 和 52%,5 年总生存率分别为 52% 和 61%。因此对于 T3~4 或 N+的鳞癌患者,术后除同步放化疗外,也可以考虑辅助化疗。NCCN 指南推荐的阿霉素+顺铂+氟尿嘧啶主要针对食管腺癌及 AEG 患者,国内对鳞癌最常用的方案仍是顺铂+氟尿嘧啶。

【姑息性化疗】

KPS≥60 分、复发转移的食管癌患者可行姑息性化疗。食管鳞癌单药化疗的有效率:博来霉素 30%、丝裂霉素 26%、顺铂 31%、奈达铂 35%、洛铂 28%、氟尿嘧啶 38%、紫杉醇 33%、多西他赛 36%、长春瑞滨 25%、伊立替康 22%,一般均高于腺癌,但多数缓解时间较短;两药联合方案有效率更高(50%~60%),如顺铂+氟尿嘧啶、顺铂+紫杉醇、顺铂+伊立替康、奈达铂+紫杉醇、奈达铂+伊立替康、奥沙利铂+氟尿嘧啶等。目前尚无公认的标准化疗方案,多以顺铂及氟尿嘧啶为基础。对于顺铂+氟尿嘧啶治疗失败的鳞癌患者换用紫杉醇、多西他赛、伊立替康及奈达铂等药联合方案仍可获得 15%~50% 的有效率。

【新靶点药物】

NCCN 指南推荐曲妥珠单抗联合顺铂及氟尿嘧啶类药物作为一线方案用于 HER-2 过表达的转移性食管腺癌及 AEG 患者,具体用法见胃癌章节。西妥昔单抗联合化疗治疗头颈部鳞癌有效,或可外推至食管鳞癌的治疗,有报道其联合化疗治疗转移性食管鳞癌的中位无进展生存期和总生存期分别为 5.9 个月和 9.5 个月。对于其他治疗失败的鳞癌患者,NCCN 指南建议也可尝试厄洛替尼治疗。

食管癌的化疗方案总体上以顺铂+氟尿嘧啶为主,其他常用药物包括紫杉醇、多西他赛、奈达铂、奥沙利铂、卡培他滨等药,基本都可以用于术前化疗、术后化疗、同步放化疗及姑息性化疗。常用治疗方案如下。

(1) DF(顺铂+氟尿嘧啶):顺铂,75~100 mg/m^2,静脉注射(静注),d1;氟尿嘧啶,750~1000 mg/m^2,持续静滴 24 h,d 1~4。每 4 周重复,可于第 8 日开始同步放疗。

(2) DLF(顺铂+亚叶酸钙+氟尿嘧啶):顺铂,50 mg/m^2,静注,d1;亚叶酸钙,200 mg/m^2,静滴,d1;氟尿嘧啶,1000 mg/m^2,持续静滴 24 h,d 1~2。每 2 周重复。

(3) ECF(表柔比星+顺铂+氟尿嘧啶,仅用于食管腺癌和 AEG 的术前及术后化疗):表柔比星,50 mg/m^2,静滴,d 1;顺铂,60 mg/m^2,静注,d 1;氟尿嘧啶,200 mg/m^2,持续静滴 24 h,d 1~21。每 3 周重复,术前术后各化疗 3 个周期。用奥沙利铂(130 mg/m^2,静滴,d 1)或卡培他滨(625 mg/m^2,口服,Bid,d 1~21)替换顺铂或氟尿嘧啶即为 ECF 改良方案,有效率高于 ECF 方案。

(4) TC(紫杉醇+卡铂):紫杉醇,50 mg/m^2,静滴 1 h,d 1;卡铂,AUC=2,静滴,d 1。每

周 1 次,连续 5 周,可同步放疗。

(5) TCF(多西他赛+氟尿嘧啶+顺铂):多西他赛,75 mg/m², 静滴,d 1;顺铂,75 mg/m², 静注,d 1;氟尿嘧啶,1000 mg/m², 持续静滴 24 h,d 1~5。每 4 周重复。或者多西他赛,40 mg/m², 静滴,d 1;亚叶酸钙,400 mg/m², 静滴,d 1;或氟尿嘧啶,400 mg/m², 静注,d 1;氟尿嘧啶,1000 mg/m², 持续静滴 24 h,d 1~2;顺铂,40 mg/m², 静注,d 3。每 2 周重复。

(6) TP(多西他赛+顺铂):多西他赛,20~30 mg/m², 静滴,d 1,顺铂,20~30 mg/m², 静注,d 1。每周 1 次,连续 5 周,同步放疗。或者多西他赛,70~85 mg/m², 静滴,d 1;顺铂,70~75 mg/m², 静注,d 1。每 3 周重复。

(7) TP(紫杉醇+顺铂):紫杉醇,60 mg/m², 静滴,d 1、8、15、22;顺铂,75 mg/m², 静注,d 1。每 4 周重复,同步放疗。或者紫杉醇,135~200 mg/m², 静滴,d 1;顺铂,75 mg/m², 静注,d 2。每 3 周重复。

(8) 奥沙利铂+氟尿嘧啶:奥沙利铂,85 mg/m², 静滴,d 1、15、29;氟尿嘧啶,180 mg/m², 持续静滴 24 h,d 1~35。同步放疗。或者奥沙利铂,85 mg/m², 静滴,d 1;亚叶酸钙,400 mg/m², 静滴,d 1;或氟尿嘧啶,400 mg/m², 静注,d 1;氟尿嘧啶,1200 mg/m², 持续静滴 24 h,d 1~2。每 2 周重复。

(9) 多西他赛:多西他赛,75~100 mg/m², 静滴,d 1。每 3 周重复。

(10) 多西他赛+氟尿嘧啶+奥沙利铂:多西他赛,50 mg/m², 静滴,d 1;奥沙利铂,85 mg/m², 静滴,d 1;亚叶酸钙,200 mg/m², 静滴,d 1;氟尿嘧啶,2600 mg/m², 持续静滴 24 h,d 1。每 2 周重复。或者多西他赛,50 mg/m², 静滴,d 1;奥沙利铂,85 mg/m², 静滴,d 1;氟尿嘧啶,1200 mg/m², 持续静滴 24 h,d 1~2。每 2 周重复。

(11) 多西他赛+伊立替康:多西他赛,35 mg/m², 静滴,d 1、8;伊立替康,50 mg/m², 静滴,d 1、8。每 3 周重复。

(12) 奈达铂+氟尿嘧啶:奈达铂,80~100 mg/m², 静滴 2 h,d 1;氟尿嘧啶,350~500 mg/m², 持续静滴 24 h,d 1~5。每 3 周重复。

(13) 顺铂+卡培他滨:顺铂,30 mg/m², 静注,d 1;卡培他滨,800 mg/m², 口服,Bid,d 1~5。每周 1 次,连续 5 周,可同步放疗。或者顺铂,80 mg/m², 静注,d 1;卡培他滨,1000 mg/m², 口服,Bid,d 1~21。每 3 周重复。

(14) 伊立替康+顺铂:伊立替康,65 mg/m², 静滴,d 1、8;顺铂,30 mg/m², 静注,d 1、8;每 3 周重复。化疗 2 周期后同步放化疗,化疗维持上述剂量,放疗后 5~8 周手术。

(15) 伊立替康+亚叶酸钙+氟尿嘧啶:伊立替康,180 mg/m², 静滴,d 1;亚叶酸钙,400 mg/m², 静滴,d 1;氟尿嘧啶,400 mg/m², 静注,d 1;氟尿嘧啶,1200 mg/m², 持续静滴 24 h,d 1~2。每 2 周重复。或者伊立替康,80 mg/m², 静滴,d 1;亚叶酸钙,500 mg/m², 静滴,d 1;氟尿嘧啶,2000 mg/m², 持续静滴 24 h,d 1,每周 1 次,共 6 周。

(16) 紫杉醇:紫杉醇,135~250 mg/m², 静滴,d 1。每 3 周重复。

(17) 紫杉醇+氟尿嘧啶:紫杉醇,45 mg/m², 静滴,d 1;氟尿嘧啶,300 mg/m², 持续静滴 24 h,d 1~5。每周 1 次,连续 5 周;同步放疗。

(18) 紫杉醇+卡培他滨:紫杉醇,45~50 mg/m², 静滴,d 1;卡培他滨,625~825 mg/m², 口服,Bid,d 1~5。每周 1 次,连续 5 周,同步放疗。

上述方案中,表柔比星可用吡柔比星替代,氟尿嘧啶和卡培他滨可用替吉奥替代。

第五节 预后及随访

【预后】

手术患者预后直接与pTNM分期相关,5年生存率Ⅰ期可达80%,Ⅱa期为56.5%,Ⅱb期为43.9%,Ⅲa期为25.6%,Ⅲb期仅为11.1%。除TNM分期中规定的转移淋巴结数目外,淋巴结转移的区域数也明显影响预后,同为Ⅲ期食管癌,纵隔区及腹区皆有淋巴结转移者和仅有单区域淋巴结转移者的5年生存率分别为24.3%和10.4%。肿瘤病灶长度<3 cm、3~5 cm及≥7 cm时的淋巴结转移率分别为14%、29%和46.9%,预后也随之变差。从组织学类型及分化程度上看,腺癌的预后较鳞癌差;食管小细胞癌预后更恶劣,局限期中位生存期约13个月,广泛期约8个月;低分化鳞癌和高、中分化鳞癌患者的5年生存率分别为19.1%和47.9%。

对于以放疗为主的患者,肿瘤分期同样是决定预后的主要因素。根据国内的食管癌临床分期标准,Ⅰ~Ⅲ期患者的1年和5年生存率分别为86.4%、45.1%,84.7%、36.4%和64%、19.1%。预后除与临床分期中包含的肿瘤长度、外侵程度及区域淋巴结转移情况有关,还有报道与肿瘤原发部位相关,颈段和上胸段食管癌放疗的5年生存率分别为24.4%和23.7%,中胸段和下胸段食管癌分别为13.7%和5.9%。

【随访】

鳞癌和腺癌患者随访的流程相同。前2年每3~6个月复查一次,后3年每6个月复查一次,5年后每年复查一次。无症状者仅行常规体检即可,有症状者可考虑行血常规、血生化、相应部位的影像学检查及胃镜检查。行EMR治疗的患者第1年每3个月复查1次胃镜,以后每年复查1次。

第二章 胃 癌

胃癌是最常见的恶性肿瘤之一,在过去的数十年间虽然发病率呈下降趋势,但随着人口基数的增加和老龄化进程,未来我国胃癌发病的实际人数仍将增长,预计2020年我国胃癌的新发患者数将接近2000年的2倍。病理类型方面,国外弥漫型胃癌发病率逐渐上升,而我国上海市的胃癌发病率调查结果未显示此现象。胃癌的总体死亡率仍较高,我国肿瘤登记中心2003~2007年的数据显示,胃癌死亡率为24.34/10万,占全部癌症死亡病例的14.15%,居第3位;在城市地区癌症死亡率中胃癌居第3位,而在农村则占第1位。

第一节 检 查

【X线钡餐检查】

X线钡餐可显示胃的全貌,对胃癌病灶进行较为准确的定位,间接了解病灶与周围器官的关系以决定手术可能性。无法获得病理检查的患者,X线钡餐检查是重要诊断依据。对于不能手术直接行放疗者则可以评价疗效。活动受限、严重进食障碍和(或)呕吐的患者难以完成检查,有潜在肠梗阻的患者可能因钡剂诱发肠梗阻,肿瘤大小、位置,设备及检查者的经验影响诊断效果。

【胃镜】

胃镜可直接观察病变的部位和形态,进行组织活检以供病理检查。少数情况下,由于肿瘤黏膜下生长或咬取深度不够,胃镜不能提供真正的病变组织而延误诊断。胃镜检查对身体条件有一定要求,患者可能无法完成。对于弥漫型胃癌,由于癌细胞呈弥漫性浸润生长,胃黏膜表面很少形成溃疡或肿块,活检有一定的假阴性率,而X线钡餐检查可呈现较典型的皮革胃样改变,两者结合可提高诊断准确性。

【CT】

CT主要用于了解邻近器官及淋巴结是否受到侵犯。CT如能观察到胃的病灶,病情至少已处于局部进展期。尽管有报道CT可用于胃癌术前T分期,但至今未被临床普遍接受。转移淋巴结的发现就单个患者而言也并非总是可靠的。

【超声内镜】

超声内镜是目前能最清晰地显示胃壁结构的检测手段,其用于临床T分期的准确性为65%~92%,在判断有无区域淋巴结转移方面,配合细针穿刺定性淋巴结是否转移的敏感性优于PET,准确性为50%~90%,这对于考虑行EMR的患者尤为重要。但超声内镜探测深度浅,传感器的可视度有限,显示胃周远处浸润范围受限。另外,操作者的经验对结果判定有很大影响,至今尚未被普遍推广。

【MRI】

由于MRI具有良好的软组织对比度和分辨率,现也用于胃癌的临床分期,有研究显示正常胃壁的厚度在胃腔充盈良好时不超过5 mm,而当固有肌层受侵时胃壁不能扩张且增厚超过6 mm,但有时受病灶所致炎症水肿的影响,仅凭MRI来诊断早期胃癌较困难;MRI对肿瘤外侵时导致的胃周脂肪信号改变敏感,且可多方位成像观察邻近器官,因此其判断T3、T4的准确性较高,如结合超声内镜检查则更可靠。在N和M分期方面,MRI和CT的价值相仿。

【核素检查】

PET及PET-CT不推荐常规用于胃癌的诊断和随访,主要用于发现隐匿性转移灶,辅助可疑病变的鉴别诊断,避免不必要的手术。

【腹腔镜】

腹腔镜检查主要用于病灶活检,使部分患者避免不必要的剖腹探查。

【肿瘤标志物】

肿瘤标志物多以CEA、CA19-9、CA72-4为基础,配合以CA125、CA-50等指标,主要用于治疗后随访。一般而言,CEA等肿瘤标志物升高提示预后不良或肿瘤有复发转移,但不能作为确诊依据。临床上经常见到CEA、CA19-9等指标的高低与胃癌病期无关甚至相悖的情况。

第二节 病理诊断

一、病理分型与分类

胃癌大体分型中,早期胃癌指癌组织局限于黏膜层或黏膜下层,不论其范围大小、是否有淋巴结转移,可进一步分为Ⅰ型(隆起型)、Ⅱ型(浅表型)和Ⅲ型(凹陷型);进展期胃癌指癌组织突破黏膜下层浸润肌层或浆膜层,此时肿瘤不仅可发生直接浸润性扩散,且可能有淋巴、腹膜和(或)血行转移,故也称中晚期胃癌,可进一步分为Borrmann Ⅰ型(结节蕈伞型)、Borrmann Ⅱ型(局限溃疡型)、Borrmann Ⅲ型(浸润溃疡型)和Borrmann Ⅳ型(弥漫浸润型)。此定义由日本胃肠道内镜学会于1962年提出。胃癌大体分型有助于外科医生判断手术的切除范围和预后。

胃癌的组织学分型中,常用WHO分型及Lauren分型,两者各有特点。WHO分型将胃癌分为以下几类:腺癌、乳头状腺癌、管状腺癌、黏液腺癌、差黏附性癌(包括印戒细胞癌及其变异型)、髓样癌、腺鳞癌、肝样腺癌及未分化癌等。Lauren分型将胃癌分为弥漫型、肠型、混合型和未确定型。弥漫型胃癌由黏附性差的癌细胞构成,几乎没有或很少有腺体形成;肠型胃癌由不同分化程度的腺体组成;当肿瘤由几乎等量的肠型与弥漫型癌细胞构成时称为混合型;未确定型肿瘤是指无法确定类型的癌。

Lauren分型对胃癌流行病学的研究、治疗和预后具有重要价值。肠型胃癌常累及贲门、胃体及胃窦,其发生多与萎缩性胃炎、肠化生、恶性贫血、Hp感染等相关,常见于老年男性,分化较好;弥漫型胃癌常表现为皮革胃,多累及胃体,发生通常与遗传性因素有关,受环境因素影响,常见于青壮年,分化较差,较肠型胃癌有更强的侵袭性。

二、分 期

胃癌分期我国多使用AJCC/UICC的TNM分期,该分期最新的第7版与上一版没有重大变化,只是强调了被检淋巴结数和淋巴结阳性率之间有正相关,区域淋巴结至少应检查15个。未彻底清扫第1站淋巴结为D0根治术,彻底清扫至第1站、第2站、第3站淋巴结分别为 D1、D2、D3 根治术。外科切缘则有 3 种情况,①R0:外科切缘干净;②R1:外科切缘镜下阳性;③R2:外科切缘肉眼阳性。建议切除的近端切缘应距肿瘤边缘 5 cm,术中应常规切缘冷冻检查。日本胃癌学会分期(2010 年第 14 版),原则与 AJCC/UICC 大致相同,只是对腹膜播散、肝转移和腹腔脱落细胞给予了特别的重视。AJCC/UICC 的 TNM 分期需经术后病理获得,仅可指导术后治疗、判断预后,无助于初始治疗方案的确定;NCCN 指南认为除远处转移外,当影像学高度怀疑或经活检证实存在第 3 站和第 4 站淋巴结转移、肿瘤侵犯或包绕主要大血管时属于局部晚期胃癌,已无法切除。T4 期肿瘤如拟手术则需判断能否将累及组织整块切除,因此医生在术前需根据超声内镜、CT、MRI 及 X 线钡餐等检查结果来决定是否手术。

在第 7 版 AJCC/UICC 胃癌分期中,对下列容易引起歧义的内容给予了明确的解释:①难以分清食管胃交界部肿瘤起源于胃还是食管时,肿瘤 50% 以上位于食管归为食管癌,50% 以上位于食管胃交界部以下归为胃癌。如果上下各半,由组织学决定,鳞癌、小细胞癌和未分化癌归为食管癌,腺癌、印戒细胞癌归为胃癌。②区域淋巴结,AJCC/UICC 分期要求手术后病理检查必须至少检出 15 枚淋巴结。胃十二指肠动脉、胰腺后、肠系膜和腹主动脉旁的淋巴结组转移被认为是远处转移,其他的淋巴结组为区域淋巴结。邻近胃癌的脂肪中的癌结节归为淋巴结转移,但种植在腹膜表面的癌结节定义为远处转移。③胃的邻近结构包括脾、横结肠、肝脏、膈肌、胰腺、腹壁、肾上腺、肾脏、小肠及后腹膜,肿瘤穿透覆盖胃韧带或网膜的脏腹膜定义为 T4 期。

三、鉴 别 诊 断

尽管胃癌的症状无特异性,但只要及时使用胃镜检查,诊断多不困难。无痛胃镜的广泛应用使胃镜更容易被接受,因其他原因就诊的患者被胃镜偶然发现也非个别现象。真正需要与胃癌鉴别诊断的都是一些特别的临床情况。

【高级别上皮内瘤变】

高级别上皮内瘤变有可能是癌前病变,但更可能是癌,甚至是浸润癌或已有远处转移。王晓颖等认为,胃镜活检病理诊断高级别上皮内瘤变时 90% 已是浸润癌,原因主要是取材不当。此时需要再次活检,不遵医嘱的患者至少要行 X 线钡餐检查。

【食管失弛缓症】

食管失弛缓症常表现为进食哽噎,X 线钡餐可见食管下段狭窄但管壁光滑,钡剂通过贲门受阻呈鸟嘴征,近端食管管腔扩张,一般不会误诊。但如果食管失弛缓症与胃癌同时存在,有可能被漏诊。

【胃黏膜巨大皱襞症】

胃黏膜皱襞粗大定义:内镜下胃黏膜皱襞显著增宽、迂曲,其间凹沟加深,皱襞可呈结节样或息肉样隆起,注气后不能变平;标准钡餐检查见胃黏膜皱襞粗大、迂曲,其宽度在胃体部小弯侧及胃窦部>5 mm,在大弯侧>10 mm,胃小沟增宽、增深,>1 mm。良性胃黏膜皱襞粗大多见于慢性胃炎、巨大胃黏膜肥厚症及自身免疫性疾病胃的局部表现等。胃癌尤其是皮革胃也可以表现为胃黏膜皱襞肥大、粗糙,但同时可有不规则浅溃疡、胃壁僵硬、蠕动消失、胃腔缩小明显等表现。需要注意鉴别,尤其是胃镜活检病理阴性时。

【胃恶性淋巴瘤及胃肠间质瘤】

误诊主要发生在未取到病理组织、取材不佳、身体条件不允许胃镜检查或肿瘤分化差病理类型难定时,其诊治见第三十八章、第十一章。

【肝型胃癌】

肝型胃癌可以表现为明显 AFP 升高,如患者无消化道症状易忽视胃镜检查,此时如果有肝脏占位,很容易被认为是原发性肝癌。如果无肝脏占位,又很容易被引导到各部位生殖细胞肿瘤的检查。

【其他】

巨大的腹腔肿瘤如果介于肝和胃胰之间,准确定位有困难,病理活检有可能失败,或有病理但类型难定,都应考虑胃镜等检查以排除胃的恶性肿瘤。

第三节 治疗原则

根据肿瘤和全身状况评价,决定手术、化疗、放疗、新靶点药物等治疗手段的取舍或综合运用。

【原位癌及早期胃癌】

即 Tis 和 T1 期(肿瘤侵犯固有层、黏膜肌层或黏膜下层),首选手术切除。除传统手术外,对于 Tis 和 T1a 期(肿瘤侵犯黏膜固有层或黏膜肌层)患者,有条件的单位也可进行 EMR 或内镜黏膜下剥离术(endoscopic submucosal dissection,ESD),此手术尤其适用于身体状况较差的患者。术后病理证实分期准确则可定期内镜随访,无须进一步治疗,否则应改行传统根治术并酌情术后治疗。早期胃癌如疑有淋巴结转移时不应选择内镜治疗。

【进展期胃癌】

定义为肿瘤侵犯肌层(T2)及以下组织、肿瘤侵犯浆膜(脏腹膜)或邻近结构(T4),无论有无区域淋巴结和远处转移,即 T2~T4,任何 N,M0。手术是主要的治疗方法,术后辅助治疗根据病理分期结果:①T1~2N0M0 且 R0 切除,一般只需观察,但 T2N0M0 存在高危因素(肿瘤低分化、淋巴脉管浸润、神经浸润或年龄<50 岁)者应给予化疗。②T3~4 或 N+或未取得 R0 切除者均需考虑以氟尿嘧啶或其衍生物为基础的辅助化放疗,术前已放疗者,术后仅选择化疗。身体状况差不适合手术的患者,可考虑氟尿嘧啶、卡培他滨或替吉奥为基础的化疗,亦可联合放疗,其他患者可行最佳支持治疗。弥漫型胃癌由于其特殊的生长方式造成肿瘤边缘不清,累及范围在术中很难确定,易导致切缘残留,且此种胃癌多伴有转移,临床上有时可见 CT 甚至 PET-CT 正常但术中发现腹膜已有广泛播散,因此手术效果差于其他类型胃癌。

淋巴结阳性者可考虑新辅助化疗。局部晚期胃癌直接手术无法根治,治疗原则是先给予 45.0~50.4 Gy 放疗+氟尿嘧啶或其衍生物为基础的化疗,初始治疗完成后再次分期(包括全血细胞计数、血清生化分析、胸部影像学检查、腹部增强 CT 扫描、女性患者的盆腔影像学检查,酌情 PET-CT),如果肿瘤可以切除,首选手术治疗,否则继续以转移性或局部晚期胃癌化疗方案中的任何一种进行维持化疗。

【转移或复发】

通常,复发是指胃癌术后出现的手术野局部复发、吻合口或残胃复发,转移指非区域淋巴结或远处脏器的转移。根据复发距手术的时间可分为早期复发(<2 年)、中期复发(2~5 年)和晚期复发(>5 年),再次手术的指征包括残胃、吻合口复发无远处转移,或孤立性淋巴结、腹膜、肝脏、卵巢转移,临床上前者可完全切除的比例为 30%~70%,后者的手术效果则较差。对较局限的病灶放疗和射频消融术亦有一定疗效。无法手术者的治疗主要根据健康状况,NCCN 建议对于 Karnofsky 评分≥60 或 ECOG 评分≤2 者,给予最佳支持治疗联合化疗或临床试验,对于 Karnofsky 评分<60 或 ECOG 评分≥3 者,仅给予最佳支持治疗。但对于初治的胃印戒细胞癌,即使病期晚、健康状况差,EP(依托泊苷+顺铂)方案仍有可能取得意想不到的治疗效果。此种情况下,治疗需要患者及其家人的充分知情同意。

【残胃癌】

狭义的残胃癌指因胃良性疾病行手术后 5 年以上发生在残胃的原发癌,广义的残胃癌还包括因胃癌或其他恶性疾病而行胃部分切除后 10 年以上在残胃内发生的原发癌。残胃癌只要能手术,首选手术治疗,其他治疗原则与原发性胃癌相同。

第四节 治疗方法

一、手 术

早期胃癌的淋巴结转移率低,当病灶局限于黏膜内时内镜治疗也可取得理想的效果。ERM 的适应证:分化中等或良好的腺癌和(或)乳头状腺癌,病灶局限于黏膜内,凹陷型病灶直径≤1 cm 或隆起型病灶直径≤2 cm,无淋巴脉管侵犯;此后 Ono 等建议将 EMR 适应证扩大为肿瘤组织分化良好或中等,病灶直径≤30 mm,无溃疡,并且无淋巴脉管和黏膜下浸润证据。

但 EMR 对>2 cm 的病灶有时难以整块切除,影响了病理诊断的准确率和治疗效果。ESD 是在 EMR 基础上发展而来的一种技术,在侵犯黏膜层和部分侵犯黏膜下层的早期胃癌中应用逐渐增多,可以将较大病灶整块切除,其适应证包括:①任何大小的分化型黏膜内癌且无溃疡形成者;②分化型黏膜内癌如伴溃疡形成,则病变直径应<3 cm;③病变直径<2 cm 且无溃疡形成的未分化型黏膜内癌;④直径<3 cm、无溃疡形成、无脉管浸润的分化型黏膜下微小癌。ESD 最大的优点在于提高了术后病理诊断的准确率,从而保证了早期胃癌内镜治疗的安全性和疗效,但是对操作技术及设备要求高,同时由于创面大,包括穿孔、瘢痕狭窄在内的并发症风险也显著提高,目前推荐在有经验的医疗中心开展探索。

传统的根治性手术仍是治疗胃癌的主要手段,应彻底切除原发灶并清除区域转移淋巴结。根据日本胃癌指南,对于病灶位于贲门、胃底和胃体上部者可选择近端胃大部切除术;对于胃窦癌和部分早期局限性胃体癌可行远端胃大部切除术,其疗效与全胃切除术相当,但并发症显著减少;凡肿瘤浸润范围达两个分区、皮革胃或有胃周围远隔淋巴结转移者,如贲门癌幽门上淋巴结转移、胃窦癌贲门旁淋巴结转移,需要全胃切除。胃癌的淋巴结清扫范围也与病期早晚及原发灶的部位有关,早期胃癌原则上行 D1 根治术,但如病灶直径>2 cm 且临床疑有淋巴结转移时应改行 D2 根治术;进展期胃癌都应行 D2 根治术。但西方国家学者对进展期胃癌是否应行 D2 根治术有不同观点,DGCG 研究认为 D2 根治术相比于 D1 根治术并不能提高 5 年生存率,且手术并发症和围手术期死亡率都明显升高;日本学者认为上述差异可能与手术医生的经验有关,随后意大利的 IGCSG 研究也得出了与日本既往研究相似的结果,即 D2 根治术安全且可提高进展期胃癌患者 5 年生存率。至于进一步扩大淋巴结清扫范围,即 D3 根治术是否能带来生存获益尚不明确,需要更深入的临床研究。不同部位胃癌 D1 及 D2 的淋巴结清扫范围见表 2-1。根治性手术禁忌证:局部浸润广泛,无法完整切除;已有远处转移的确切证据;存在心、肺、肝、肾等重要脏器功能明显缺陷、严重的低蛋白血症、贫血、营养不良等情况,无法耐受手术者。

表 2-1 淋巴结清扫范围

术式	D1	D2
全胃切除术	1~7	D1+ 8a、9、10、11、12a
远端胃切除术	1、3、4sb、4d、5、6、7	D1+8a、9、11p、12a
近端胃切除术	1、2、3、4sa、4sb、7	D1+8a、9、10、11

注:1,贲门右淋巴结;2,贲门左淋巴结;3a,小弯淋巴结(沿胃左动脉分支);3b,小弯淋巴结(沿胃右动脉第二分支和远端);4sa,胃短血管淋巴结;4sb,左侧大弯淋巴结;4d,右侧大弯淋巴结;5,幽门上淋巴结;6,幽门下淋巴结;7,胃左动脉旁淋巴结;8a,肝总动脉前淋巴结;8p,肝总动脉后淋巴结;9,腹腔动脉旁淋巴结;10,脾门淋巴结;11p,近端脾动脉淋巴结;11d,远端脾动脉旁淋巴结;12a,肝动脉淋巴结。

姑息性手术以解除症状、提高生活质量为目的,适用于有远处转移或肿瘤侵犯重要脏器无法切除而同时合并出血、穿孔、梗阻等情况者。胃癌的肝转移灶局限于 1 个肝叶内、无远处淋巴结转移和其他脏器转移、无腹膜种植,胃癌原发灶可行根治性切除时,对于全身情况良好能耐受手术者,可选择根治性胃切除联合肝切除术。复旦大学附属中山医院的一组资料显示,胃癌肝转移联合肝切除术后 1 年、3 年和 5 年生存率分别为 45.5%、18.2% 和 9.1%。

二、化疗与新靶点药物治疗

胃癌化疗经历了三个阶段,第一阶段是以氟尿嘧啶为基础的化疗方案,第二阶段是紫杉类药物、奥沙利铂、使用更方便的氟尿嘧啶衍生物加入治疗,第三阶段是探索新靶点药物联合化疗的效果。但迄今为止,胃癌内科治疗并无本质突破,疗效尚不理想。

【新辅助化疗】

对无远处转移的进展期胃癌(T2~T4、N+)可先行术前化疗以提高 R0 切除率和 D2 淋巴结清扫率,采用两药或三药联合化疗,不建议单药,通常选择 ECF 及其改良方案,时限一般不超过 3 个月。治疗过程中应及时评估疗效,能够手术的不宜拖延。

【辅助化疗】

术前化疗有效者,建议延续原方案治疗或根据患者的耐受性酌情调整。术后ⅠB期以上者均应考虑辅助化疗,标准的化疗方案缺乏,一般采用氟尿嘧啶类和铂类药物两药联合。根据日本的 ACTS-GC 研究结果,对于Ⅱ期和ⅢA期患者,术后单药替吉奥化疗已足够,ⅢB期及以上患者可能仍应联合化疗。三药联合方案并不能提高生存率。辅助化疗一般在术后 3~4 周开始,正常联合化疗在 6 个月内完成,单药化疗不宜超过 1 年。

【转移性或不适合行放疗的局部晚期胃癌化疗】

顺铂和氟尿嘧啶为基础,随后应用的多西他赛、奥沙利铂和伊立替康提高了治疗有效率。卡培他滨和替吉奥的出现在保证疗效的前提下还提高了治疗的安全性,可作为氟尿嘧啶的替代。一线治疗首选两药联合或单药方案,三药方案如 DCF(多西他赛、顺铂和氟尿嘧啶)、ECF、ECF 改良方案虽能提高有效率,但亦增加了毒副作用发生率,只适用于身体状况良好者。两药方案有氟尿嘧啶类(氟尿嘧啶或卡培他滨或替吉奥)+顺铂、氟尿嘧啶类(氟尿嘧啶或卡培他滨)+奥沙利铂、氟尿嘧啶或替吉奥+伊立替康、伊立替康+顺铂、多西他赛+替吉奥或多西他赛+顺铂,其反应率为20%~50%。氟尿嘧啶、卡培他滨、替吉奥、多西他赛或紫杉醇单药方案主要用于老年或体力状况较差者,反应率为15%~40%。二线治疗方案的选择取决于之前的治疗方案及体力状况,原则上尽可能选用一线治疗未用过的药物,如吉西他滨、脂质体阿霉素、丝裂霉素和依托泊苷等药物,但一般效果均不理想。

常用化疗方案如下:

(1)氟尿嘧啶同步放化疗:氟尿嘧啶,425 mg/m²,静滴,d 1~5;亚叶酸钙,20 mg/m²,静滴,d 1~5。放疗前1周期及放疗后2周期,化疗周期间隔1个月。或者氟尿嘧啶,400 mg/m²,静滴,d 1~4、d 33~35;亚叶酸钙,20 mg/m²,静滴,d 1~4、d 33~35;放疗180 cGy/d,5 d/w,总量4500 cGy。

(2)CF(顺铂+氟尿嘧啶):氟尿嘧啶,1000 mg/(m²·d),持续静滴24 h,d 1~5;顺铂,100 mg/m²,静滴,d 1。每4周重复。

(3)DCF/TCF(多西他赛+顺铂+氟尿嘧啶):多西他赛,75 mg/m²,静滴1 h,d 1;顺铂,75 mg/m²,静滴1~3 h,d 1;氟尿嘧啶,750 mg/m²,持续静滴,d 1~5。每3周重复。或者多西他赛,85 mg/m²,静滴1 h,d 1;顺铂,75 mg/m²,静滴4 h,d 1;氟尿嘧啶,300 mg/m²,持续静滴,d 1~14。每3周重复,最多8个周期。

(4)ECF(表柔比星+顺铂+氟尿嘧啶):表柔比星,50 mg/m²,静注,d 1;顺铂,60 mg/m²,静滴,d 1;氟尿嘧啶,200 mg/(m²·d),持续静滴24 h,d 1~21。每3周重复,围手术期术前术后各3周期。

(5)EOX(表柔比星+奥沙利铂+卡培他滨):表柔比星,50 mg/m²,静注,d 1;奥沙利铂,130 mg/m²,静滴2 h,d 1;卡培他滨,625 mg/mz,口服,Bid,d 1~14。每3周重复。

(6)FLO(奥沙利铂+亚叶酸钙+氟尿嘧啶):奥沙利铂,130 mg/m²,静滴2 h,d 1;亚叶酸钙,200 mg/m²,静滴2 h(氟尿嘧啶前),d 1;氟尿嘧啶,2600 mg/m²,持续静滴24 h,d 1。每2周重复。

(7)ILF(伊立替康+亚叶酸钙+氟尿嘧啶):伊立替康,80 mg/m²,静滴30~90 min,d 1;亚叶酸钙,500 mg/m²,静滴1~2 h,d 1;氟尿嘧啶,2000 mg/m²,静滴22~24 h,d 1。每周1次,共6周,中间间隔1~2周。

(8)TP(多西他赛+顺铂):多西他赛70~85 mg/m²,静滴,d 1;顺铂70~75 mg/m²,静滴,d 1。每3周重复。

(9)奥沙利铂+卡培他滨:奥沙利铂,130 mg/m²,静滴,d 1;卡培他滨,1000 mg/m²,口服,Bid,d 1~14。每3周重复。

(10)多西他赛单药:多西他赛,75~100 mg/m²,静滴,d 1。每3周重复。

(11)卡培他滨单药:卡培他滨,1000 mg/(m²·d),连续口服14 d,每3周重复。

(12)替吉奥+顺铂:替吉奥,40~60 mg,口服,Bid,d 1~21;顺铂,60 mg/m²,静滴,d 8。每5周重复。(替吉奥剂量:根据患者的体表面积,<1.2 m²时40 mg/次,1.25~1.5 m²时50 mg/次,>1.5 m²时60 mg/次)。

或者替吉奥,25 mg/m²,口服,Bid,d 1~21;顺铂,75 mg/m²,静滴2 h,d 1。每4周重复。

(13)替吉奥单药:替吉奥,50~80 mg/(m²·d),连续口服14~21 d,每3~4周重复。

(14)紫杉醇单药:紫杉醇,135~175 mg/m²,静滴3 h,d 1。每3周重复。

【新靶点药物治疗】

胃癌有一定的HER-2阳性表达率,肠型胃癌的阳性率更高,可作为治疗的新靶点。

ToGA 研究显示,594 名胃癌患者随机接受顺铂+氟尿嘧啶/卡培他滨化疗或联合曲妥珠单抗治疗,两组的治疗反应率分别为 35% 和 47%,中位生存期分别为 11.1 个月和 13.5 个月,联合治疗组中最常见的不良反应为中性粒细胞减少、腹泻、疲劳、贫血、上呼吸道感染、发热、黏膜炎和味觉障碍,曲妥珠单抗组和单独化疗组出现左室射血分数降低的比例分别为 4.6% 和 1.1%。基于此结果,NCCN 推荐对于不可手术的局部晚期、复发或转移性胃/胃食管结合部腺癌患者,如 HER-2 过表达(免疫组化检测 3+或 FISH 检测+),曲妥珠单抗联合化疗可作为一线治疗,但考虑到可能会增加心脏不良事件发生率,不建议与蒽环类药物联用。具体用法:初始剂量 8 mg/kg 静滴 90 min 以上,此后 6 mg/kg 静滴 30~90 min 以上,每 3 周 1 次;或初始剂量 6 mg/kg 静滴 90 min 以上,此后 4 mg/kg 静滴 30~90 min 以上,每 2 周 1 次。最佳疗程目前尚不明确,上述研究中是用药直至疾病进展或患者出现不可耐受的毒副作用。贝伐单抗、西妥昔单抗、拉帕替尼联合化疗及厄洛替尼单药治疗也有研究,但效果不甚理想。

三、放 疗

【术前放疗】

术前放疗用于局部晚期胃癌患者,有研究显示单独放疗无法提高生存率,故一般均同步 5-氟尿嘧啶化疗。NCCN 指南推荐剂量为 45~50.4 Gy/25~28 f,国内多采用 40 Gy/20 f,放疗 2~4 周后手术。

【术中放疗】

术中放疗主要用于胃癌术中无法完全切除照射残留病灶,或原发灶已切除,肿瘤浸润浆膜面或伴有周围组织浸润、胃周围淋巴结转移者的预防性照射。其优点是可给予单次较大剂量的照射,而其周围的正常组织可得到较好的保护。照射剂量通常以 10~30 Gy 为宜。但多数研究显示术中放疗仅可以减少局部复发,对 5 年生存率无益,且有可能增加手术并发症发生率。术中放疗技术和设备要求均较高,操作复杂,尚未在国内普遍推广。

【术后放疗】

除未取得 R0 切除者必须放疗外,对于 T3~4 或 N+的患者也建议行放疗以降低局部复发率,同步化疗可提高疗效。在 SWOG 9008/INT-0116 研究中,胃或食管胃结合部的ⅠB~Ⅳ期(M0)腺癌患者随机接受单独手术(275 例)或手术联合放化疗(281 例),术后分期约 68% 的患者属 T3~T4,85% 的患者为 N+;联合治疗组术后接受 45 Gy 的放疗并同步氟尿嘧啶+四氢叶酸化疗,结果显示局部复发在联合化放疗组明显降低(19% vs.29%),中位生存期明显延长(36 个月 vs.27 个月),3 年无复发生存率(48% vs.31%)和总生存率(50% vs.41%)显著提高。但上述研究中也存在争议之处,即 90% 的患者仅接受了 D0/D1 根治术,故区域淋巴结复发率高。亚洲国家以 D2 根治术为主,术后放疗是否会改善 D2 根治术后患者的远期生存有争议。韩国开展的一项研究中,患者在 D2 根治术后分别接受放化疗或观察,结果治疗组中各期患者的 5 年生存率都高于观察组。另一项研究则显示有淋巴结转移和肿瘤侵犯超过胃壁肌层的患者有较高复发风险,对这类患者进行术后放化疗仍有助于提高生存率。复旦大学附属肿瘤医院对胃癌患者 D2 根治术后复发规律的分析亦显示吻合口、瘤床区和区域淋巴结复发的比例仍较高,且术后病理提示有区域淋巴结转移者更易复发。考虑到我国胃癌患者多数就诊时病期较晚,且并非所有医院都能熟练开展 D2 根治术,对 T3~4 或 N+术后的患者仍应给予放化疗。放疗剂量多为国外 45~50.4 Gy/25~28 f,

国内认为以 50 Gy/25 f 为宜,术后 2~4 周开始,当肿瘤有残留时,在术中银夹标记的前提下可酌情推量至 50~60 Gy。NCCN 推荐同步氟尿嘧啶类药物化疗,尚没有证据表明其他药物或多药联合同步化疗优于氟尿嘧啶类药物。

【姑息性放疗】

当病灶引起梗阻、出血和(或)疼痛,骨转移、脑转移有相关症状和体征时,可考虑姑息减症放疗。

【照射技术】

建议使用三维适形放疗或调强适形放疗,注意事项:①定位前 3 h 最好禁食,口服或静脉造影有助于 CT 定位和靶区勾画;②建议三野及以上多野照射。放射性粒子植入治疗不推荐常规应用。

【放疗靶区】

除原发灶或术后瘤床区外,对于近端胃或胃食管结合部肿瘤,照射野应该包括远端食管 3~5 cm、左半横膈膜和邻近的胰体部,高危淋巴结区包括邻近的食管周围、胃周、胰腺上、腹腔干淋巴结和脾门淋巴结区;胃体肿瘤应包括胰体部和胃周、胰腺上、腹腔干、脾门、肝门和胰十二指肠淋巴结;远端肿瘤应包括胰头、十二指肠第一和第二段(术后则为十二指肠残端 3~5 cm)、胃周、胰腺上、腹腔干、肝门和胰十二指肠淋巴结。

胃与肠道、肝脏、肾脏等脏器邻近,而这些脏器的放疗耐受量又比较低,因此医生和患者往往对放疗的不良反应心存顾虑,但多数研究显示胃癌放疗还是比较安全的。Ajani 等报道了 43 名胃癌患者术前接受同步放化疗,Ⅲ度及以上的急性消化道反应发生率为 41%,中位随访 21.6 个月后,只有 1 例患者发生了Ⅲ度远期食管黏膜炎。在 Kassam 等的研究中,82 例胃癌患者术后接受放化疗,Ⅲ度及以上的消化道反应发生率为 34%,中位随访 22.8 个月后有 3 名患者发生晚期吻合口狭窄,仅 1 名患者发生小肠梗阻。中位随访时间已长达 10 年的 SWOG 9008/INT-0116 研究表明,放化疗期间Ⅲ度以上胃肠道反应发生率为 33%,而相比于对照组,治疗组并没有观察到严重的远期放疗不良反应。上述研究中放疗剂量都为 45 Gy,患者较少发生肝肾功能损害,有 10%~20% 的患者因放疗的急性反应(包括血液学毒性)而终止治疗。近年来随着放疗技术和化疗期间止吐措施的改善,胃癌患者在放化疗期间消化道反应发生率及程度已进一步下降。复旦大学附属肿瘤医院报道了 45 名胃癌患者接受术后放化疗(放疗 45~55 Gy,化疗为氟尿嘧啶或卡培他滨),Ⅰ~Ⅱ度和Ⅲ度胃肠道反应发生率分别为 56% 和 16%,只有 2 人因无法耐受不良反应而终止治疗(1 人为术后肠粘连,1 人为Ⅲ度胃肠道反应)。

除血液学毒性外,放疗期间最多见的不良反应即放射性胃炎(有残胃者)和肠炎,通常在剂量为 30~40 Gy 时最严重。急性期症状是非特异性的,表现为纳差、恶心、呕吐、腹痛、腹泻,可以给予止吐药、抑酸药、胃肠动力药和胃黏膜保护剂,并辅以抗生素和激素;药物治疗效果不理想的胃黏膜出血可考虑内镜下电凝止血;除非放疗剂量过高,一般较少发生胃溃疡;放疗引起的大出血或穿孔更少见,基本都是在肿瘤本身并发的癌性溃疡基础上,放疗后期病灶消退后被破坏的胃壁产生缺损所致;十二指肠和空肠较回肠更易发生放射性损伤,在慢性期可出现溃疡及进行性纤维化,甚至出现肠腔狭窄或肠梗阻而需手术治疗。

第五节 预后及随访

【预后】

我国胃癌的总体5年生存率为30%~57.1%,明显低于日本,主要是因我国早期胃癌的诊断率较低。胃癌的分期、手术的彻底性与预后的关系最为密切,早期胃癌预后远比进展期胃癌好。淋巴结有或无转移的胃癌患者,术后5年生存率分别为11.3%~22%和36.4%~75%。Borrmann分型中Ⅰ~Ⅱ型预后相对较好,Ⅳ型最差。肿瘤部位与预后也有关,Wanebo等研究发现近端1/3胃癌的预后差于其他部位胃癌。肿瘤大小虽与分期无关,但有研究显示病灶直径≥4 cm患者的5年生存率明显低于病灶直径<4 cm者。癌细胞的分化程度与预后是否相关尚有争议;而在病理类型方面,弥漫型胃癌多见黏液腺癌及印戒细胞癌,预后差于肠型胃癌。此外,肿瘤浸润神经束膜者预后差。一线治疗失败者对二线化疗如果始终有反应,则生存时间长于对二线化疗无反应者。HER-2过表达与胃癌预后是否相关尚不明确。

残胃癌的预后与Borrmann分型、组织学类型、分期及治疗方式有关,期别较早的残胃癌,再次根治性术后的预后与一般胃癌并无区别,但BorrmannⅢ型、BorrmannⅣ型、病理为未分化型、肿瘤直径>4 cm者多数在就诊时已属晚期,根治性切除率和长期生存率均低于一般胃癌患者。

【随访】

根据NCCN指南,随访内容包括全面的病史询问和体格检查,每3~6个月随访1次,共1~2年;之后每6~12个月随访1次,共3~5年;以后每年1次。根据临床情况进行血常规、血清生化检测、影像学或内镜检查。但ESMO指南认为,定期随访相比于出现症状时再检查,预后并无改善。

术后患者应监测维生素B_{12}水平及铁缺乏情况,有指征时应予治疗。所有胃癌根治术后患者(未行全胃切除)或Tis/T1a期患者行EMR或ESD后,均应常规检测Hp感染情况,如检测结果为阳性,无论患者是否存在相关症状,均应进行抗Hp治疗;对于晚期或复发性胃癌,则不推荐常规检测及治疗。

第三章 胃肠间质瘤

胃肠间质瘤(gastrointestinal stromal tumors,GIST)发病率较低,国外报道约为1.5/10万,占全部胃肠道肿瘤的1%~3%,但在胃肠道间叶源性肿瘤中却是最常见的,国内尚未见权威数据。国外文献中,GIST 60%~70%发生在胃,小肠占20%~30%,结直肠占5%左右,食管低于5%;发病高峰年龄在60岁以上,性别及地区性差异不显著,国人GIST平均年龄约提前10岁,居住在农村者明显多于城市人群。GIST也可见于盆腔、网膜、肠系膜、腹膜及后腹膜等,称为胃肠外间质瘤。

GIST起源于胃肠道的"起搏"细胞——Cajal间质细胞,故又名胃肠道起搏细胞瘤。《中国GIST诊断治疗共识》中把GIST定义为由突变的c-kit或血小板衍生生长因子受体α(platelet-derived growth factor receptor alpha,PDGFRA)基因驱动,组织学上多由梭形细胞、上皮样细胞,偶或多形性细胞,排列成束状或弥漫状图像,免疫组化检测通常为CD117或DOG-1表达阳性的间叶源性肿瘤。手术切除是GIST的主要治疗手段,但即使根治性切除,仍有40%~80%的患者出现局部复发、腹腔或肝转移。放化疗对本病没有明显的疗效,甲磺酸伊马替尼(下文简称伊马替尼)等新靶点药物在治疗中占有重要地位。

第一节 临床表现和诊断

一、临床表现

GIST没有特异性临床表现,不少患者是由于其他原因偶然发现。如有症状则取决于肿瘤部位、大小和生长方式,最常见的症状是腹部隐痛不适,其次是腹部包块、胃肠道出血和不明原因的贫血,病程可短至数天,长至数年。发生于食管者可出现吞咽困难,位于小肠者偶可表现为肠梗阻,位于结、直肠者可表现为便血、排便困难,侵及膀胱和(或)直肠膀胱陷凹时可出现尿频、排尿不畅和坠胀感。其他症状有食欲缺乏、体重下降或增加、腹腔积液、黄疸等。个别患者出现长期腹泻,笔者曾观察到1例长达400 d的水样腹泻。20%~30%的GIST患者就医时已有转移,常见的远处转移部位是肝脏,锁骨上淋巴结转移少见,肺、脑及骨转移更是罕见。

GIST尽管常有腹腔和(或)肝内巨大肿块,明显疼痛却不常见,更多表现为腹部不适或进食后腹部饱胀,少数患者可能主诉有腹部隐痛。伊马替尼等治疗有效者,上述症状会很快消除,以后即使治疗失败时也很少有中重度疼痛,因此应注意麻醉性止痛药的过度使用。

二、辅助检查

【X线检查】

X线检查对GIST诊断价值有限,偶可发现肺部转移性病灶。因GIST多为黏膜下生长,钡剂造影检查难以发现病变。如肿瘤巨大可表现为腔内不同程度的局部黏膜隆起、变平、充盈缺损。

【CT】

CT 很难在各种肉瘤、平滑肌肿瘤和 GIST 之间做出鉴别,其价值在于确认腹腔内占位病灶并大致判断其来源,引导对肿块的手术和(或)活检。胃浆膜下 GIST 向肝胃间或胃胰间生长,或病期较晚的 GIST,影像学上几乎脱离了与胃、肠的关系,估计其来源常出错。然而,CT 值常用于疗效评价(见后述)。

【MRI】

MRI 发现病灶和鉴别诊断方面的效率与 CT 相仿,但通常不用于疗效的评价。

【内镜】

普通内镜可见病灶呈球形或半球形隆起,黏膜多正常,部分病例可出现糜烂、溃疡或出血。GIST 倾向于腔外生长,普通内镜不能准确估计肿瘤的大小、形态及内部信息,不能与胃平滑肌瘤鉴别;活检往往取材过小过浅,阳性率低。超声内镜能了解病灶大小、浸润深度及邻近组织的断层影像且能探查病灶周围及内部血流信号,故超声内镜引导下的细针穿刺(endoscopic ultrasonography-guided fine needle aspiration,EUS-FNA)不易伤及血管及导致肿瘤播散。EUS-FNA 与手术标本的免疫组化染色表达一致性可以达到 91%,诊断准确性达到 91%。对有内镜下高危特征(边界不规整、溃疡、强回声和不均性)的患者应争取直接手术切除。

【穿刺活检】

GIST 瘤体质地较脆,不适当的术前活检可致肿瘤种植播散和出血,加之多数 GIST 能完整切除,只在下列情况下考虑穿刺活检:初诊疑似 GIST,需术前明确性质(如排除淋巴瘤);需要联合多脏器切除;肿瘤已播散难以手术,计划伊马替尼等新靶点药物治疗。活检可以采用经皮穿刺、经直肠前壁穿刺及腹腔镜活检。

【实验室检查】

实验室检查包括血常规、肝肾功能、电解质等,这些检查对 GIST 的诊断无指导意义,但是可发现 GIST 的并发症,如贫血、肝功能损害等,治疗过程中则可用于方案的制订和毒副作用的监测。

三、病理诊断与分期

1. 病理诊断 依据细胞形态,GIST 分为梭形细胞型(70%)、上皮样细胞型(2026)及两种细胞的混合型,但这种形态并非 GIST 所特有,需要结合 CD117、DOG1 才能确诊。c-kit 基因突变、PDGFRA 基因突变的检测则可用于预测酪氨酸激酶抑制剂等药物的疗效,而肿瘤大小、是否破裂、K1-67 等提示肿瘤的恶性度。

(1)CD117 是 c-kit 基因编码的Ⅲ型酪氨酸激酶生长因子受体,属于免疫球蛋白的超家族成员,它既是诊断 GIST 的可靠标志也是伊马替尼治疗效果的预测因子。免疫组化检测 CD117 阳性约 95%,CD117 阴性约 5%。CD117 阴性的 GIST 可能存在 PDGFRA 基因突变。CD117 突变阳性患者伊马替尼有效率为 80%~90%;阴性患者目前缺少大宗临床试验结果,小样本的研究显示约 40% 的患者有效,和 CD117 阳性患者相比两者有相似的疾病进展时间,但 CD117 阳性的 GIST 患者具有更好的总生存。

(2)DOG1(discovered on GIST-1)在 GIST 的表达率可达 95% 以上,被认为是一种敏感和特异的 GIST 标记物。CD117 阴性但形态符合 GIST 的肿瘤,DOG1 阳性高度提示 GIST。

(3)K1-67 系细胞核内与细胞分裂增殖相关的蛋白抗原,编码基因位于第 10 号染色体,表达于细胞增殖周期中除 G_0 期以外的其他各增殖期,因此是一种反映细胞分裂和增殖活性的核蛋白,其高表达与不良的病理学特征和侵袭行为有关。K1-67 还可作为判断预后的重要参考,一般 K1-67 指数越高,预后越差。

(4)基因突变 多数 GIST 有 c-kit 基因突变,65%~85% 发生在第 11 号外显子或第 9 号外显子,其次是外显子 13 和 17 的突变。缺乏 c-kit 突变的 GIST 中,约有 35% 存在 PDGFRA 基因突变,因此可优先检测外显子 11、9,外显子 13、17 及 PDGFRA 基因检测作为备选。推荐采用聚合酶链反应扩增直接测序的方法。10%~15% GIST 既无 c-kit 突变,也无 PDGFRA 基因突变,称为野生型 GIST。c-kit/PDGFRA 突变类型可以预测甲磺酸伊马替尼的疗效,其中 c-kit 外显子 11 突变者的疗效最佳,客观缓解率可达 71.7%,外显子 9 突变及野生型分别为 44.4% 和 44.6%。苹果酸舒尼替尼(以下简称舒尼替尼)治疗原发 c-kit 外显子 9 突变和野生型 GIST 患者的疗效优于 c-kit 外显子 11 突变患者,依次为 58%、56% 和 34%;治疗继发性 c-kit 外显子 13、14 突变者疗效优于继发 c-kit 外显子 17、18 突变患者。

GIST 的诊断标准:①组织学形态符合 GIST 且 CD117 阳性,即可诊断为 GIST;②组织学形态符合 GIST,CD117 阴性但是 DOG-1 阳性的肿瘤,可以做出 GIST 的诊断;③组织学形态符合 GIST,CD117 和 DOG-1 均为阴性的肿瘤,需检测是否存在 c-kit 或 PDGFRA 基因的突变,如果存在该基因的突变,则可做出 GIST 的诊断;④对于组织学形态符合 GIST,但 CD117 和 DOG-1 均为阴性,并且无 c-kit 或 PDGFRA 基因突变的病例,如果能够排除平滑肌肿瘤、神经源性肿瘤等其他肿瘤,可能为 GIST。

2. 分期 GIST 都有恶性潜能,可按照肿瘤大小、核分裂数/50 个高倍视野(high power field,HPF)、原发肿瘤部位做出复发转移危险度的分级。美国国家卫生研究院(National Institutes of Health,NIH)提出的标准可资借鉴:

(1)极低危任何部位肿瘤,直径<2 cm 且核分裂数≤5/50HPF。

(2)低危任何部位肿瘤,直径 2.1~5.0 cm 且核分裂数≤5/50HPF。

(3)中危分三种情况,符合以下一种即可诊断。①原发于胃的肿瘤,直径 2.1~5.0 cm,核分裂数>5/50HPF;②任何部位,直径<5.0 cm,核分裂数 6~10/50HPF;③原发于胃的肿瘤,直径 5.1~10.0 cm,核分裂数≤5/50HPF。

(4)高危分六种情况,符合一种即可诊断:①不论肿瘤大小及核分裂数,只要肿瘤破裂;②任意部位肿瘤,不论核分裂数多少只要肿瘤直径>10.0 cm;③任意部位肿瘤,不论肿瘤直径大小只要核分裂数>10/50HPF;④任意部位肿瘤,直径>5.0 cm,核分裂数>5/50HPF;⑤肿瘤直径 2.1~5.0 cm,核分裂数>5/50HPF,原发部位不是胃;⑥肿瘤直径 5.1~10.0 cm,核分裂数≤5/50HPF,原发部位不是胃。

其他肿瘤病理学特征,如 K1-67 高、瘤细胞显著异型、肿瘤侵犯深度、周围脏器受侵程度、脉管和神经浸润及瘤栓形成等也是影响预后和疗效的因素。

然而,上述病理学指标许多具有主观性,不仅核分裂数、细胞丰富度、细胞异型性等在不同病理医生之间可重复性不高,囊性变的 GIST 手术切除后也难以准确测量其肿瘤大小。约占全部切除病例 1/3 的交界性 GIST 同样不能依据 NIH 标准界定。

GIST 受到重视的时间不过 10 年,其 TNM 分期系统近年才被提出,它的特点是胃或小肠的间质瘤有各自的分期原则,胃的分期标准适用于网膜原发孤立性间质瘤,小肠间质瘤的分期标准适用于食管、结肠、直肠、肠系膜和腹膜;核分裂数以 5/50HPF 为界,其高低对分期的影响高于 T,只要有区域淋巴结转移即被定义为Ⅳ期。

四、鉴别诊断

GIST 通常起病缓慢，症状隐匿，有可能在相当长的时间被没有经验的医生误诊为消化道溃疡、消化不良、盆腔炎症、非特异性贫血，甚至有可能被误诊为单纯性肥胖。GIST 如果被发现有占位病灶，基本上都在消化道、腹盆腔或肝脏，若因各种原因无法获得组织标本，即需要与相应部位各种良恶性疾病鉴别。

有些情况下，即使有合适的组织标本，也难以与副神经节瘤、恶性间叶性肿瘤、软组织透明细胞肉瘤（软组织恶性黑色素瘤）、恶性血管周上皮细胞肿瘤区别，可能需要多个病理中心会诊和临床医生的独立判断。

有学者提出 GIST 可分为良性、潜在恶性、恶性。恶性指标：①肿瘤具有浸润性；②肿瘤出现远处转移。潜在恶性指标：①胃间质瘤直径>5 cm，肠间质瘤直径>4 cm；②胃间质瘤核分裂数>5/50HPF，肠间质瘤核分裂数≥1/50HPF；③肿瘤出现坏死；④肿瘤细胞有明显异型性；⑤肿瘤细胞生长活跃，排列密集。当肿瘤具备一项恶性指标或两项及以上潜在恶性指标时，则为恶性 GIST；仅有一项潜在恶性指标时，则为交界性 GIST；没有上述指标时则为良性 GIST。交界性肿瘤如何处理意见尚不统一，可密切随访观察，但有报道即使是良性的肿瘤若干年后也可以出现恶性转化的情况。

特殊类型的 GIST 也要给予重视：

【家族性 GIST】

家族性 GIST 是一种常染色体显性遗传性疾病，一个家系中至少有两位或以上的成员患有 GIST，患者常有皮肤色素沉着症、色素性荨麻疹、吞咽困难或肥大细胞增多症，间质瘤发生在胃肠道的多个部位。外周血细胞或其他正常黏膜细胞中检测到 c-kit 基因的突变，即所谓的胚系水平（germline）的突变，是诊断的重要依据。

【神经纤维瘤病型 GIST】

神经纤维瘤病 1 型（neurofibromatosis 1，NF1）是常见的常染色体显性遗传性疾病，临床表现多样，表现为多发性皮肤神经纤维瘤、皮肤多发性浅棕色斑、腋下及腹股沟的皮肤雀斑、Lisch 结节（神经纤维瘤病时发生的虹膜错构瘤）。NF1 伴发的 GIST 与散发性 GIST 在临床病理、基因突变状态等方面均有不同，多中心发生、好发于小肠、CD117 阳性表达但缺乏 c-kit 和 PDGFRA 基因突变是其特征。本病伊马替尼治疗无效。

GIST 还可以和消化系统恶性上皮性肿瘤合并存在，此时 GIST 病灶一般较小，多无特异症状，术前确诊几乎无可能，术中也常认为其系转移性癌结节。

第二节 治　疗

一、手　术

手术是治疗 GIST 的基本手段，术式取决于肿瘤所在部位。由于 GIST 多局限性生长，很少发生淋巴结转移，一般以肿瘤完整切除切缘阴性为标准，不必常规做淋巴结清扫。

病灶<2 cm 的间质瘤，根据有无内镜下高危因素，治疗原则为：①无高危因素可不予处理，每 6~12 个月进行一次内镜检查即可。但是直肠间质瘤恶性程度高，且肿瘤一旦增大，保留肛门功能的手术可能变得困难，故倾向于及早手术切除。②有高危因素，手术治疗，术

后可不进行辅助治疗而只予以随访。

病灶≥2 cm的间质瘤,可切除病灶应尽量争取R0切除。某些特殊部位如贲门、食管、直肠等,手术难度相对大,并且还要考虑胃肠道功能及反流等手术并发症问题,可直接采用伊马替尼治疗。

腹腔镜手术的适应证为:肿瘤边缘清楚、无周围组织和器官的侵犯且肿瘤病灶≤5 cm(小肠GIST应<2 cm)。>5 cm的肿瘤,除了临床研究需要外,原则上不推荐进行腹腔镜手术。GIST倾向于血源性和种植转移,因而腹腔镜术中发现质脆、易破溃或出血的GIST,应立即行开腹手术,以保证治疗的彻底性。

转移、复发性GIST的部位基本上都在肝脏和腹盆腔,其他部位的转移极少出现。有些患者尚存手术机会,但再次手术后效果差,二次复发转移率很高。和结肠癌不同,GIST同时或异时肝转移如何手术研究不多,对腹盆腔内复发转移更是缺少治疗经验。

二、新靶点药物

【伊马替尼】

伊马替尼是一种选择性的受体酪氨酸激酶抑制剂,通过阻断c-kit的ATP结合位点,阻断磷酸基团的转移,使得酪氨酸激酶不能发挥催化活性,干扰其信号转导过程从而发挥抗肿瘤作用。该药主要用于CD117阳性的GIST,CD117阴性者也可试用。

对于不能手术、局部复发和(或)转移的GIST,伊马替尼能使85%的患者临床获益,中位无进展生存期延长至20~24个月,生存5年以上者也不鲜见。本药的标准剂量是400 mg,1次/天。对c-kit第9外显子突变的患者剂量为800 mg/d,可获得较高的缓解率,但国内推荐剂量通常为600 mg/d。本药起效较为迅速(中位时间为6 d),在有明显肿瘤负荷的患者,最能被患者感知的症状改善有腹胀、排便困难缓解,恢复正常进食,体力增加直至正常工作、生活。

伊马替尼的用药时间随治疗目的不同而异。术前治疗:用药后的最佳手术时机应该选择在达到最大治疗反应或疾病可能进展前,但该标准在实践中较难把握,目前多推荐服药后6~12个月进行手术。术前是否要停药及停药多长时间并无可靠证据,有人认为手术当天停药也可接受,也有人认为术前2周停药。术后多长时间可恢复用药没有定论,有人建议术后2周左右即可恢复药物治疗。术后辅助治疗:不推荐用于低危患者,中危患者至少1年,高危患者为2~3年。野生型GIST辅助治疗缺少足够的数据支持。有研究表明,外显子11突变GIST辅助治疗可望获益,外显子9突变、野生型GIST无复发生存率未获改善,但未成为共识;复发或转移后的治疗:最佳持续治疗时间尚未明确,目前的建议是,如患者伊马替尼治疗有效,应持续用药,直至疾病进展或因毒性反应不能耐受;治疗后进展及耐药:可提高剂量至600 mg/d,如病情稳定或有效,持续用药。耐药可分为原发性和继发性,前者表现为在治疗的最初6个月内肿瘤进展,占10%~14%,这类患者往往是野生型或c-kit 9外显子突变或PDGFRA基因的D842V突变。继发耐药为治疗有效6个月后出现肿瘤进展,占50%~62.6%,通常出现在c-kit外显子11突变患者。耐药的机制可能与c-kit或PDGFRA基因的二次突变、c-kit基因扩增、c-kit蛋白的超表达或其他类型酪氨酸激酶被激活有关。

伊马替尼治疗GIST有效时可能不表现为肿瘤体积缩小,而是肿瘤坏死、囊性变。因此不适合用实体瘤疗效评价标准评价。Choi等结合肿瘤长径和CT的Hu值提出新的疗效评价标准(表3-1)。

表 3-1 新靶点药物治疗 GIST 的疗效评价

疗效	定义
完全缓解（CR）	1. 所有可测量病灶和不可测量病灶消失
	2. 无新病灶
部分缓解（PR）	1. CT 提示所有可测量病灶最长径之和缩小 10%，或肿瘤密度（Hu）下降 15%
	2. 无新病灶
	3. 非可测病灶无明显进展
疾病稳定（SD）	1. 不符合 CR、PR 或 PD
	2. 肿瘤相关症状无加重
疾病进展（PD）	1. CT 提示可测量病灶最长径之和增加 10%，并且 Hu 改变不符合 PR 标准
	2. 出现新病灶
	3. 瘤内新生结节或已存在的瘤内结节体积增加

伊马替尼治疗 GIST 时副作用明显轻于治疗慢性髓细胞性白血病。常见不良事件有水肿、恶心、腹泻、中性粒细胞减少、肌肉痉挛、疲乏和皮疹等，但通常不会严重到永久停药。偶尔需要中断用药的不良反应为严重皮疹，对症处理后仍能从 100 mg 起逐步增加剂量。其他在药物说明书中没有提及的副作用有皮肤及毛发脱色素、记忆力下降和语言迟缓、需要拔甲的甲沟炎。可以观察到局灶性瘀点瘀斑，但罕见药物相关性血小板减少和贫血。与细胞毒药物明显不同的是，长期服药者毒副作用发生率及严重程度大多并不增加，即没有剂量累积毒性。

【舒尼替尼】

舒尼替尼是一种多靶点抑制剂，具有抗肿瘤血管生成和抗肿瘤增殖的活性，能选择性抑制酪氨酸激酶受体、血管内皮生长因子受体、PDGFR，也抑制干细胞生长因子受体、fma 样酪氨酸激酶、集落刺激因子等。本药用于伊马替尼治疗失败或不能耐受的患者，有约 50% 的患者可望从中获得较长时间的控制，对外显子 9 突变的疗效优于外显子 11 突变。推荐剂量 37.5 mg/d，连续服用。也可以 50 mg/d，连用 4 周，休息 2 周，每 6 周为 1 周期，但副作用可能大于 37.5 mg/d 连续服用。舒尼替尼可连续用至病情再次进展。其主要毒副作用包括手足皮肤反应、口腔黏膜炎、牙痛、乏力、粒细胞减少、血小板减少、高血压及甲状腺功能减退等；多数毒副作用通过支持对症治疗或暂时停药可以获得缓解，但是少数严重者需要停用。

【瑞格非尼】

用法：160 mg 口服，每天 1 次，连续 21 d，28 d 为 1 个疗程。在伊马替尼和（或）舒尼替尼治疗失败的患者中，与安慰剂组相比可延长平均无进展生存 3.9 个月。

三、化疗及放疗

GIST 对化疗不敏感，参照其他肉瘤的化疗方案可试用于新靶点药物治疗失败的患者，但有效的可能性不会超过 10%。放疗对 GIST 的效果同样差，对远处转移且有症状的患者，放疗可能有姑息治疗作用。

第三节　预后及随访

预后与手术能否完全切除密切相关,不完全切除者 5 年生存率<10%,完整切除者 5 年生存率为 50% 左右,已有转移或不能手术的患者,如不加治疗中位生存期 10~20 个月。仅存在肝转移者与同时存在其他部位转移者相比,总生存更具优势。肿瘤大小、部位和核分裂数也是重要的预后因素。

GIST 的复发转移基本上发生在腹腔,故推荐腹、盆腔 CT 或 MRI 扫描作为常规随访项目:术后中、高危患者每 3 个月 1 次,持续 3 年,然后每 6 个月 1 次,直至满 5 年;低危患者应每 6 个月 1 次,持续 5 年;极低危患者通常不需要常规随访。不可切除或转移复发者,每 3 个月随访 1 次,可酌情适当增加随访次数。GIST 极少肺转移,每年 1 次胸部 X 线检查即可。肿瘤标志物对本病的监测没有帮助,超声一般不用作 GIST 的随访。

接受其他新靶点药物治疗的患者,应针对相应副作用定期或酌情检查。

有时 GIST 所在部位或其他部位有癌同时存在,术后辅助治疗及转移复发后的治疗如何进行尚无经验,一般选择对健康威胁最大者优先处理。尚未见伊马替尼等新靶点药物与细胞毒药物之间有伍用禁忌的报道,如 GIST 和并存肿瘤都需要治疗,笔者有限的实践表明,两类药物同时使用至少没有安全问题。

第四章 胰腺癌

胰腺癌是常见的消化道肿瘤,治疗效果差,1 年生存率约 23%,5 年生存率小于 5%。导致胰腺癌高死亡率的原因可以归结如下。①难以早期发现:多数患者确诊时已处于进展期,只有小于 25% 可行根治性切除;②易发生转移:肿瘤<2 cm 时便可发生淋巴道和血道转移。胰腺癌的另一特点是取材和诊断困难,指南中明文指出可在没有病理诊断的情况下谨慎进行抗肿瘤治疗,这在实体恶性肿瘤中并不多见。

第一节 分期和检查

胰腺癌的 TNM 分期仅适用于胰腺外分泌肿瘤,对内分泌源性肿瘤(后者常起源于胰岛)和类癌并不适合。最新的第 7 版分期系统与上一版相比变化不大,且 pTNM 分期和 cTNM 分期标准一致,区域淋巴结根据胰腺癌部位而定(表 4-1,表 4-2)。

表 4-1 胰腺癌 TNM 分期(AJCC 第 7 版 2010 年)

分期	T	N	M	T、N、M 简明定义
ⅠA	T1	N0	M0	T1:肿瘤局限于胰腺内,最大直径≤2 cm
ⅠB	T2	N0	M0	T2:肿瘤局限于胰腺内,最大直径>2 cm
ⅡA	T3	N0	M0	T3:肿瘤侵犯至胰腺外,但未累及腹腔干或肠系膜上动脉
ⅡB	T1~3	N1	M0	T4:肿瘤侵及腹腔干或肠系膜上动脉(原发肿瘤不可切除)
Ⅲ	T4	任何 N	M0	N1:区域淋巴结转移
Ⅳ	任何 T	任何 N	M1	

注:剖腹手术或腹腔镜手术中腹腔冲洗液的细胞学阳性,相当于 M1。

表 4-2 胰腺癌的区域淋巴结

部位	区域淋巴结
胰头癌	6、8、9、11、12、13、14、17、18 组
胰体尾癌	8、10、11、12a1、12a2、12b1、12b2、13、14、17、18 组

注:6,幽门下淋巴结;8,肝固有动脉周围淋巴结;9,腹腔干周围淋巴结;10,脾门淋巴结;11,脾动脉周围淋巴结;12,肝十二指肠韧带中淋巴结(12a1-肝动脉上半部分,12a2-肝动脉下半部分,12b1-胆管上端,12b2-胆管下端,12p1-门静脉后上,12p2-门静脉后下);13,胰十二指肠后淋巴结;14,肠系膜上动脉周围淋巴结;17,胰十二指肠前淋巴结;18,胰体尾下缘淋巴结。

与所有肿瘤相同,胰腺癌的检查应能满足定位、定性、分期和了解全身功能状况及有无重要并发症的需要。

【实验室检查】

早期无特异性血生化改变,肿瘤阻塞胆管可引起血胆红素升高,伴有谷丙转氨酶、谷草转氨酶等酶学改变。包括尿、粪等实验室常规检查对于黄疸的鉴别诊断和并发症的排除或确认有重要价值,胰腺癌患者中约有 40% 会出现血糖升高和糖耐量异常。

【肿瘤标志物】

CA19-9 是一种唾液酸 Lewis-α 血型抗原,其上升的程度有助于鉴别胰腺炎和胰腺癌。治疗前后动态检测 CA19-9 的变化,辅之以必要的影像学检查,对判断疗效及复发转移有一定价值。仅 CA19-9 升高但无影像及病理证据时,诊断胰腺癌的价值有限。CEA 作为一种广谱肿瘤标志物,对于病情监测也有一定的作用,和 CA19-9 等联合应用时对于胰腺癌的辅助诊断、疗效判定等有一定参考意义。

【超声】

超声可以作为疑似胰腺癌的初筛检查,在有经验医生的操作下,超声能够准确地发现胰腺占位,判断胰腺周围主要血管受累的准确性为 84%~87%。我国卫生部的胰腺癌诊疗规范中,超声是胰腺癌诊断的首选方法,但 NCCN 更推荐超声内镜(endoscopic ultrasonograph,EUS)检查。EUS 的价值:①显示钩突癌、胰尾癌及未引起胰腺改变的小癌灶(直径<1 cm)全貌和侵犯程度;②引导细针穿刺活检(fine needle aspiration,FNA);③在显示胰腺病灶同时,还能显示癌肿是否侵犯门静脉、腹主动脉及脾静脉;④用于评估壶腹周围肿块,区分浸润性或非浸润性病灶,还可以更好地描述胰腺囊性病灶的特征。缺点是设备比较昂贵,在显示肠系膜上动脉(superior mesenteric artery,SMA)侵犯时不够准确,在无梗阻性黄疸的患者中,排除恶性肿瘤较为准确,但在有梗阻性黄疸和胆管狭窄的患者中准确性欠佳。

【内镜逆行胰胆管造影】

EUS-FNA 不能应用或需要胆管减压的患者,可考虑内镜逆行胰胆管造影(endoscopic retrograde cholangiopancreatography,ERCP)。ERCP 能通过十二指肠镜直接观察壶腹乳头区病变,并通过乳头插管造影显示胰、胆管和胆囊,区别肝内或肝外阻塞,以及阻塞部位和形态。在造影检查的同时还可以采集胰液进行细胞学检查,结合内镜下活检,对肿瘤累及乳头的胰腺癌的确诊率很高。但 ERCP 有 10%~15% 的检查失败率,可引起胰腺炎、胆管炎等并发症,发生率约 5%。如果胰管或胆管完全梗阻,ERCP 只能观察近端管道情况,而梗阻点远端的管道则无法显示。ERCP 不能显示胰腺实质,对不侵及胰管的肿瘤和胰尾部较小的肿瘤诊断较困难。对慢性胰腺炎、胆管结石所致的胰胆管改变的鉴别困难。造影检查时如果注射压力大,可能造成胆管收缩,形成假性狭窄或假性梗阻。

【CT】

CT 可用于胰腺癌临床分期,判断肿瘤的血管侵犯情况和肿瘤的可切除性。据报道,CT 术前对胰腺癌不可切除性的判断准确率为 95%,可切除性的判断准确率为 70%~85%。由于胰腺间质和腺癌之间的对比增强差异在动脉晚期最明显,此时能清楚显示胰腺组织中低密度病灶和周围区域之间的界线,推荐使用三期(动脉期、动脉晚期和静脉期)薄层断层扫描。CT 检测胰腺癌淋巴结转移的价值有限,敏感性为 14%~58%。胸部 X 线或 CT 仅在怀疑或排除肺及纵隔转移时酌情选用。

【MRI】

MRI 可行多序列成像,软组织分辨率高,且无碘过敏及电离辐射。与 CT 相比,MRI 的优势在于:①在分期方面,MRI 是 CT 的有益补充,尤其在检测高危患者胰腺外病灶方面,以及小胰腺癌的筛查诊断方面。②对肝转移的判断更准确。Trede 等比较了 CT 和 MRI 判断胰腺癌肝转移的准确性,MRI 达到 93%,CT 为 87%。③MRI 能够更好地显示胰管内结石和管道梗阻。④用较少的对比剂达到理想的增强效果,在胰周血管侵犯方面可提供更多的可靠信息。但 MRI 不能显示与慢性胰腺炎有关的钙化。

【磁共振胰胆管成像】

磁共振胰胆管成像（magnetic resonance cholangiopancreatography，MRCP）在显示胆树和胰管的解剖方面显著优于 CT，且无须应用碘制剂就可以显示梗阻上下方的胆管。MRCP 和 ERCP 在诊断胰腺癌方面的敏感性类似，但各具优势。MRCP 显示主胰管优于 ERCP，能精确地评估慢性胰腺炎患者的胰管情况和变化，显示病变胰管的敏感性、特异性、准确度分别为 88%、98%、91%，但对分支胰管的显示有时不如 ER-CP，对钙化与结石显示不清。在患者有胃流出道梗阻、此前接受过胃手术或 ERCP 失败的情况下，MRCP 是很好的替代检查。

【PET-CT】

PET-CT 对胰腺癌的意义尚不肯定，可有选择地用于病灶的定位和鉴别诊断。

【腹腔镜】

怀疑胰腺癌又不能采用其他活检技术时，可考虑腹腔镜检查。腹腔镜可发现腹膜、空腔脏器、浆膜种植，或肝脏表面的颗粒状转移灶，而这些转移灶即使采用薄层 CT 检查也难以发现。腹腔镜还可以进一步判断肿瘤与主要血管的关系、淋巴结肿大的情况，有助于制订周密的手术方案。但腹腔镜常规用于分期存在争议，特别是在肿瘤可切除或有可能切除的患者。

【穿刺活检】

如果术前病史、影像学检查和血清学指标均高度怀疑胰腺肿瘤，且肿块可切除，不建议行穿刺检查。但如果行新辅助治疗或肿块无法切除拟行放化疗时，应尽可能穿刺活检取得病理诊断。经皮穿刺活检成功率取决于肿块的位置、大小及术者的经验，通常为 80%～90%。EUS-FNA 一般经胃壁或十二指肠壁穿刺胰腺肿块，排除了腹壁脂肪、肠腔气体等因素对图像质量的影响，且能以最近的距离对胰腺组织进行扫描，即使直径仅为 5 mm 左右的病变在 EUS 引导下也可以进行穿刺，造成肿瘤播散、胰瘘与出血的机会较经皮穿刺低。EUS-FNA 受术者穿刺技术水平影响较大，有可能因获取的组织较少或失去组织结构影响病理检查结果，取材不合格率达 4%～19%。

第二节 诊断和鉴别诊断

胰腺癌首发症状因肿瘤的发生部位而异。发生于肠系膜上静脉（superior mesenteric vein，SMV）与门静脉交汇处右侧者为胰头癌，钩突是胰头的一部分，约 2/3 胰腺癌位于胰头；发生于 SMV 与门静脉交汇处与腹主动脉之间者为胰体癌；发生于腹主动脉与脾门之间的胰腺癌为胰尾癌；肿瘤部位超过 2 个区域的胰腺癌为全胰癌。

胰头癌患者常以黄疸就诊，部分患者在右上腹可触及无痛肿大的胆囊；胰体尾癌患者突出的首发症状为腹痛、上腹饱胀、腰背痛等，此时肿瘤多已侵犯腹膜后神经丛；全胰癌常表现为腹痛、消瘦、腹部包块和发热等症状。腹块和腹腔积液约见于 20% 的患者。但是，早期胰腺癌常无特异性临床表现。

胰腺癌发展快，易出现局部外侵和远处转移，常见浸润部位为肠系膜根部血管或腔静脉，其次为胃窦、十二指肠、胆总管及横结肠，常见转移部位包括肝、腹膜、肾上腺及区域淋巴结等，骨和脑转移较少。西方文献报道胰腺癌患者 20%～30% 可合并静脉血栓类疾病的表现，但亚洲人中该表现不多见。

胰腺肿瘤解剖部位深在,症状隐匿,相邻部位可能发生的肿瘤多而复杂,鉴别诊断常有困难。经常需要鉴别诊断的疾病如下所述。

【慢性胰腺炎】

慢性胰腺炎是由多种原因引起的一种反复发作的、渐进的广泛胰腺实质的坏死与纤维化病变,病变反复发作,导致胰管狭窄阻塞、胰液排出受阻、胰管扩张,最终导致内外分泌功能不同程度的受损。胰腺炎性肿块是慢性胰腺炎中一种常见的良性肿瘤样病变,表现为胰腺局限性肿大,肿块多位于胰头部。

慢性胰腺炎特别是胰腺炎性肿块和胰腺癌在临床表现、检查方面有诸多相似,均可有腹痛、上腹不适、食欲缺乏、恶心呕吐、发热、体重下降等。且慢性胰腺炎与胰腺癌的因果关系一直存有争议,两者的诊断及鉴别诊断一直是临床工作中的难点。相对于胰腺癌,慢性胰腺炎的特点如下:①病程长,常反复发作,急性发作可出现血、尿淀粉酶升高,但极少出现黄疸症状。②CT检查可见胰腺轮廓不规整,结节样隆起,胰腺实质密度不均。③患者X线或CT见胰腺部位的钙化点有助于诊断。④胰腺萎缩往往仅见于慢性胰腺炎患者,胰腺癌少见。⑤CA19-9、CEA在胰腺癌和慢性胰腺炎患者中均可升高,但在胰腺癌患者中的升高程度更为明显。⑥胰腺癌与慢性胰腺炎有不同的MRCP表现,胰腺癌易累及胆总管出现双管征,胆总管梗阻扩张程度重,且常于胰头或钩突水平突然狭窄或中断;慢性胰腺炎较少发生低位胆管梗阻,如有胆总管扩张,则扩张程度轻,多呈鼠尾状改变,无中断,常合并胰管结石、假性囊肿形成。慢性胰腺炎多有"胰管穿通征"(主胰管穿过炎性肿块呈光滑的狭窄型改变或无异常),胰腺癌则相反。

【自身免疫性胰腺炎】

自身免疫性胰腺炎亦称淋巴浆细胞硬化性胰腺炎,是一种罕见的慢性胰腺炎,临床表现和影像学特点与胰腺癌相似,IgG特别是IgG4的升高是最敏感和特异的实验室指标。皮质醇类药物治疗有效,如果未见缓解,患者应该接受剖腹手术。

【胰管结石】

胰管结石最常见的症状为左上腹部痛,呈持续性钝痛或发作性绞痛,其次为腹泻、消瘦及糖代谢异常。40%的患者有胰腺外分泌功能减退。

【胰腺囊肿】

10%左右的胰腺囊肿患者可因囊肿压迫或破入胆总管下段,引起胆管梗阻和感染,表现为进行性阻塞性黄疸。包块位于中上腹,呈圆形、椭圆形,有囊样感,多无压痛,一般不易推动。超声显示胰区液性暗区,血管造影显示血管走行异常或囊肿处无血管区,ERCP显示胰管分布异常、移位或阻塞;CT显示胰区有密度均匀减低区。

【胰腺假性囊肿】

胰腺假性囊肿多有急慢性胰腺炎、外伤或手术史,腹块较大,与周围有粘连,囊肿内部胰酶含量高,血、尿淀粉酶升高。

【胰腺炎性假瘤】

胰腺炎性假瘤是一种罕见的良性肿瘤样病变,病变内可有出血、坏死、囊变及钙化、骨化。病灶一般境界清楚,但缺乏真性包膜。超声大多表现为境界清楚的低或等回声团块、内部出血、坏死,囊变区回声更低,钙化灶表现为强回声伴声影。CT表现多种多样,平扫时与胰腺密度相等或偏低,密度均匀或不均,可有数量不等的钙化,强化常不显著,但可有多种强化类型,包括周围延迟强化、弥漫性不均强化、均匀强化及无强化。40岁以上患者胰腺部位出现境界清楚的肿块,同时存在腹膜后纤维化或硬化性胆管炎等疾病时,要考虑本病的可能。既往曾有其他部位炎性假瘤病史患者新近出现胰腺部位的病灶时,应首先考虑炎性假瘤复发或多系统受累而非恶性肿瘤。

【胰腺实性假乳头状瘤】

胰腺实性假乳头状瘤(solid pseudopapillary tumor,SPT)并非罕见,临床表现与无功能胰岛细胞瘤、黏液性囊腺瘤、浆液性腺瘤、胰腺假囊肿及胰腺癌等胰腺肿瘤极为相似,术前诊断十分困难,但很少出现胰管、胆管梗阻扩张或血管受侵的症状,而多表现为邻近器官的推挤移位。性别和年龄有提示诊断的价值,本病绝大多数发生于年轻女性,男女之比约1:10,发病平均年龄为20~29岁。SPT为良性或低度潜在恶性,极少发生淋巴结转移及恶变。由于对其组织学来源及病理认识不充分,文献中曾有胰腺乳头状囊性瘤、实性囊性瘤、囊实性腺泡细胞瘤、囊实性肿瘤、实性囊状乳头状上皮肿瘤、实性乳头状瘤、假乳头状瘤、Frantz肿瘤等称谓,1996年才被WHO正式命名为SPT。

【壶腹部癌】

壶腹部癌指胆总管下段和十二指肠乳头的恶性肿瘤,比较少见,过去习惯上将它们合称为壶腹周围癌。因胰头癌与壶腹部癌解剖位置接近,不论临床表现或影像学都有许多相似之处。两者的鉴别如下:①壶腹部癌的黄疸出现较早,且由于肿瘤坏死脱落,黄疸时轻时重。②壶腹部癌十二指肠低张造影可显示十二指肠乳头部充盈缺损、黏膜破坏"双边征"。③壶腹部癌超声、CT、MRI、ERCP等检查可显示胰管和胆管扩张,胆管梗阻部位较低、"双管征"、壶腹部位占位病变。壶腹部癌因症状出现早易被及时发现,恶性程度较胰头癌低,手术切除率高于胰头癌,预后相对较好。

【其他胰腺良性及交界性肿瘤】

胰腺肿瘤常靠近或被血管包绕,活检困难,或者虽然进行了穿刺活检,但由于组织较少或肿瘤异质性不高,不能获得确切的病理诊断的情况并非少见,此时应考虑有胰腺良性及交界性肿瘤之可能,如腺泡细胞囊腺瘤和浆液性囊腺瘤(均好发于女性)、导管内乳头状黏液肿瘤、导管内管状乳头状肿瘤、黏液性囊性肿瘤、淋巴管瘤、错构瘤、畸胎瘤。

【其他胰腺恶性肿瘤】

胰腺细胞包括导管细胞、腺泡细胞、内分泌/神经分泌细胞、结缔组织、内皮细胞及淋巴细胞等,每种细胞都可能恶变。胰腺癌的主要类型是导管腺癌,但其他类型的肿瘤也时可见到。如果胰腺肿瘤已肯定为恶性,但由于取材不当、肿瘤分化差或不典型,病理不能确定肿瘤来源时,胰腺神经内分泌肿瘤、软组织肿瘤、恶性淋巴瘤要首先排除,腺鳞癌、导管腺癌、胶样癌(黏液性非囊性癌)、肝样癌、髓样癌、印戒细胞癌、未分化癌、伴有破骨细胞样巨细胞的未分化癌、腺泡细胞癌(占胰腺癌的1%~2%,老年人多见,临床病程稍好于导管腺癌)、腺泡细胞囊腺癌、导管内乳头状黏液性肿瘤伴有相关的浸润癌、混合性腺泡-导管癌、混合性腺泡-神经内分泌癌、混合性腺泡-神经内分泌-导管癌、混合性导管-神经内分泌癌、黏液性囊性肿瘤伴有相关的浸润癌、浆液囊性癌、转移癌等或有可能。胰母细胞瘤主要发生于儿童,可以分化为间质、内分泌、腺泡细胞,常见AFP升高,如疾病局限可以根治,转移瘤常对化疗敏感。

由于胰腺癌取材及病理诊断困难,2011年NCCN指南中国版中以脚注的形式提出,对于临床诊断或高度怀疑胰腺癌,经重复活检仍无法得到病理证实者,经过有资质的专家讨论和多科会诊后,并取得患者或家属充分知情同意的情况下,可按照胰腺癌谨慎进行治疗。

胰腺癌预后恶劣,确诊的胰腺癌间隔较长时日后再出现其他部位的占位病灶的可能性不大,但胰腺和其他部位同时出现占位病灶而临床表现均不典型的现象却时有所见,这时最好能争取两个部位病灶的活检。

第三节 治疗原则

手术仍是胰腺癌唯一的根治性疗法,然而,超过75%的患者因病期较晚而失去手术机会。放疗、化疗及新靶点药物治疗需根据患者身体状况、年龄、肿瘤部位、侵及范围、黄疸及肝肾功能水平等综合考虑。

可切除的Ⅰ、Ⅱ期患者应该及时接受手术,之后进行辅助治疗。肿瘤可切除的判定标准:①无远处转移;②腹腔干、肝动脉和SMA周围的脂肪间隙清晰;③没有SMV和门静脉被肿瘤组织围绕、变形、瘤栓形成或无静脉被肿瘤组织包绕的影像学证据。术后辅助治疗建议吉西他滨或氟尿嘧啶/亚叶酸钙或卡培他滨为基础的单纯化疗,或基于氟尿嘧啶类药物或吉西他滨的化放疗。

潜在可切除的患者先予新辅助治疗,对于血管受累有限的所谓临界可切除的肿瘤患者特别有意义。潜在可切除的判定标准:①没有远处转移。②SMV或门静脉受累,提示肿瘤组织包绕血管,侵及管壁并伴管腔狭窄;肿瘤组织包裹SMV/门静脉但未包裹周围动脉;或者由于肿瘤组织包裹或癌栓导致小段静脉闭塞,但在受累静脉的近侧和远侧有合适的血管可进行安全切除及重建。③胃十二指肠动脉至肝动脉有小段动脉被肿瘤组织包裹,或肝动脉直接被包裹,但尚未侵及腹腔干。④以血管本身圆周为界,肿瘤围绕SMA未超过180°。新辅助治疗后如果仍然无法切除,没有病理的患者建议活检并重新分期,然后参照相应分期的胰腺癌治疗。

胰腺癌根治术后复发率约为50%,怀疑术后复发者,建议活检证实和全面检查。若仅为局部复发,对于先前未进行过化放疗的患者,可以考虑化放疗;NCCN指南不推荐再次手术,因为其并不能改善生存率;但也有研究认为术后复发时间间隔≥9个月、年龄≤65岁、CA19-9<100IU/ml的患者有可能从再次手术中获益,中位生存期约为11.2个月。如果出现远处转移,无论是否伴有局部复发,治疗决策应考虑从辅助治疗结束到发现远处转移的时间间隔。在初始治疗完成6个月后,可以选择和先前一样的全身治疗方案,当然也可以更换化疗方案;若在初始治疗完成6个月以内,建议更换化疗方案。

局部晚期无法切除的Ⅲ期胰腺癌,治疗有赖于化疗±放疗,同步放化疗较单纯放疗或化疗能够延长生存。接受放化疗后显著缓解的患者,尽管目前缺少确切的证据支持,NCCN指南仍推荐可考虑手术切除肿瘤。局部无法切除的判定标准:①肿瘤位于胰头,肿瘤围绕SMA>180°,或侵犯腹腔干(任何度数);SMV/门静脉闭塞且无法重建;肿瘤侵犯和围绕腹主动脉。②肿瘤位于胰体,肿瘤围绕SMA或腹腔干>180°;SMV/门静脉闭塞且无法重建;肿瘤侵犯腹主动脉。③肿瘤位于胰尾,肿瘤围绕SMA或腹腔干>180°。④淋巴结状态,淋巴结转移范围超出手术所能切除范围视作不可切除。

已发生远处转移的胰腺癌中位生存时间只有5~8个月,主要治疗是化疗及姑息治疗。除非用于姑息目的,联合放化疗不大使用。最有效的单药化疗有效率为5%~20%,但对患者的2年生存率影响很小。

第四节 治疗方法

一、手　术

根治性手术切除指征：①年龄<75岁，全身状况良好；②临床分期为Ⅰ～Ⅱ期的胰腺癌；③无腹水；④术中探查癌肿局限于胰腺内，未侵犯门静脉和肠系膜上静脉等重要血管；⑤无远处播散和转移。

常用手术方式：①Whipple术，胰头肿瘤最常采用；②胰腺末端切除术和脾切除术，胰体尾部肿瘤常采用；③局限或扩大胰腺切除术；④全胰切除术，肿瘤较大，范围包括胰头、颈、体时采用此术式。胰腺的切缘要>3 cm，为保证足够的切缘可于手术中对切缘行冷冻病理检查。标准的淋巴结切除术包括十二指肠和胰腺、肝十二指肠韧带的右侧、肠系膜上动脉的右侧及胰十二指肠前方和后方的淋巴结。

胰腺癌的腹主动脉旁淋巴结转移率与肿瘤的大小没有相关性，即使很小的肿瘤也可以有腹主动脉旁淋巴结的转移，倘若不清扫主动脉、腔静脉三角区的淋巴结，胰腺癌在术后复发的概率甚高。

2011年卫生部《胰腺癌诊疗规范》规定，理想的组织学检查应包括至少10枚淋巴结。Slidell分析美国监测、流行病学与最终结果数据库1988～2003年4005例胰腺癌患者的资料，比较淋巴结清扫数目及阳性淋巴结占总淋巴结数目的比率与预后的相关性，所有患者特别是N0患者，清扫12个淋巴结以上者预后显著好于淋巴结不足12个者，未有淋巴结检出的患者预后最差；对于N1患者，阳性淋巴结与总淋巴结数目的比率与预后存在显著负相关。

34%有神经侵犯的胰腺癌患者并无淋巴结转移，很多所谓根治术后复发的主要原因是受侵的胰周神经丛及腹膜后组织切缘残留，所以扩大淋巴结切除术不仅要切除标准手术中涉及的淋巴结，还包括右侧的从右肾门至腹主动脉左侧的后腹膜软组织，以及左侧的从门静脉至肠系膜下动脉起始部位之间的软组织。

腹腔镜主要用于胰腺癌的探查和分期、胰腺远端切除术和局部切除术。

对术前判断不可切除的胰腺癌患者，如同时伴有黄疸、消化道梗阻，在全身条件允许的情况下可行姑息性手术，行胆肠、胃肠吻合，胆囊造瘘，安放支架等。

二、放　疗

放疗在胰腺癌的治疗中占有重要地位，术中放疗常单独进行，姑息性放疗可酌情同步化放疗或单纯放疗。患者若存在胆管梗阻，可酌情行临时性或永久性支架置入。

术前放疗用于潜在可切除或局部晚期不能切除的胰腺癌，放疗期间出现远处转移者，可避免不必要的手术。术前放疗常与化疗同时进行，也可先行2～4周期诱导化疗。推荐CT模拟加三维适形放射治疗计划，治疗体积应包括原发肿瘤和区域淋巴结所在部位，放疗剂量：45～54 Gy，每次1.8～2.5 Gy；或36 Gy，每次2.4 Gy。治疗后如能手术，最好在放疗结束后4～8周进行，以免放疗后纤维化增加手术难度。

术中放疗主要用于肿瘤残存、切缘不净或淋巴结残存等，或是不可切除胰腺癌探查术后。优点：①直接在需要照射的部位进行照射；②可以降低局部复发率，延长复发时间；

③对周围正常组织和器官保护好。Reni 等报道的 127 例患者中，Ⅰ～Ⅱ期患者相对于单纯手术，手术联合术中放疗可以显著降低局部复发率、延长术后至局部复发时间、提高 5 年生存率；Ⅲ～Ⅳ期患者，如果术中放疗的射线能量高于 9 MeV，可以明显降低局部复发率，但对总生存的获益不大。术中放疗的剂量缺少统一意见，美国 MD Anderson Cancer Center 中心建议根据肿瘤情况给予不同剂量：①根治性切除（切缘阴性），剂量 10 Gy；②切缘阳性，或肿瘤未切除但十二指肠部分在照射野内，剂量 15 Gy；③肿瘤大体切除，或肿瘤未切除但十二指肠全部在照射野外，剂量 20 Gy；④十二指肠全部在照射野内，剂量 12.5 Gy。

根治性切除术后的辅助治疗尚有不同意见。美国基于胃肠肿瘤研究组、肿瘤放疗协作组（Radiation Therapy Oncology Group，RTOG）97-04 等研究建议术后辅助化放疗，而欧洲基于欧洲胰腺癌研究组（European Study Group for Pancreatic Cancer，ESPAC）的临床试验 1、ESPAC-3 等结果建议仅予以辅助化疗。但切缘阳性、病灶离切缘过近、肿瘤侵犯邻近器官、区域淋巴结转移等高危因素及胰头癌，术后化放疗没有太多的争论。RTOG 临床试验 97-04 显示，在肿瘤位于胰头的患者中，使用吉西他滨或连续滴注氟尿嘧啶并联合放疗，有延长总生存期的趋势，虽然其增幅并不显著。这些结果与加入了放疗的大规模、单中心系列研究的结果相似。放疗靶区范围：临床靶区（clinical target volume，CTV）包括瘤床、吻合处及邻近淋巴结区域，特别强调要包括腹腔干及其周围 2 cm。CTV 外放 0.5～2 cm 为计划靶区（plan target volume，PTV）。放疗剂量 95%PTV DT 45～46 Gy/1.8～2 Gy，瘤床和吻合口再推量 5～9 Gy，但要注意小肠的剂量。

局部晚期不可手术切除胰腺癌，若患者一般情况允许，给予同步化放疗，其后应通过详细的影像学检查再次分期，有 R0 切除可能性时可考虑手术。对于预期同步放化疗后可能也难以切除（如肿瘤完全包裹 SMA 或腹腔干动脉）或存在可疑的远处转移灶的患者，可以先给予 2～6 周期的化疗，再行同步放化疗。肿瘤靶区（gross target volume，GTV）：肿瘤、阳性淋巴结（短径>1 cm，或 PET-CT 检查 FDG 高代谢区），GTV 外放 0.5～1.5 cm 为 CTV，CTV 外放 0.5～2 cm 为 PTV，根据肿瘤范围相应外放即可，如靶区未包括全胰腺则可不做全胰腺放疗；不做区域淋巴结的预防照射。放疗剂量 95%PTV DT45～54 Gy/1.8～2.5 Gy（若临床需要，也可高于 54 Gy）或 36 Gy/2.4 Gy。

晚期胰腺癌因肿瘤压迫所致梗阻、严重疼痛，或高龄、基础病多等，可酌情同步放化疗或单纯放疗。放疗剂量 30～36 Gy，每次 2.4～3.0 Gy。

术前、术后或姑息性放疗均可联合化疗，但可供选择的方案不多，文献报道的基本是氟尿嘧啶类药物或吉西他滨。

三、化疗及新靶点药物治疗

新辅助化疗方案尚没有足够证据，但术后辅助化疗已有随机临床试验的结果确认其作用，并推荐在术后 4～8 周内开始。ESPAC-3 研究显示，术后氟尿嘧啶/亚叶酸钙与吉西他滨治疗相比，中位生存期分别为 23.0 个月和 23.6 个月，无明显差异。RTOG97-04 研究则报道，胰头癌吉西他滨组的总生存期显著优于氟尿嘧啶组。2013 年 ASCO 会议上对 JASPAC-01 研究（Ⅲ期临床）进行了中期数据分析，发现口服替吉奥在药效及安全性方面均优于吉西他滨，其 2 年总生存率为 70%，吉西他滨组为 53%。

局部晚期及转移性胰腺癌，推荐吉西他滨为基础的方案。二线治疗可在基于吉西他滨的方案（若之前未用过）和基于氟尿嘧啶类药物的方案中选择。吉西他滨和氟尿嘧啶相比，生存时间和反应率差异并不显著,但吉西他滨缓解肿瘤导致的疼痛优于氟尿嘧啶。

到目前为止,被 FDA 批准用于胰腺癌治疗的新靶点药物是厄洛替尼。一项关于晚期或转移性胰腺癌患者的双盲、安慰剂对照的Ⅲ期试验将 569 例患者随机分组,接受厄洛替尼联合吉西他滨或吉西他滨单药治疗,结果显示,联合组中位生存期为 6.24 个月,1 年生存率为 23%,单药组分别为 5.91 个月和 17%。

常用的药物治疗方案如下:

(1)氟尿嘧啶+亚叶酸钙:亚叶酸钙,20 mg/m^2,快速静注,d 1~5;氟尿嘧啶,425 mg/m^2,快速静注,d 1~5。每 4 周重复,共 6 个周期。

(2)FOLFIRINOX(奥沙利铂+伊立替康+亚叶酸钙+氟尿嘧啶):一项随机试验入组了 342 个患者,评估 FOLFIRINOX 相对于吉西他滨单药治疗远处转移且体力状态良好胰腺癌患者的情况,结果显示 FOLFIRINOX 方案在中位无进展生存期(6.4 个月 vs. 3.3 个月)和中位总生存期(11.1 个月 vs. 6.8 个月)方面均显著优于吉西他滨单药。用法:奥沙利铂,85 mg/m^2,静滴 2 h,d 1;伊立替康,180 mg/m^2,静滴 90 min,d 1;亚叶酸钙,400 mg/m^2,静滴 2 h,d 1;氟尿嘧啶,400 mg/m^2,静注,d 1;或氟尿嘧啶,2400 mg/m^2,静滴 46 h,d 1~2。每 2 周重复。

(3)GEMOX(吉西他滨+奥沙利铂):在缓解率、无进展生存期和临床获益方面优于吉西他滨单药,但未观察到总生存获益。用法:吉西他滨,1000 mg/m^2,静滴 100 min,d 1;奥沙利铂,100 mg/m^2,静滴 2 h,d 2。每 2 周重复。

(4)GP(吉西他滨+顺铂):相对于吉西他滨单药治疗,Ⅲ期试验未能显示联合方案有显著的生存获益,但对于携带 BRCA 突变的胰腺癌患者或许更有效。用法:吉西他滨,1000 mg/m^2,静滴 30 min,d 1;顺铂,50 mg/m^2,静注,d 1。每 2 周重复。

(5)GTX(吉西他滨+多西紫杉醇+卡培他滨):35 例转移性胰腺癌患者接受 GTX 方案,PR 29%,MR 或 SD 31%。全组中位生存期 11.2 个月,而获得 PR 者为 13.5 个月。用法:吉西他滨,750 mg/m^2,静滴 75 min 以上,d 4、11;多西他赛,30 mg/m^2,静滴,d 4、11;卡培他滨,750 mg/m^2,口服,Bid,d 1~14。每 3 周重复。

(6)XELOX(奥沙利铂+卡培他滨):用于局部晚期或转移性胰腺癌患者,吉西他滨治疗失败后的二线治疗,PS 评分好、一线治疗曾经获益的患者更有可能从该方案中获益。用法:奥沙利铂,130 mg/m^2,静滴 2 h,d 1;卡培他滨,1000 mg/m^2,口服,Bid,d 1~14。每 3 周重复。

(7)改良 FOLFIRI(伊立替康+亚叶酸钙+氟尿嘧啶):用于局部晚期或转移性胰腺癌患者,吉西他滨治疗失败后的二线治疗。伊立替康,70 mg/m^2,静滴 1 h,d 1、3;亚叶酸钙,400 mg/m^2,静滴 2 h,d 1;氟尿嘧啶,2000 mg/m^2,静滴 46 h,d 1。每 2 周重复。

(8)改良 FOLFOX(奥沙利铂+亚叶酸钙+氟尿嘧啶):奥沙利铂,85 mg/m^2,静滴 2 h,d 1;亚叶酸钙,400 mg/m^2,静滴,d 1;氟尿嘧啶,2000 mg/m^2,静滴 46 h,d 1~2。每 2 周重复。

(9)吉西他滨+白蛋白结合型紫杉醇:大多数胰腺癌组织中富含半胱氨酸的酸性分泌蛋白高表达,能够特异地与 nab-P 结合。MPACT 研究证实,nab-P 联合吉西他滨在用于转移性胰腺癌患者治疗时,与单纯的吉西他滨方案相比,中位总生存期延长近 2 个月(8.5 个月 vs 6.7 个月),两组的 1 年、2 年生存率分别为 35%、9% 和 22%、4%。用法:吉西他滨,1000 mg/m^2,静滴 30 min,d 1、8、15;白蛋白结合型紫杉醇,125 mg/m^2,静滴,d 1、8、15。每 4 周重复。

（10）吉西他滨+厄洛替尼：吉西他滨，1000 mg/m²，静滴 30 min，每周 1 次，连续 7 周后休息 1 周，随后每 4 周中连续 3 周每周 1 次；厄洛替尼，100 mg/d 或 150 mg/d，口服。

（11）吉西他滨+卡培他滨：一项纳入 533 例晚期患者的随机研究显示，吉西他滨联合卡培他滨与吉西他滨单药治疗相比，在无进展生存期和客观缓解率方面有显著改善，而总生存期方面的优势并未达到统计学意义。用法：吉西他滨，1000 mg/m²，静滴 30 min，d 1、8、15，每 4 周重复；卡培他滨，1660 mg/(m²·d)，口服，Bid，d 1~14。每 3~4 周重复。

（12）吉西他滨+替吉奥：一项入组 834 例局部晚期或转移性胰腺癌患者的多中心研究发现，吉西他滨联合替吉奥相对于单药吉西他滨可以延长总生存期（10.1 个月 vs. 8.8 个月），但两者没有统计学差异，且联合组的不良反应，主要是消化道反应和血液学毒性要明显高于单药治疗。用法：吉西他滨，1000 mg/m²，静滴 30 min，d 1、8；替吉奥，60 mg/d、80 mg/d 或 100 mg/d，口服，Bid，d 1~14。每 3 周重复。

（13）吉西他滨单药：吉西他滨，1000 mg/m²，静滴 30 min，d 1、8、15，每 4 周重复。或吉西他滨，1000 mg/m²，静滴 30 min，连续 7 周每周 1 次，随后休息 1 周，然后每 4 周中连续 3 周每周 1 次。

（14）吉西他滨固定剂量率（fixed dose rate，FDR）给药：吉西他滨必须被磷酸化后才能发挥抗肿瘤活性，FDR 可以将磷酸化吉西他滨的细胞内浓度最大化，延长暴露于吉西他滨的时间，理论上或有更好疗效。用法：吉西他滨，1500 mg/m²，静滴 150 min，d 1、8、15，每 4 周重复。

（15）吉西他滨同步放化疗：吉西他滨，400 mg/m²，静滴 30 min，每周 1 次连续 4 周。第 1 次吉西他滨给药后 48~72 h 开始放疗。

（16）卡培他滨+厄洛替尼：客观反应率 10%，中位生存时间 6.5 个月，17% 的患者的 CA19-9 下降超过 50%。用法：卡培他滨，1000 mg/m²，口服，Bid，d 1~14，每 3 周重复；厄洛替尼，150 mg/d，口服。

（17）卡培他滨单药：卡培他滨，1250 mg/m²，口服，Bid，d 1~14，每 3 周重复。

（18）替吉奥单药：替吉奥，80 mg/d、100 mg/d 或 120 mg/d，口服，Bid，d 1~28，每 42 天重复。

第五节　预后及随访

【预后】

胰腺癌预后差，绝大多数患者在就诊时已无法手术，虽然可切除者预后要明显好于不可切除的患者，但其中位生存期仍只有 15~19 个月，5 年生存率约为 10%。对于可手术者，T1 期患者术后 5 年生存率为 48%，T2 期为 10.6%，T3 期为 3%；淋巴结阴性者的 5 年生存率明显高于淋巴结阳性者（25% vs 5.5%）；术后切缘阳性者中位生存期仅为 10 个月，有神经浸润者预后亦明显变差；有报道高分化胰腺癌的中位生存期可达到 35.5 个月，明显高于低分化癌患者。术后 CA19-9 水平升高提示预后不良，如在短期内快速升高则更有意义。

【随访】

治疗结束的患者，前 2 年每 3~6 个月随访 1 次，此后每年 1 次。每次随访需询问患者病史，并进行体格检查以评估相关症状。可进行 CA19-9 检测和腹部 CT 扫描，但有研究显示即便据此早期发现肿瘤复发、转移而给予相关治疗也不能改善患者预后。

第五章 原发性肝癌

原发性肝癌(primary liver cancer,PLC,以下简称肝癌)是预后较差的常见恶性肿瘤之一,主要包括肝细胞癌(hepatocellular carcinoma,HCC)、肝内胆管细胞癌(intrahepatic cholangiocarcinoma,ICC)和肝细胞癌—肝内胆管细胞癌混合癌(combined hepatocellularcarcinoma and intrahepatic cholangiocarcionma,cHCC-ICC)。近年来,由于诊断技术提高和早期病例增加、手术与各种局部治疗手段的综合运用以及新靶点药物的问世,肝癌患者的疗效及生存状况有了一定的提高。相比于 HCC,ICC 和 cHCC-ICC 在生物学表现和治疗方法上均有所不同,本章节所述内容主要针对 HCC。

第一节 分期与肝功能评估

一、分 期

国内外有关肝癌的分期有很多,如 Okuda 分期、法国分期、Clip 分期、JIs 分期、中国肝癌协会分期、巴塞罗那临床肝癌(Barcelona Clinic Liver Cancer,BCLC)分期、AJCC 的 TNM 分期等。这些分期都有各自适合的人群,但在全球范围内尚无十分完善的统一分期标准,TNM 是目前应用最广泛的恶性肿瘤分期系统,可是对 HCC 而言,尽管 2010 年的 AJCC TNM 分期(表 5-1)引进了肝纤维化评分,但未列入 TNM 总分期中,因而未能全面地体现肝功能、肝硬化对治疗方案的选择及判断预后的影响。BCLC 分期(表 5-2)融入了有关患者的体力状态、肿瘤的数量和大小,以及按 Child-Pugh 分级系统确定的肝功能等预后变量,并根据分期推荐相应的治疗方案,被认为是临床较为实用的分期,本书治疗原则即以其为指南。

表 5-1 肝癌 2010AJCC TNM 分期

分期	T	N	M	T、N、M 简明定义
Ⅰ	T1	N0	M0	T1 孤立肿瘤,没有血管受侵
Ⅱ	T2	N0	M0	T2 孤立肿瘤,有血管受侵或多发肿瘤但直径均≤5 cm
ⅢA	T3a	N0	M0	T3a 多发肿瘤,直径>5 cm
ⅢB	T3b	N0	M0	T3b 孤立肿瘤或多发肿瘤侵及门静脉或肝静脉主要分支
ⅢC	T4	N0	M0	T4 直接侵及胆囊以外的周围组织,或穿破脏腹膜
ⅣA	任何 T	N1	M0	N1 区域淋巴结转移
ⅣB	任何 T	任何 N	M1	M1 有远处转移

注:pTNM 分期与 cTNM 分期标准一致。

二、肝功能评估

客观、全面、准确地评估肝癌患者的肝脏储备功能,对制订合理的治疗方案具有重要意义。Child-Pugh 评分系统(表 5-3)包括有无肝性脑病、腹腔积液量、血清白蛋白含量、凝血酶原时间是否延长、血清胆红素含量五项常用临床指标,每一项指标评为 1~3 分,3 分表示最严重程度,然后将五项指标的评分合计以确定肝功能好坏,<6 分为 Child-Pugh A 级,7~9 分为 B 级,10~15 分为 C 级。该系统简便、实用,是 30 多年来国内外应用最广泛的评估系统,其局限性在于未能区分 Child-Pugh C 级中更严重的患者(极高胆红素或极低白蛋白),对肝性脑病和腹水的评估有时会受主观因素的影响。

表 5-2 肝癌 BCLC 分期

期别	PS 评分★	肿瘤状态		肝功能状态
		肿瘤数目	肿瘤大小	
0 期:极早期	0	单个	<2 cm	没有门脉高压
A 期:早期 Child-Pugh A~B	0	单个 3 个以内	任何 <3 cm	Child-Pugh A~B
B 期:中期	0	3 个以上	任何	Child-Pugh A~B
C 期:进展期	1~2	门脉侵犯或 N1,M1	任何	Child-Pugh A~B
D 期:终末期	3~4	任何	任何	Child-PughC

★0~B 期需符合 PS 评分、肿瘤状态及肝功能状态的所有标准,C 期至少需符合 Ps 评分和肿瘤状态中一项标准,D 期至少需符合 PS 评分和肝功能状态中一项标准。

表 5-3 肝功能 Child-Pugh 评分

项目	评分		
	1	2	3
肝性脑病	无	1~2 期	3~4 期
腹腔积液	无	少量	中等量及以上
血清白蛋白(g/dl)	>3.5	2.8~3.5	<2.8
凝血酶原时间延长(s)	1~4	4~6	>6
胆红素(g/dl)	<2	2~3	>3

注:对于原发性胆汁型肝硬化者,胆红素 1~3 分的评分标准分别为<4 g/dl、4~10 g/dl 及>10 g/dl。

第二节 检 查

肝癌的诊断包括临床诊断和病理诊断。前者包括病史、体检、生化、肿瘤标志物及影像学检查,后者包括肝脏穿刺细胞学、肝脏穿刺活检及腹腔镜检查。

【基本的检查】

基本的检查包括超声、CT、MRI、AFP 等。

超声可显示肿瘤的大小、形态、部位,以及肝静脉及门静脉有无癌栓,但受到操作者技术及设备质量的影响。

CT 可明确病灶的部位、大小、形态、个数,与周围重要脏器、血管的关系,以及病灶内有无出血、坏死、钙化等。诊断符合率可达 90%,亦可检出病灶直径 1.0 cm 左右的小肝癌。

MRI 对软组织的分辨率优于 CT,对良、恶性肝内占位,尤其在肝癌与肝血管瘤的鉴别方面优于 CT,无须增强即可显示门静脉及肝静脉分支,且无放射性损害,对于结节性肝硬化患者的敏感性和特异性更好。

AFP持续升高高度提示肝癌可能,但近年一些欧美学者认为AFP的敏感性和特异度不高,2010版美国肝病研究学会指南已不再将AFP作为筛查指标。不同于西方国家HCC的主要致病因素,我国的肝癌大多与HBV感染相关,而且60%以上的肝癌患者AFP>400 μg/L,因此AFP常规检查仍有必要。对于AFP≥400 μg/L超过1个月,或≥200 μg/L持续2个月,在排除妊娠、活动性肝病和生殖腺胚胎肿瘤时,应该高度怀疑肝癌,需进行CT或MRI等影像学检查了解是否有肝癌特征性的占位。

肾功能、乳酸脱氢酶和血细胞计数也是基本检查,它们能为肝癌诊治提供重要信息。

【可选的检查】

可选的检查包括DSA、PET-CT、肝脏穿刺活检、腹腔镜等。

DSA可获得血管解剖详细情况,对肝癌的诊断有一定帮助,常用作肝癌手术和介入治疗的参考。但该检查为侵袭性操作,有出血及碘过敏者不能进行该检查;对少血供型肝癌或肝动脉解剖变异者,有时可造成漏诊或误诊,肝左外叶的癌肿出现这种情况更多见。

PET-CT在怀疑其他部位转移或诊断不明时可以使用。

对血清学、影像学检查后仍无定论的肝脏占位患者,可在超声或CT引导下经皮肝穿刺空芯针活检或细针穿刺,但直径1~2 cm的结节可能有困难,即便肝活检为阴性亦不能排除恶性肿瘤可能,应结合患者年龄、一般状况、有无肝炎肝硬化病史、诊治意愿等因素建议定期随访或手术治疗。高度疑为肝棘球蚴病者,不宜穿刺活检,以免囊液外漏,继发感染。有明显出血倾向,患有严重心、肺、脑、肾疾病和全身衰竭的患者亦不宜行该检查。

诊断不明或影像学发现肝占位病变,但病史及实验室检查不支持肝癌的患者,可应用腹腔镜探查。腹腔镜检查毕竟有一定创伤,可能引起医源性播散和出血,使用应当谨慎,对位于中央部位的小肝癌也不适用。

AFP异质体对于AFP升高患者的鉴别诊断有一定帮助,同时检查AFP和AFP异质体可提高肝癌的早期诊断率。

肝硬化患者的门静脉压力变化情况,可在一定程度上反映肝实质损害和肝脏纤维化情况,依据门静脉压力高低对手术治疗选择具有指导意义。因此,BCLC分期中将门静脉压力作为肝癌治疗选择的依据之一。

第三节 临床和病理诊断

一、临床诊断

肝癌早期多无明显不适,可能在体检或因食欲缺乏、消化不良、乏力等非特异症状被偶然发现。如果有临床症状,如肝区疼痛、肝脏肿大或肿块、黄疸、消瘦,病情多已进入中晚期。肝癌患者常有肝硬化背景,致使病情复杂。

影像学证实肝脏占位,结合异常升高的AFP,即可做出临床诊断。但有时也会因下列原因而误诊或漏诊:

(1) AFP升高,肝脏未发现占位需要排除妊娠、肝炎、生殖腺胚胎源性肿瘤、肝硬化、胃癌及少见的神经内分泌肿瘤等,如无异常发现,应密切追踪AFP的动态变化,每3个月1次AFP及肝脏影像学检查。

(2) AFP升高,肝脏发现占位不一定就是肝癌,应排除各种类型的肝硬化(特别是在AFP轻中度升高的情况下),排除胃癌、生殖腺胚胎源性肿瘤等。我们曾诊治1例AFP高达

2720 μg/L,CT 见肝脏多发占位,最终诊断为胰腺神经内分泌癌肝转移。

(3)AFP 不高,肝脏发现占位首先鉴别是肝内还是肝外占位,有时肾上腺和其他腹膜后肿瘤易与肝内占位混淆;确为肝内占位需进一步确定其为实性还是囊性:①实性占位,恶性有纤维板层型肝细胞癌(fibrolamellar hepatocellular carcinoma,FLHC)、肝类癌、肝母细胞瘤、肝囊腺癌、间叶源性恶性肿瘤(肝血管肉瘤、平滑肌肉瘤、横纹肌肉瘤、纤维肉瘤)、肝转移癌;良性有海绵状血管瘤、婴儿血管内皮瘤、淋巴管瘤、平滑肌瘤、肝脂肪瘤、肝细胞腺瘤、肝炎性假瘤、局灶性结节性增生、错构瘤、良性畸胎瘤。②囊性占位,如肝脓肿、肝棘球蚴病。上述情况中,1~2 cm 的肝内结节为诊断难点,有时联合多种检查手段及病理活检亦难有定论,此时应密切随诊。对于结节<1 cm 者,应该进行三期增强 CT 或增强 MRI 或超声造影检查,每 3~6 个月 1 次,如结节稳定达 18 个月,则每 6~12 个月检查 1 次。对于结节>1 cm 者,如果行三期增强 CT 或增强 MRI 检查时有典型表现(动脉期血管丰富,而在门静脉期或延迟期消退)应考虑肝癌,否则首选活检或细针穿刺(尤其是对于病灶>2 cm 者);仍不能确诊者继续随访。

肝脏占位,AFP 不高或轻度升高,常常需要鉴别诊断的疾病如下:

(1)肝血管瘤:影像学检查尤其是 MRI 多可提供结论性诊断。少数情况下,不典型血管瘤或瘤内梗死致纤维化、钙化,可误诊为肝紫癜病、出血性毛细血管扩张症、血管内皮瘤及肝脏恶性肿瘤,需结合患者年龄、性别、病史、临床表现、AFP 等做出诊断。肝血管瘤易出血,穿刺活检需慎行。

(2)肝细胞腺瘤:多见于女性,常无肝病史,可能有口服避孕药史。影像学与组织学上与高分化的肝癌不易鉴别,此时^{99m}Tc 核素扫描或许有帮助。肝腺瘤能摄取核素,且延迟相表现为强阳性显像。肝细胞腺瘤有明显出血倾向,肝脏穿刺活检应慎行。肝细胞腺瘤有恶变倾向,一般主张手术切除。

(3)肝炎性假瘤:是一种原因不明、罕见的良性增生病变,可发生于任何年龄,儿童多见,男性居多。临床及影像学表现均与肝癌相似,鉴别诊断较为困难,确诊需要穿刺活检或手术。至今尚无炎性假瘤恶变的报道,手术切除预后良好。不能手术或不愿手术切除者,可试用类固醇激素及抗生素治疗。

(4)肝局灶性结节性增生(focal nodular hyperplasia,FNH):病因不明,患者多为女性,以往曾称为局灶性肝硬化、肝错构瘤、良性肝细胞瘤、错构性胆管细胞瘤等,影像学诊断困难,组织学上与再生结节的肝硬化也易混淆,较大病变需与分化好的肝癌相鉴别。FNH 无恶变倾向,无症状者不予手术治疗。若出现病灶破裂出血,可行肝叶切除。无法行手术切除者,试行肝动脉栓塞和肝动脉结扎术。

(5)血管平滑肌脂肪瘤(angiomyolipoma,AML):为间叶来源的良性肿瘤,病灶多为单发,常见于中青年女性,肿瘤直径 0.3~36.0 cm 不等,肿瘤较大时容易出血。AML 含成熟脂肪组织、平滑肌细胞和迂曲厚壁血管 3 种成分,CT 表现取决于病灶内各成分的比例,增强扫描动脉期、门静脉期明显强化,脂肪含量少时,可能被周围强化掩盖。MRI 对本病更为敏感。手术是 AML 的有效治疗手段,尤其是不能与含脂肪较多的肝癌相鉴别时,应首选手术。

(6)孤立性坏死结节:本病罕见,发病年龄为 50~70 岁,男性多于女性,一般无症状。病灶多位于肝右叶表面,可单发或多发,直径一般≤3 cm。病因不清,可能为血管病变、感染或免疫反应等原因造成肝组织凝固性坏死,继而出现纤维包裹所致。坏死结节可为类圆形、哑铃形及不规则形等。病变边缘较清楚,位于肝被膜下时,可略突出于肝脏轮廓。坏死结节在 MRI 的 T_2WI 序列表现相对特异,较易获得明确诊断,而 CT 表现可不典型,需与转移瘤相鉴别。该病预后良好,无须特殊治疗。

(7)肝错构瘤:多见于婴幼儿,一般无症状,肿瘤增大后出现压迫症状,易与肝脏间叶源性恶性肿瘤混淆,确诊依赖肝脏穿刺活检或手术活检。肝错构瘤有恶变可能,需行手术切除或放疗。

(8)转移性肝癌:典型的转移癌在 CT 上表现为"牛眼征",即肿物周边有晕环,中央缺乏血供而呈低回声或低密度。典型肝癌或肝转移癌影像学表现相同而病理完全相反者临床并不少见,诊断时要谨慎。肝外原发性肿瘤是重要的诊断线索,但在原发肿瘤已无病生存多年时,要警惕第二原发癌或新发肿瘤肝转移的可能。

二、病 理 诊 断

【病理分型及分级】

HCC 是 PLC 最常见的一种病理类型,占 90% 以上。Eggel 大体分型将 HCC 分为结节型(<10 cm)、巨块型(>10 cm)和弥漫型。我国肝癌病理研究协作组 1979 年的分型为:①弥漫型;②块状型(5~10 cm);③巨块型(>10 cm);④结节型(3~5 cm);⑤小癌型(<3 cm),其中块状型和结节型又分为单块型、多块型和融合型。我国的小肝癌标准:单个癌结节最大直径≤3 cm;1~2 个癌结节,其最大直径总和≤3 cm。

HCC 的组织学类型有粗梁型、细梁型、假腺管型、团片型、硬化型、自发坏死型、淋巴上皮样癌。其中粗梁型是 HCC 中最常见的,细梁型通常见于高分化 HCC,假腺管型可与肝内胆管癌和转移性腺癌混淆。

HCC 癌细胞的分化程度,可分为高分化、中分化、低分化和未分化。Edmondson-Steiner 肝癌分为四级:Ⅰ级,癌细胞类似正常肝细胞,以细梁型排列为主;Ⅱ级,癌细胞形态接近正常肝细胞,以细梁型排列为主,可出现假腺管型结构;Ⅲ级,癌细胞分化中度至较差,核分裂易见,以粗梁型排列为主;Ⅳ级,癌细胞分化最差,多核巨细胞和怪状核易见,以粗梁型或团片型结构为主。

ICC 是起源于胆管二级分支以远肝内胆管上皮细胞的肿瘤,不超过 PLC 的 5%。ICC 的临床表现与 HCC 相似,但多有胆管结石与胆管炎症或阻塞性黄疸等胆管系统病变,AFP 多呈阴性,CA19-9 可明显升高。按其生长方式可分为结节型、胆管周浸润型、结节浸润型和胆管内生长型。腺癌是 ICC 常见的组织学类型,胆管内生长型以乳头状腺癌为主,预后较好,结节浸润型预后最差。其他少见组织学类型有印戒细胞型、梭形细胞型、透明细胞型、类癌、淋巴上皮样癌及未分化癌等。

cHCC-ICC 更加少见,临床表现更多类似 HCC,有慢性肝病史患者,AFP 多增高,但 CA19-9 多呈阴性。预后却与 ICC 相似。

其他少见的病理类型包括 FLHC、原发性肝透明细胞癌(primary clear cell carcinoma of the liver,PCCCL)、肝脏鳞状上皮细胞癌、肝脏腺鳞癌、类癌、囊腺癌、肝肉瘤、肝淋巴瘤、肝癌肉瘤、肝肉瘤样癌等。这些少见类型的原发性肝脏恶性肿瘤临床表现及影像学检查均无明显特异性,术前诊断十分困难,故特别介绍如下。

【FLHC】

西方国家报道 FLHC 较多,我国少见。常见于年轻人,无明显性别差异,肿瘤单发居多,缺乏与肝硬化、乙型肝炎、AFP 的关系,发病机制有别于普通型 HCC,其发展较慢,淋巴结转移较为常见,文献报道其淋巴结转移率可达50%,而HCC的淋巴结转移率仅为1.3%。

【PCCCL】

PCCCL占HCC的0.4%~37%,其诊断取决于透明细胞的比例,>30%、>10%、>50%的标准都有采用,以致各肿瘤中心报道的数字差异悬殊。PCCCL临床表现基本同HCC,CT平扫时密度明显低于正常肝组织及普通HCC,类似海绵状血管瘤。其病理形态与原发于肾上腺、肾脏和卵巢的透明细胞癌相似,易引起误诊。

【肝脏类癌】

肝脏类癌多由消化道类癌转移而来,原发肝脏类癌极为少见。该病在影像学上与其他肝脏肿瘤不易鉴别,诊断多依靠病理及免疫组化。

【原发性肝肉瘤】

原发性肝肉瘤占肝脏原发性恶性肿瘤的1%~2%,多见于男性,平均发病年龄为47岁,一般无肝炎肝硬化背景,影像学表现亦缺乏特征性。其种类繁多,包括血管肉瘤、平滑肌肉瘤、恶性纤维组织细胞瘤、横纹肌肉瘤、未分化肉瘤、上皮样血管内皮瘤、脂肪肉瘤和纤维肉瘤等。诊断主要依靠病理组织学检查。

【原发性肝脏恶性淋巴瘤】

原发性肝脏恶性淋巴瘤约占肝脏恶性肿瘤的0.1%,占结外淋巴瘤的0.4%。发病年龄多为50岁左右,男性多见,临床表现不一。实验室检查LDH常升高,AFP、CEA、CA19-9阴性。影像学CT平扫表现为肝内低密度占位性病灶,增强扫描动脉期和门脉期病灶强化不明显或轻度强化,易被误诊为肝脏慢性炎症或血管瘤。文献报道生存时间最短3个月,最长123.6个月,可手术切除者预后较好。

【肝脏囊腺癌】

肝脏囊腺癌起源于肝内胆管上皮细胞,临床表现多为右上腹不适和腹部包块,AFP不高,少数病例CA19-9可升高。CT常提示肝内囊壁厚薄不均的囊性肿块,囊壁上可见乳头状壁结节突向囊腔,增强后囊壁结节可有强化征象。鉴别诊断要排除单纯的肝囊肿、肝脓肿、肝棘球蚴病及肝囊腺瘤。肝脏囊腺癌恶性程度低,很少有局部浸润和远处器官转移,手术完全切除者预后好,有肝内局部浸润和远处转移者预后较差。

【肝脏鳞状细胞癌和肝脏腺鳞癌】

肝脏鳞状细胞癌和肝脏腺鳞癌原发性极少见,绝大多数为转移癌,影像学与胆管细胞癌极难鉴别。肝脏鳞状细胞癌和肝脏腺鳞癌预后很差,即使手术切除,术后生存时间多不超过1年。

【肝脏癌肉瘤】

肝脏癌肉瘤肿瘤中同时包含恶性上皮成分和间叶成分,文献中几乎均为个例报道,以男性多见,预后较差。

【肝脏肉瘤样癌】

肝脏肉瘤样癌可能起源于未分化胆管上皮,也可能起源于原始的未分化肝细胞,恶性度高,预后差。

第四节 治疗原则

肝癌的治疗应根据肿瘤大小、位置、分期、组织学类型、有无转移、年龄及包括肝功能在内的健康状况、治疗后并发症发生的风险及患者的意愿来决定最佳治疗方案。一般来说，以 BCLC 分期确定的治疗原则如下:0 期、A 期的患者可选择肝切除术、肝移植，亦可考虑局部消融治疗;B 期患者可选择经导管肝动脉化疗栓塞(transcatheter arterial chemoembolization,TACE)或手术;C 期患者可选择索拉非尼治疗;D 期患者选择最佳支持治疗，中药配合沙利度胺或三苯氧胺治疗毒副作用小、花费少，在部分晚期肝癌患者中可观察到病灶稳定甚至缩小，亦不失为一种选择。

肝癌根治术后 5 年复发率达 32.5%~61.5%，以肝内复发最常见，达 90% 左右，复发最早可在术后 2 个月内，高峰为术后 1~2 年。Kumada 等发现 3 年内复发多为原发灶播散，晚期多为肝癌多中心发生。目前对肝癌术后复发的治疗多持积极态度，其治疗原则及方法基本同首次治疗，局限于肝内的复发肿瘤符合肝移植适应证者可行肝移植，即补救性肝移植，有人认为术后生存率与初次肝移植相当。

第五节 治疗方法

一、手　术

【肝切除术】

肝切除术是局限并可切除的非肝硬化和部分 Child-Pugh A 级肝硬化肝癌患者的一线选择，早期肝癌术后 5 年生存率可达到 60%~80%。切除的肝脏原则上不应超过有功能肝脏体积的 50%，切缘距肿瘤边缘至少 1 cm，其具体适应证:一般情况良好，无明显心、肺、肾等重要脏器器质性病变，肝功能正常或仅有轻度损害(Child-Pugh A 级)，或肝功能分级属 B 级，但经短期护肝治疗后恢复到 Child-Pugh A 级，肝储备功能基本在正常范围以内，无不可切除的肝外转移性肿瘤。禁忌证:全身情况差，或伴有严重心、肺、肾等重要脏器器质性病变;肝功能 Child-Pugh C 级，有严重出血倾向，经治疗后凝血酶原时间延长仍超过 50%;肝癌为弥漫性，或已超过肝的两叶以上，或第一、二、三肝门已受侵犯，或伴有广泛门静脉癌栓;或有远处广泛转移;合并有明显的门静脉高压伴胃底-食管静脉曲张或腹部静脉曲张。术后病例应作肝炎病毒载量(HBV DNA/HCV RNA)检查，如有指征，应进行抗病毒治疗以减少肝癌再发的可能。

肝切除方法包括根治性切除和姑息性切除。无法根治切除的肝癌患者，可酌情切除肉眼可见的肿瘤，允许微小子灶的存在，尽可能保留正常肝组织。

【二期切除术】

不能行手术切除的肝癌经手术(肝动脉结扎)或非手术疗法(TACE、局部消融)缩小后可进行二期切除，也称为降期后切除。二期切除术主要适用于 BCLC B 期和部分 C 期的患者，其适应证:肿瘤直径缩小 50% 以上，AFP 升高者显著下降，肝功能恢复正常，降期治疗中的各种不良反应消失，体重上升，全身情况耐受手术切除，肝癌在技术上有切除可能(主瘤缩小的同时与邻近卫星灶融合，周边形成包膜，境界清楚)。在降期治疗的任一阶段，只要达到切除条件即可行手术，时间以 1~2 个月为宜，不应过分强调肿瘤的缩小程度，以及 AFP 一定降到正常水平。二期切除禁忌证同一期肝切除术。

【腹腔镜肝切除术(laparoscopic hepatectomy,LH)】

腹腔镜肝切除术(laparoscopic hepatectomy,LH)可用作肝叶切除和肝段切除，尤其是伴有肝硬化的肝癌患者。LH 的禁忌证:肿瘤体积过大，导致第一和第二肝门无法清楚分离和显露;肿瘤侵犯下腔静脉或第一、第二肝门血管;肝功能 Child-Pugh C 级,预计术后剩余肝脏功能不足以满足患者正常生理代谢需要;心、肺等其他重要脏器功能不能耐受手术。设备、经验、技术不足时不宜开展较复杂的 LH。

【肝移植术】

肝移植术适用于 BCLC 分期 0 期和 A 期的患者,是伴严重肝功能障碍的小肝癌患者的最佳选择,部分不符合移植标准的患者经 TACE 或局部消融的降期治疗后也可考虑肝移植。在我国由于受到肝源和经济条件的限制,肝移植术多作为因肝功能障碍或肝内病灶范围过大而无法行根治性手术切除、局部消融治疗及肝癌术后复发而无法再次行肝切除术患者的补充治疗。肝移植标准有米兰标准、美国加州大学旧金山分校标准、日本京都大学标准、上海复旦标准和匹兹堡改良 TNM 标准。符合米兰标准的肝移植患者的预期 4 年总生存率为 85%,无复发生存率为 92%;但米兰标准过于严格,使许多有可能通过肝移植得到良好疗效的肝癌患者被拒之门外。国内的标准扩大了肝癌肝移植的适应证范围,可使更多的肝癌患者因肝移植手术受益,但尚待在高级别的循证医学基础上取得共识。

肝移植术后需长期使用免疫抑制剂,目前大多采用以钙调神经磷酸酶抑制剂(calcineurin inhibitors, CNIs)为主联合嘌呤合成抑制剂、激素的三联免疫抑制方案,即他克莫司或环孢素+霉酚酸酯+泼尼松。他克莫司术后 0.1~0.15 mg/(kg·d)分 2 次口服,使血药浓度维持在 1 个月内 10~12 ng/ml,1~3 个月内 8~10 ng/ml,3 个月以上 5~10 ng/ml;或环孢素术后 8~10 mg/(kg·d)分 2 次口服,使血药浓度维持在 1 个月内 150~250 ng/ml,1 个月后 100~200 ng/ml;霉酚酸酯 0.5~0.75 g,每日 2 次口服,半年内逐渐减停药。长期使用激素导致受者术后并发症增多,亦可使肝癌复发的风险增加 4 倍,现已逐渐形成了对激素减少用量、早期撤除,甚至弃用的趋势。随着肝移植受者生存时间的延长,各种 CNIs 的不良反应也随之出现,如高血压、糖尿病、高钾血症、移植后淋巴增生性疾病、神经病变、高尿酸血症、多毛症、牙龈增生、皮肤色素沉着等。

在感染及肾功能损伤的情况下需要调整免疫抑制剂的治疗方案,肝移植受者发生术后感染时,应当及时降低免疫抑制强度,改联合用药为单一用药。由于霉酚酸酯的骨髓抑制作用,一般首先将其撤除,并根据患者的免疫力和感染控制情况,调整 CNIs 或西罗莫司(SRL)用量。在感染严重的情况下,可以完全停用,但感染控制后,需要及时恢复用药。因为 CNIs 的肾毒性因素,肝移植术后发生肾功能损伤时,一般采用 CNIs 减量+霉酚酸酯加量的方案。如果肾功能损害继续进展,则需将 CNIs 转换为 SRL。转换过程中,两种药物有一段时间的重叠,通常是给予 SRL 起始剂量后,暂停晨服他克莫司,保留晚服,直到 SRL 达到稳定治疗剂量,再完全停用他克莫司。

免疫抑制剂预防了肝移植受者的排斥反应,提高患者存活率的同时也使患者的免疫系统长期处于抑制状态。国外报道新发肿瘤已成为器官移植患者远期死亡的重要原因。

【复发后再切除术】

复发后再切除术主要针对根治性肝切除术及肝移植后复发的患者而言,其手术适应证及禁忌证同首次肝切除术。

即使严格按照米兰标准筛选的肝癌肝移植患者,肝移植术后复发率仍高达 25%~67%,复发多在术后 6~12 个月,是导致患者远期存活率低的主要原因。肿瘤肝内复发后可行手术切除或射频消融(radiofrequency ablation, RFA)的患者的 5 年生存率均可达到 47%。然而,由于复发转移肝癌的多中心性,真正适合这两种治疗方法的患者只占一小部分。TACE

亦是治疗肝癌肝移植后肝内肿瘤复发的方法之一。

肝移植后的复发转移，60%的患者为多发病灶，最常见部位是移植肝、肺、骨、淋巴结，也可转移到其他少见部位如肾上腺、胸壁、脑等。即便影像学检查结果提示仅有肝脏复发，也仍然很可能有其他部位的转移。因此，Hollebeeque 等建议患者应先行姑息性治疗，观察3个月确认无肝外转移后再行手术。

二、经导管肝动脉化疗栓塞

TACE 主要用于治疗病灶局限在肝内但不可切除的肝癌，通过栓塞肿瘤的供血动脉使肿瘤缺血坏死，同时在栓塞部位灌注化疗药物而发挥治疗作用。在 TACE 中，常用的栓塞剂有碘油和明胶海绵。常用的化疗药物通常为顺铂、蒽环类抗生素、丝裂霉素等细胞毒药物。NCCN 肝癌指南建议，不能行根治性治疗的患者只要供应肿瘤的动脉血管与非靶血管不共干，均可考虑 TACE。

在 Takayasu 等的研究中，8510 名无肝外转移但无法手术的患者接受 TACE 治疗后，中位随访 1.77 年，结果中位生存期为 34 个月，1 年、3 年、5 年和 7 年的生存率分别为 82%、47%、26% 和 16%。复旦大学肝癌研究所也报道了 759 名无法手术切除的肝癌患者接受 TACE 术后的 5 年生存率为 23.1%。但亦有研究显示 TACE 治疗肝癌的生存率明显低于前述报道，可能与选择患者的肝内肿瘤数目、大小、肝功能状态等因素都有关，如复旦大学附属中山医院对 60 例肿瘤直径>10 cm、接受 TACE 治疗的患者进行回顾分析发现，1 年、2 年和 3 年的生存率分别为 41.7%、14.7% 和 7.3%。

可行一期根治性切除的肝癌，术前 TACE 对远期生存并无益处，甚至可能增加肿瘤转移的风险。对于怀疑有子灶或血管有癌栓的患者，术前 TACE 有明确诊断及降低术后复发的作用。肝移植术前如需较长时间等待供肝的患者可考虑 TACE 控制肿瘤进展。对于切缘较近、有血管侵犯或有卫星病灶的患者行术后 TACE 或可延缓复发、改善生存。有门静脉癌栓的患者应根据具体情况采取包括手术在内的综合治疗。索拉非尼联合 TACE 治疗无远处转移的晚期肝癌也在研究之中。此外，TACE 还可作为肝癌二期切除术前的降期治疗，肝癌术后复发、不能或不愿手术切除及消融治疗的小肝癌控制疼痛、出血及堵塞肝动静脉瘘的手段。TACE 的禁忌证：肝功能严重障碍（Child-Pugh C 级）；凝血功能严重减退，且无法纠正；门静脉主干完全被癌栓栓塞，且侧支血管形成少；合并活动性感染且不能同时治疗者；肿瘤远处广泛转移，估计生存期<3 个月者；恶病质或多器官功能衰竭者；肿瘤占全肝比例≥70%；外周血白细胞和血小板显著减少。

TACE 术后不良反应包括发热、恶心、呕吐、肝区疼痛、腹胀、呃逆、肝功能损害及黄疸等。以上反应多为一过性，经常规补液、保肝、抑酸、预防感染等对症处理后多在 1 周内缓解。肝区疼痛术中即可发生，若患者疼痛突然加重，应警惕肿瘤自发破裂出血可能。严重的并发症如异位栓塞、上消化道大出血较少见。

三、消融治疗

消融治疗分为化学消融治疗和物理消融治疗。化学消融是用无水乙醇、乙酸等注入肿瘤内使局部组织细胞脱水、坏死和崩解，从而达到灭活肿瘤病灶的目的。物理消融是通过加热或冷冻局部组织灭活肿瘤，主要有 RFA、微波固化术、冷冻治疗、超声聚焦消融及激、光消融等。有 Meta 分析表明,在肿瘤完全坏死率、局部控制率、总生存率、无疾病生存率方面,RFA 均优于化学消融。直径≤3 cm 的肿瘤,RFA 治疗效果与手术切除相当,5 年生存率分别为 56.3% 和 54.2%,但局部复发率高于手术切除。我国有关学术组织的规定:RFA 通常适用于单发肿瘤,最大直径≤5 cm;或肿瘤数目≤3 个,且最大直径≤3 cm;无血管、胆管和邻近器官侵犯及远处转移;肝功能分级为 Child-Pugh A 或 B,或经内科护肝治疗达到该标准。对于不能手术切除的直径>5 cm 的单发肿瘤,或最大直径>3 cm 的多发肿瘤,RFA 可以作为姑息性综合治疗的一部分。RFA 的禁忌证:肿瘤巨大或者弥漫型肝癌;伴有脉管癌栓、邻近器官侵犯或远处转移;肝功能分级为 Child-Pugh C,经护肝治疗无法改善者;治疗前 1 个月内有食管(胃底)静脉曲张破裂出血;不可纠正的凝血功能障碍和明显的血常规异常,具有明显出血倾向者;顽固性大量腹水、恶病质;合并活动性感染,尤其是胆管系统炎症等;心、肺、肝、肾、脑等主要脏器功能衰竭;意识障碍或不能配合治疗的患者;第一肝门区肿瘤应为相对禁忌证;肿瘤紧贴胆囊、胃肠、膈肌或突出于肝包膜为经皮穿刺消融的相对禁忌证;伴有肝外转移的病灶不应视为绝对禁忌,仍然可考虑采用局部消融治疗控制肝内病灶情况。

局部消融的常见并发症:消融后综合征(发热、疼痛、血尿、寒战等少见)、感染、消化道出血、腹腔内出血、肿瘤种植、肝衰竭、邻近脏器损伤。

四、放 疗

肝脏是对放射较为敏感的器官,其放射敏感性仅次于骨髓、淋巴组织和肾。既往出于对放疗引起肝损害的顾虑,肝癌的放疗开展较少,但随着放疗技术的发展,如三维适形放疗和调强放疗已为放疗在肝癌中的应用提供了更多可能。Seong 等报道 27 例无法手术肝癌的三维适形放疗(常规分割,40~60 Gy)治疗,中位生存期为 14 个月,3 年生存率为 21.4%。Kim 等对 70 例无法手术切除、TACE 无效或无法行 TACE 治疗的肝癌患者进行放疗,结果显示有效率 54.3%,中位生存期为 18 个月;合并门静脉癌栓患者的有效率为 39%,中位生存期为 20.1 个月。

肝癌放疗的适应证:肿瘤局限,但因肝功能障碍或肿瘤位于重要解剖位置而无法手术,或患者不愿接受手术及其他局部治疗;术后残留、局部复发者;对局部肿瘤放疗以控制并发症,如梗阻性黄疸;转移灶的放疗以减轻症状。对肝内肿瘤弥漫性播散者,也可考虑全肝姑息性放疗。

各期肝癌的放疗或联合其他局部治疗手段均显示一定疗效:对于肝内肿块>5 cm 的无法手术的 HCC 患者,放疗联合 TACE 可延缓肝内局部播散,提高有效率和生存率,Zeng 等报道其 1 年、2 年、3 年生存率分别为 71.5%、42.3%、24%,有效率 76%;肝癌伴门静脉/下腔静脉癌栓,放疗可以延长患者的生存期;肝癌伴淋巴结转移,放疗可显著改善淋巴结转移的肝癌患者的临床症状和生存期,Zeng 等报道放疗后淋巴结压迫相关症状缓解率高达 100%,客观缓解率 96.8%,1 年、2 年生存率分别为 42.1%、19.9%,中位生存期 9.4 个月。肝癌肾上腺转移的最佳治疗方案仍不确定,有报道放疗取得的中位生存期达 10 个月。肝癌骨转移放射治疗的疼痛缓解率为 98.7%。

大分割照射(5 Gy/次,1 次/日,3 次/周,总剂量 50 Gy)的肿瘤控制率高,但对正常肝脏放射损伤也大。4~8 Gy/次的分割适形放疗,一旦发生放射性肝损伤,70% 以上患者在短期内死于肝衰竭。而常规分割照射 2 Gy/次,1 次/日,5 次/周,总剂量 50~62 Gy,疗效及正常肝脏耐受性皆较好,也是目前常用的方案。靶区多主张采用 CT 和 MRI 图像融合技术来确定肝癌 GTV,CTV 为 GTV 外加 5~10 mm,PTV 在使用主动呼吸控制装置条件下为 CTV 外加 6 mm,在没有使用主动呼吸控制装置条件下时要根据患者的呼吸来确定。

肝癌放疗的急性期毒副作用主要表现为厌食、恶心、呕吐,较严重的有上消化道出血、急性肝功能损害及骨髓抑制等;后期毒副作用主要是放射诱发的肝病(radiation induced liver disease,RILD),典型的 RILD 发病快,常表现为非癌性腹水、肝大,伴碱性磷酸酶升高至正常值 2 倍以上或谷丙转氨酶升高至正常值 5 倍以上;非典型 RILD 是指仅有肝功能的损伤而无腹水和肝大。RILD 的发生与全肝放疗剂量、HBV 或肝硬化病史、联合 TACE、肝脏肿瘤性质(原发肝脏肿瘤或肝脏转移瘤)等因素相关。Dawson 等报道,全肝常规分割放疗,30~35 Gy 的剂量,5% 的患者会发生 RILD;40~50 Gy 时,RILD 危险率增加到 50%;部分肝脏放疗,RILD 发生与肝平均照射剂量相关,当肝平均剂量<31 Gy 时无 RILD 发生,当放疗剂量为 1.5 Gy,每天 2 次,5% 和 50% RILD 发生率的肝平均剂量分别为 31 Gy 和 43 Gy。部分肝脏照射的体积是 RILD 产生的重要预测因素,当少于 1/3 肝脏受到照射时,100 Gy 也是安全的。

RILD 通常发生于放疗结束后 2 周至 3 个月,最晚可到 7 个月后。治疗只能是对症处理,可高蛋白、高热量、高维生素、低脂饮食,使用保肝药物、利尿剂和激素。

五、化疗及新靶点药物

蒽环类抗生素、顺铂、氟尿嘧啶、丝裂霉素单药有效率一般小于 10%,尤其是对于合并活动性肝炎或肝硬化的患者,化疗毒性反应显著,严重影响了其临床应用和治疗获益。奥沙利铂+氟尿嘧啶+亚叶酸钙(FOLFOX4 方案)、奥沙利铂+吉西他滨(GEMOX 方案)、奥沙利铂+卡培他滨等方案显示了一定的疗效且毒性可控,但总体效果仍较差。化疗适应证:合并有肝外转移的晚期患者;虽为局部病变,但不适合手术和局部治疗者;合并门静脉主干癌栓者。

肝癌常用的化疗方案如下。

OFOLFOX4(奥沙利铂+亚叶酸钙+氟尿嘧啶):奥沙利铂,85 mg/m^2,静滴,d 1;亚叶酸钙,200 mg/m^2,静滴,d 1~2;氟尿嘧啶,400 mg/m^2,静注,d 1~2;或氟尿嘧啶,600 mg/m^2,持续静滴 22 h,d 1~2。每 2 周重复。

(1)GEMOX(吉西他滨+奥沙利铂):吉西他滨,1000 mg/m^2,静滴,d 1;奥沙利铂,100 mg/m^2,静滴 2 h,d 2。每 2 周重复。

(2)PIAF(顺铂+阿霉素+氟尿嘧啶+α-干扰素):顺铂,20 mg/m^2,静滴 1 h,d 1~4;阿霉素,40 mg/m^2,静滴,d 1;氟尿嘧啶,400 mg/m^2,静滴,d 1~4;α-干扰素,5×10^6 U/m^2,皮下注射,d 1~4。每 3~4 周重复。

(3)阿霉素:阿霉素,60 mg/m^2,静滴,d 1。每 3 周重复。

(4)卡培他滨+奥沙利铂:卡培他滨,1000 mg/m^2,口服,Bid,d 1~14;奥沙利铂 130 mg/m^2,静滴,d 1。每 3 周重复。

在上述方案中,阿霉素可用吡柔比星替代,氟尿嘧啶和卡培他滨可用替吉奥替代。

索拉非尼已被 NCCN 指南推荐用于晚期肝癌的一线治疗。一项全球性随机双盲对照临床研究(SHARP 试验)证明,索拉非尼和安慰剂治疗晚期肝癌的有效率无明显差异(均无 CR,PR 分别为 7 人和 2 人),但中位总生存期分别为 10.7 个月和 7.9 个月,中位疾病进展时间分别为5.5个月和2.8个月,索拉非尼组可延长患者生存期。在亚太地区进行的Oriental研究则进一步证实了SHARP试验的结果,研究显示对于有肝炎、肝硬化背景的肝癌患者,索拉非尼同样具有改善生存的疗效,用法为400 mg,口服,2次/日。绝大多数患者对索拉非尼治疗有良好的耐受性和依从性,不良反应主要有手足皮肤反应,表现为手足红斑、皮肤发疱、皮肤变硬、起茧、皲裂、脱屑等,主要发生于受压区域,如手掌和足跟部位,通常在服药2周后出现,6~7周会有明显的减轻甚至消失;高血压,发生率为29%左右,一般不需处理,应用降压药物后仍严重或持续的高血压偶有发生,需考虑永久停用索拉非尼;腹泻,症状轻微但时有发生,个别严重者可应用洛哌丁胺。

第六节　预后及随访

【预后】

病期是最主要的预后因素,早期可手术肝癌的5年生存率可超过60%,晚期患者罕有生存5年以上者。肿瘤大小是另一个重要预后因素,肿瘤直径≤5 cm的肝癌显著优于>5 cm者,但即便为小肝癌,术后很快复发甚至转移者时有发生,告知患者预后信息时应留有余地;单个结节预后显著优于多结节者;癌结节包膜完整者亦显著优于包膜不完整者或无包膜者;无脉管浸润者显著优于有脉管浸润者等。一些特殊类型的肝癌如纤维板层型和外生型肝癌的预后较好。对于接受TACE或局部消融治疗的患者,肿瘤大小、数目和肝功能储备情况也是影响治疗效果的重要因素,病灶直径>3~5 cm、多结节及肝功能储备差者预后差。

【随访】

接受手术治疗的患者,术后应进行肝脏CT/MRI检查,前2年每3~6个月1次,然后每6~12个月1次。对于就诊时即有AFP升高者,前2年每3个月复查1次,然后每6~12个月1次。

患者接受TACE治疗后1个月应复查CT,以了解病灶内碘油沉积及肿瘤坏死情况,如病情控制良好可暂不继续治疗,应尽可能延长治疗间隔期以保证肝功能的恢复。

接受局部消融治疗的患者在术后前2个月应每月复查增强CT、MRI或超声造影观察肿瘤病灶坏死情况,此后每2~3个月复查1次,2年后每3~6个月复查1次。对于术后有残留或肿瘤进展者,如可能可再次消融治疗,但若2次消融治疗后仍未能控制则应换用其他治疗手段。

肝移植患者应接受专业移植中心的随访,除注意肝脏病灶有无复发转移外,还需注意有无免疫抑制剂不良反应、移植排斥反应及第二原发肿瘤发生。前6个月每月复查1次,然后每3个月复查1次,维持1年。接下来的2年,前6个月每月复查1次,以后每年复查1次。

第六章 胆管肿瘤的诊断与治疗

胆管肿瘤主要是胆囊癌和胆管癌,其他类型的肿瘤罕见。

胆囊癌是最常见的胆管系统恶性肿瘤,居消化道恶性肿瘤的第5位。男女之比为1∶3,发病年龄多数在40岁以上,70岁左右达到高峰。好发部位有胆囊底部、体部、颈部及胆囊管等。胆囊结石是胆囊癌最主要的危险因素,95%以上的胆囊癌患者合并有胆囊结石,其相对危险度是普通人的8.3倍。胆管细菌感染、肥胖、腺瘤性息肉和胆囊腺肌症等疾病也是发病的高危因素。胆囊癌恶性程度高,预后非常差,5年生存率小于10%,总体中位生存时间为8~10个月。

胆管癌为胆管系统第二大恶性肿瘤,约占所有消化道肿瘤的3%,发病以老年人为主,多发于50~70岁,且随年龄增长发病呈上升趋势,男性发病率略高于女性,男女比例约1.4∶1。胆管癌是原发于左右肝管汇合部至胆总管下端的恶性肿瘤,包括肝内胆管癌和肝外胆管癌,其中肝内胆管癌占10%,起源于肝内胆管上皮,合并肝硬化者少,且肝功能损害较轻;肝外胆管癌占90%,起源于肝外胆管系统,常位于胆总管分叉处。胆管癌起病隐匿,早期症状不明显,发病时多是中晚期,手术切除率低,预后不良。

第一节 临床表现与鉴别诊断

胆管肿瘤可能没有症状,仅在检查或手术中被意外发现。如有症状,多表现为右上腹隐痛,可有阵发性加剧,向右肩部及腰背部放射,或表现为消化不良、厌油、嗳气、腹胀等。1/3~1/2的患者就诊时有渐进性梗阻性黄疸。这些症状很容易与下述疾病相混淆。

【慢性胆囊炎】

胆囊癌常伴有慢性胆囊炎,CT均表现为胆囊壁增厚,因此易被误诊而延误治疗。相比较而言,超声对它们的鉴别价值更大。黄疸、肿块、消瘦是晚期胆囊癌的表现,此时与慢性胆囊炎鉴别不难。

【胆囊息肉】

胆囊息肉大多为胆固醇性息肉,其他还有炎性息肉和腺肌性增生症。影像学发现广基、单发、直径>8 mm、生长迅速的息肉,应考虑胆囊癌的可能性。若年龄为60岁以上的女性且伴有胆囊结石者,更应怀疑胆囊癌。对此类患者应积极手术,术中行病理检查明确诊断。

【黄色肉芽肿性胆囊炎】

黄色肉芽肿性胆囊炎(xanthogranulomatous cholecystitis,XGC)是一种特殊类型的慢性胆囊炎症,可形成类似恶性肿瘤的局部浸润特点,表现为胆囊轮廓不清、变形,胆囊腔缩窄、穿孔,甚至瘘管形成。因此从影像学、术中和病理上都容易误诊为胆囊癌。它们的区别在于,XGC虽然粘连严重,但无肝实质或胆管、邻近肠管的浸润性肿块,而胆囊癌患者往往可见胆囊床周围肝实质的侵犯;XGC在CT下的胆囊内壁光整,不同于胆囊癌。

【壶腹部癌、胰头癌、十二指肠乳头癌】

这些肿瘤与下段胆管癌统称为壶腹周围癌。超声、CT、MRI、MRCP、ERCP 等影像学检查可能提供鉴别依据。肿瘤浸润范围较广而无法通过影像学手段判断其来源时，必须通过手术探查及病理诊断来鉴别。部分中晚期胆囊癌可压迫或直接浸润胆管而出现胆管梗阻，症状与胆管癌相似。胆囊癌与胆管癌均为胆系肿瘤，部分情况下即使是病理检查也难以区分。

【肝门部肝脏肿瘤】

肝门部肝癌或良性肿瘤可压迫肝门部胆管而出现黄疸等症状，但肝癌常伴 AFP 升高，肝脏良性肿瘤发病率低且生长缓慢，影像学检查也多能与肝门部胆管癌鉴别；部分晚期胆囊癌病灶较大，常累及邻近肝脏或伴有肝门区淋巴结转移，易误诊为肝癌，需仔细观察影像学上有无正常胆囊结构，胆囊结构消失则有助于胆囊癌诊断，确诊有赖于手术探查和病理诊断。肝内胆管癌需与肝脏肿瘤鉴别。

【其他】

除上述来源于壶腹部及肝脏的肿瘤外，一些少见的、原发于肝门区和腹膜后的肿瘤在影像学上也可表现为实性、囊实性或囊性占位，如淋巴瘤、间质瘤、十二指肠肿瘤、Castleman 病等，它们有时缺乏特征性的 CT 或 MRI 强化表现，与胆管肿瘤难以鉴别。巨大的右肾或右肾上腺肿瘤侵犯周边组织，一些良性疾病如十二指肠憩室、原发性硬化性胆管炎、结核等，临床症状与胆管肿瘤相似，影像学也可呈胆管扩张、胆管壁增厚及占位样改变，在 CEA、CA19-9 正常或仅轻度升高的情况下，不易与胆管肿瘤区分，如无法通过穿刺活检或内镜检查来鉴别，则确诊只能依赖于手术探查。

第二节 检 查

体检多难以确定胆管肿瘤。CT、MRI 等影像学检查是诊断胆管肿瘤的主要手段，胸片主要用于排除胸部的远处转移。

【超声】

超声是胆囊癌的首选检查方法，超声所见胆囊癌类型有隆起型、厚壁型、混合型和实块型等，对胆囊隆起样病变的动态观察更具有优越性。彩色多普勒超声可探及胆囊癌病灶的动脉血流并根据其血流速度鉴别良恶性，提高胆囊微小病灶的检出率。超声能显示胆管癌患者肝内外胆管扩张情况和肿瘤部位，显示肿块的血供，淋巴结侵犯及肝动脉、门静脉受侵犯情况；超声造影可动态显示胆管癌不同时相血供变化，有助于与其他肿瘤相鉴别。

【CT】

CT 是胆管肿瘤诊断的重要手段。厚壁型胆囊癌常呈局限性、不对称、不规则增厚；结节型胆囊癌可见突入胆囊腔内的结节，多发或单发；肿块型胆囊癌整个胆囊腔闭塞，与肝组织比较呈低密度，增强后肿瘤强化。CT 还能显示胆囊癌浸润肝实质的深度、范围，肝内转移性病变，肝内胆管是否扩张及肝十二指肠韧带周围淋巴结有无肿大等。对于胆管癌，CT 能直观地显示胆管病灶的部位、范围及梗阻上下端的情况，提示有无门静脉受侵、肝内及周围淋巴结有无转移等。

【MRI】

胆囊癌在 MRI 上同样可表现为囊壁增厚型、结节型和肿块型，但 MRI 对软组织的分辨率高于 CT,判断胆管、肝脏及胆囊周脂肪层受侵程度更准确。对于胆管癌,MRI 能更清晰地显示胆管壁及肿瘤向胆管外、门静脉血管侵袭的情况,结合 MRCP 能更好地显示胆管树及狭窄部位,有助于术前评估肿瘤能否切除。

【MRCP】

胆汁含有大量水分且有较长的 T_2 弛豫时间,采用加权技术突出显示长 T_2 组织信号,使含有水分的胆管、胰管结构显影,MRCP 可产生水造影效果。胆汁和胰液作为天然的对比剂,使得 MRCP 在胆管胰管检查中具有独特的优势。胆囊癌表现为胆囊壁的不规则缺损、僵硬或胆囊腔内软组织肿块。MRCP 在胆胰管梗阻时有很高价值,但对无胆管梗阻的早期胆囊癌诊断效果仍不如超声。扩张的肝内胆管、胆总管及狭窄端胆总管形态在 MRCP 下显示良好。肝门部胆管癌表现为不规则或类圆形信号缺损,远端胆管癌呈横行或"鸟嘴"样截断。

【PET-CT】

不推荐 PET-CT 作为胆管肿瘤的常规检查手段,只在超声、CT 或 MRI 等发现胆管病变但难以定性或为了解有无全身转移性病变时进行。

【内镜超声】

内镜超声避开了肠道气体和肥胖因素干扰,可清楚显示肿瘤浸润深度及与周围脏器关系,对胆囊癌早期检出率有报道可达 90%,对肝门部胆管癌和远端胆管癌的诊断准确率分别为 85% 和 82.8%,明显高于体外超声、CT 和 MRI。

【经皮经肝穿刺胆管造影】

经皮经肝穿刺胆管造影(percutaneous transhepatic cholangiography,PTC)可清晰地显示肝内外胆管的形态、分布和阻塞部位。胆管癌表现为不规则的充盈缺损、不规则狭窄、管壁僵硬、梗阻部位以上的胆管扩张呈软藤样。高位的肝门部胆管癌因左右肝管交通受阻,仅可获得梗阻以上的一侧胆管的影像,此时应做双侧胆管穿刺。完全胆管梗阻者,PTC 也只能显示梗阻部位以上的胆管,而不能显示病变的长度与边界。

【ERCP】

ERCP 对胆囊癌的诊断意义并不十分突出,仅有一半左右的病例在 ERCP 检查时可显示胆囊。ERCP 检查的优越性在于其可同时采集胆汁进行细胞学检查,对恶性梗阻性黄疸的定性、定位诊断及治疗有很大的价值。对胆管癌,ERCP 可判断肿瘤对胆管的浸润长度、胆管的狭窄程度,以及粗略地判断梗阻病变的良恶性。但完全性胆管梗阻的患者,不能显示梗阻以上的病变特征;对于不完全梗阻者,ERCP 可能导致逆行感染和(或)急性胰腺炎的发生。

【数字减影血管造影】

数字减影血管造影能显示胆囊癌的供血特点,具有一定的定性诊断能力。

【腹腔镜和胆管镜】

胆管肿瘤易侵袭浆膜而发生肝脏、腹膜等处的播散性转移和淋巴结转移,无创检查手段无法对上述转移病变做出定性或定位,此时可考虑应用腹腔镜明确诊断。胆管镜可在直视下对病灶进行取材活检,并能观察胆总管和扩张的肝内胆管的全貌。两者都是有创性检查,技术要求较高,目前还难以普及。

第三节 病理诊断与分期

一、胆囊癌

胆囊癌在大体形态分类如下。①浸润型:最常见,占75%~80%。好发于胆囊颈部,病变在胆囊壁内浸润性生长,胆囊壁广泛增厚变硬,胆囊萎缩,较易侵犯邻近组织和器官;晚期为实体性肿瘤,呈皮革样,切面呈灰白色,仅见裂隙状囊腔或无囊腔,预后差。②肿块型:约占15%,癌肿呈肿块状向腔内生长,位于胆囊颈和胆囊管的病灶可阻塞胆囊口,诱发急性胆囊炎。癌肿生长到一定程度可引起局部组织坏死脱落,导致出血和感染,此型预后相对较好。③胶质型:占5%~8%,肿瘤组织内含有大量黏液而呈胶冻样改变,胆囊壁常有癌肿浸润。④混合型:很少见。腺癌是最为常见的组织学类型,其他有乳头状癌、透明细胞腺癌、黏液腺癌、印戒细胞癌、鳞癌、小细胞癌、未分化癌、纺锤状巨细胞癌等。胆囊癌的TNM分期见表6-1。

表6-1 2010AJCC 胆囊癌 TNM 分期

分期	T	N	M	T、N、M 简明定义
Ⅰ	T1	N0	M0	T1 肿瘤侵犯固有层或肌层
				T1a 肿瘤侵犯固有层
Ⅱ	T2	N0	M0	T1b 肿瘤侵犯肌层
ⅢA	T3	N0	M0	T2 肿瘤侵犯肌层周围结缔组织,不超过浆膜或累及肝脏
				T3 肿瘤穿至浆膜(脏腹膜)和(或)直接侵犯肝脏和(或)一个邻近器官或结构,如胃、十二指肠、结肠、胰腺、网膜或肝外胆管
ⅢB	T1~3	N1	M0	T4 肿瘤侵犯门静脉主干或肝动脉或侵犯多个肝外器官或结构
ⅣA	T4	N0~1	M0	N1 沿胆囊管、胆管、肝动脉和(或)门静脉淋巴结转移
ⅣB	任何T	N2	M0	N2 转移至主动脉旁、腔静脉旁、肠系膜上动脉和(或)腹腔动脉淋巴结
	任何T	任何N	M1	M1 有远处转移

二、胆管癌

胆管癌绝大多数为腺癌,鳞癌极少见,大体上分为4型。①硬化型:最常见,约占2/3。癌细胞常沿胆管壁浸润、扩展,使胆管壁增厚,纤维组织增生导致管腔狭窄,易向胆管周围浸润性生长,形成纤维性硬块,并侵犯肝内胆管、肝实质、肝动脉、门静脉及淋巴结。此型细胞分化一般良好,常散在分布于大量的纤维结缔组织中,容易与硬化性胆管炎、胆管壁慢性炎症所致的纤维化相混淆。②结节型:多发生于中段胆管,肿瘤呈结节状向管腔内突起性生长,瘤体较小,基底较宽,表面一般不规则。病变常沿胆囊黏膜浸润,也有外侵倾向,但较硬化型为轻。③浸润型:较少见,约占胆管癌的7%,一般为低分化癌,表现为肝内外胆管的广泛浸润,多难以根治性切除。常向黏膜下扩散,向周围淋巴间隙、神经、血管蔓延浸润,较早就出现远处转移,预后差。④乳头状型:好发于下段胆管,肿瘤呈息肉状向管腔内生长,可引起胆管的不完全阻塞,上段胆管扩张,管腔内有时有大量的黏液性分泌物。此型肿瘤主要沿胆管壁向上浸润,一般不向周围神经、血管、淋巴结和肝实质等处浸润,分化程度高,很少转移,预后较好。

胆管癌分为肝内胆管癌、肝门部胆管癌和远端胆管癌,有各自的TNM分期(表6-2~表6-4)。

表6-2 2010AJCC 肝内胆管癌 TNM 分期

分期	T	N	M	T、N、M 简明定义
Ⅰ	T1	N0	M0	T1 单发肿瘤,无血管侵犯
Ⅱ	T2	N0	M0	T2a 单发肿瘤,伴血管侵犯
				T2b 多发肿瘤,有或无血管侵犯
Ⅲ	T3	N0	M0	T3 肿瘤穿透脏腹膜或通过直接侵犯局部肝外结构
ⅣA	T4	N0	M0	T4 肿瘤伴胆管周围侵犯
	任何T	N1	M0	N1 有区域淋巴结转移
ⅣB	任何T	任何N	M1	M1 有远处转移

表6-3 2010AJCC 肝门部胆管癌 TNM 分期

分期	T	N	M	T、N、M 简明定义
Ⅰ	T1	N0	M0	T1 肿瘤局限于胆管,累及肌层或纤维组织
				T2a 肿瘤侵犯超过胆管壁达周围脂肪组织
Ⅱ	T2	N0	M0	T2b 肿瘤侵犯邻近肝实质
				T3 肿瘤侵犯门静脉某一分支或肝动脉
ⅢA	T3	N0	M0	T4 肿瘤侵犯门静脉主干或双侧分支或肝总动脉;或双侧二级
ⅢB	T1~3	N1	M0	胆管;或单侧二级胆管伴对侧门静脉或肝动脉受累
				N1 有区域淋巴结转移(包括胆囊管、胆总管、肝动脉和门静脉周围的淋巴结)
ⅣA	T4	N0~1	M0	
ⅣB	任何T	N2	M0	N2 转移至主动脉周围、腔静脉周围、肠系膜上动脉和(或)腹腔动脉淋巴结
	任何T	任何N	M1	M1 有远处转移

表6-4 2010AJCC 远端胆管癌 TNM 分期

分期	T	N	M	T、N、M 简明定义
ⅠA	T1	N0	M0	T1 肿瘤局限于胆管
ⅠB	T2	N0	M0	T2 肿瘤侵犯超过胆管壁
ⅡA	T3	N0	M0	T3 肿瘤侵犯胆囊、胰腺、十二指肠或其他邻近器官,未累及腹腔干或肠系膜上动脉
ⅡB	T1~3	N1	M0	T4 肿瘤累及腹腔干或肠系膜上动脉
Ⅲ	T4	任何N	M0	N1 有区域淋巴结转移
Ⅳ	任何T	任何N	M1	M1 有远处转移

第四节 治疗原则

【胆囊癌】

0期及T1a期实施单纯胆囊切除术即可达到根治性治疗的目的,首选腹腔镜下胆囊切除,术后观察,但即便随着超声内镜的发展,术前诊断 T1a 期也极为困难,因此该部分患者基本均术后病理诊断为意外胆囊癌(unexpected gallbladdercarcinoma,UGC);T1b 期因可能存在早期淋巴转移,建议行胆囊癌根治性切除术,术后辅助化疗和放疗还有争议。Ⅱ期应行胆囊癌根治性切除术及术后辅助治疗,可明显提高 5 年存活率。ⅢA 期的手术方式主要是胆囊癌根治性切除术,但如果胆囊癌同时侵犯肝外其他脏器,需联合脏器切除。ⅢB 期胆囊癌合并肝门淋巴结转移,手术更加强调区域淋巴结清扫。ⅣA 期可以考虑肝胰十二指肠切除术。非远处转移的ⅣB 期胆囊癌行肝胰十二指肠切除术及淋巴结清扫术的 5 年存活率低至 3%,且其并发症发生率高,为 34%~70%,因此不建议手术。

【意外胆囊癌】

因良性疾病行胆囊切除,术中或术后偶然发现胆囊癌的病例。引起 UGC 的原因包括术前检查不仔细导致误诊、术中未细致观察胆囊形态、未剖检胆囊标本、对可能导致误诊的情况(如 XGC)未做快速冷冻病理检查。UGC 的治疗原则与一般胆囊癌相同。对于术中发现胆囊癌者,如术前相关检查已排除转移灶存在,且术中判断肿瘤可切除,则可直接改行胆囊癌根治术,否则需完善分期检查后择期手术,一般在初次手术后 1 个月内进行。研究显示无论初次手术为腹腔镜手术、腹腔镜转开腹或开腹手术,均不影响可切除 UGC 患者的生存率。对于术后病理证实为 UGC 者,如分期为 T1a 且临床检查无淋巴结及远处转移者,术后观察即可;如分期为 T1b 或更晚,如可能则需再次行胆囊癌根治术。

【胆管癌】

肝内胆管癌标准术式为解剖性肝切除,R0 切除肿瘤距切缘至少 0.5 cm。Ⅱ期因有血管侵犯,应行扩大切除术;Ⅲ期可切除者应行肝外胆管、血管和相邻器官的扩大肝切除术;Ⅳ期不推荐常规手术。R0 切除且区域淋巴结阴性者可以仅观察随访,也可考虑接受放化疗;术后镜下切缘阳性(R1)、残存局部病灶(R2)、切缘为原位癌或区域淋巴结阳性者应该行放化疗。

肝门部胆管癌的标准术式也是解剖性肝切除,R0 切除肿瘤距切缘至少 0.5~1.0 cm,近端和远端胆管切缘要经冷冻切片证实阴性。血管侵犯不是手术的绝对禁忌证,可联合受侵的门静脉/肝动脉血管切除、重建。术后处理原则同肝内胆管癌。对于部分经选择的肝门部及肝内胆管癌患者也可考虑行肝移植术。

远端胆管癌主要的手术方式是胰十二指肠切除术(Whipple 术),术后处理原则同肝内胆管癌。

不可切除及转移的患者可选择胆管引流、胆管内支架置入术等缓解临床症状。

第五节 治疗方法

一、手 术

【胆囊癌】

治疗包括单纯胆囊切除、胆囊癌根治性切除、胆囊癌扩大根治性切除及胆囊癌姑息性切除、胆管内外引流术等。

根治性手术范围包括完整的胆囊切除、肝十二指肠韧带淋巴结(包括肝门部淋巴结)清扫和楔形切除胆囊床 2 cm 的肝组织。扩大根治术的范围应根据肿瘤浸润转移的具体情况而定,一般是在胆囊癌根治术的基础上加行肝外胆管切除重建、扩大的右半肝切除、胰头十二指肠切除和右半结肠切除术等,以及肝十二指肠韧带、肝门部、胰头后方等部位的淋巴结清扫术。

原发病变、转移灶或受累脏器部分切除,称为胆囊癌姑息性切除术。当胆囊癌侵犯胆管致胆管梗阻、并发黄疸时,可经手术直视下切开放置 T 管将胆汁引流至体外,此类患者若条件允许也可以行经皮经肝胆管引流术。外引流术可能造成水、电解质紊乱,增加胆管感染的机会,因此有条件的患者应争取胆肠内引流术。

【肝内胆管癌】

解剖性肝切除术是指按照肝脏分段进行肝切除的手术。它的优点在于保证切缘干净无瘤和确保术后患者有足够肝脏;符合肿瘤根治的原则;减少术中出血,减少术后并发症;减少术后肝衰竭的发生;降低因手术操作时对肿瘤挤压可能造成的癌组织或细胞的脱落及肝内播散与远处转移。若发现肿瘤浸润胆管切缘,切除范围必须扩大,必要时需切除至左、右肝管汇合部(半肝切除)。对于有肝外侵犯者则需要联合行受肿瘤侵犯的肝外胆管、血管和相邻器官的扩大肝切除术。上述病例应行腹腔淋巴结清扫术,清扫范围包括肝十二指肠韧带、贲门旁、胃小弯及胃左动脉、膈下动脉主动脉旁的外侧组淋巴结。

【肝门部胆管癌】

切除范围包括肝部及胰腺上肝外胆管区域淋巴结、肝脏的整叶,强烈建议联合切除肝尾状叶,但残余肝不得少于全肝体积的 30%~40%。

【远端胆管癌】

切除范围包括胰腺头部、十二指肠、胆囊、肝外胆管和远端胃大部分,有时可能切除部分空肠上段;淋巴结清扫范围包括胃小弯侧、幽门上、胃大弯侧、幽门下、肝十二指肠韧带淋巴结、胰腺周围淋巴结、肠系膜上动脉右侧软组织、肝总动脉旁淋巴结、腹腔干周围淋巴结等。

二、化 疗

化疗在胆管肿瘤的治疗中作用有限,不主张新辅助化疗,辅助化疗目前亦无标准方案。NCCN 指南建议除 I 期胆囊癌及 R0 切除且区域淋巴结阴性的胆管癌患者外,术后均应行吉西他滨+顺铂、氟尿嘧啶或以吉西他滨为基础的联合化疗或氟尿嘧啶同步化放疗,姑息性化疗方案可参照辅助化疗。除吉西他滨、氟尿嘧啶单药有效率可以达到 11% 以上外,其他药物如顺铂、阿霉素、奥沙利铂、多西他赛、紫杉醇等单药有效率均较低。常用的化疗方案如下:

(1)ECF(表柔比星+顺铂+氟尿嘧啶):表柔比星,50 mg/m²,静滴,d 1;顺铂,60 mg/m²,静滴,d 1;氟尿嘧啶,200 mg/m²,持续静滴,d 1~21。每 3 周重复,共 24 周。

(2)GP(吉西他滨+顺铂):吉西他滨,1000 mg/m²,静滴 30~60 min,d 1、8;顺铂,70 mg/m²,静滴 2 h,d 1。每 3 周重复。

(3)氟尿嘧啶:氟尿嘧啶,500 mg/m²,静滴,d 1~5 或 600 mg/m²,静滴,d 1、8、15。每 4 周重复。或氟尿嘧啶,3000 mg/m²,静滴 24 h,d 1、8、15、22、29、36。每 7 周重复。

(4)多西他赛:多西他赛,100 mg/m²,静滴 1 h,d 1。每 3 周重复。

(5)吉西他滨:吉西他滨,1000 mg/m²,静滴 30 min 或以 10 mg/(m²·min)的固定速度静滴,d 1、8、15。每 4 周重复。

(6) 吉西他滨+氟尿嘧啶:吉西他滨,900 mg/m², 静滴 30 min, d 1、8、15;氟尿嘧啶,200 mg/(m²·d),持续静滴,d 1~21。每 4 周重复。

(7) 吉西他滨+卡培他滨:吉西他滨,1000 mg/m²,静滴 30 min,d 1、8;卡培他滨,650 mg/m²,口服,2 次/日,d 1~14。每 3 周重复。

在上述方案中,表柔比星可用吡柔比星替代,氟尿嘧啶可用卡培他滨或替吉奥替代。

三、放 疗

胆管肿瘤总体上对放疗不敏感,但胆囊癌放疗效果略好于胆管癌。有关胆管肿瘤新辅助放疗的研究并未显示放疗可明显提高手术切除率或改善总生存期,因此目前临床上一般较少应用。术中放疗也多处于研究阶段,且受条件所限,目前并未广泛开展。多数研究显示辅助放疗或放化疗可延长胆管肿瘤患者的生存期,术后 5 年生存率可达 31%,对于切缘不净者,放疗也能给患者带来生存获益。胆管肿瘤的放疗适应证主要为 I 期以上患者的辅助放疗、局部肿瘤无法切除、姑息性切除、切缘阳性、为减轻患者黄疸及疼痛症状。由于缺乏大规模研究,胆管肿瘤放疗的靶区勾画、剂量分割尚缺乏统一标准,但多数辅助放疗研究中设计的靶区包含瘤床区和区域淋巴结引流区,剂量 45~50.4 Gy/25~28 f;姑息性放疗靶区主要针对可见病灶,剂量可提高至 60 Gy。随着调强适形放疗的广泛应用,肿瘤靶区的剂量可增至 70 Gy 以上。常见的急性期反应主要为 I~II 级的消化道反应,经对症处理后多能控制;晚期反应中个别患者发生放射诱发的肝病及消化道出血。

第六节 预后及随访

【预后】

分期及能否根治性切除是最重要的预后因素,恰当的治疗时机、合适的手术方法、及时的综合治疗也影响预后。无法切除的胆管癌或胆囊癌,中位生存时间只有 6~12 个月。

【随访】

胆管肿瘤术后半年内应每月复查 1 次血清胆红素、肝功能、血常规、肿瘤标志物(CEA、CA19-9、CA12-5、AFP)、超声等,一般每 6 个月复查 1 次影像学检查,持续 2 年,但对于可疑者需及时予以 CT、MRI 等影像学检查。

第七章 结 肠 癌

结肠癌和直肠癌过去统称为大肠癌,欧洲肿瘤内科学会相关治疗指南目前也是一并发布,但两者无论是治疗模式还是预后方面均有明显差异,本章专门介绍结肠癌,直肠癌则见第八章。

手术是结肠癌最重要的治疗方法,化疗能在一定程度上提高结肠癌的无病生存(disease-free survival,DFS)和总生存(overall survival,OS),并且在姑息治疗中起着重要作用,新靶点药物的问世为晚期结肠癌的治疗提供了新的手段。放疗在结肠癌中的应用价值有限,一般仅用于姑息治疗。

第一节 检 查

常规检查包括大便常规及隐血、肝肾功能、心电图、血和尿常规,它们有助于治疗方案的确立和治疗不良反应的监测。其他重要的检查如下所述。

【结肠镜及病理活检】

结肠镜及病理活检是基本的检查,除非存在以下禁忌证:急性腹膜炎、肠穿孔、腹腔内广泛粘连。2%~10%的结直肠癌患者初诊时即存在肠内多发病灶或合并腺瘤及息肉,因此全结肠检查十分必要。

【CT 和 MRI】

两者均能提示病变向壁外蔓延的范围和肝、肺、腹膜后淋巴结等有无转移,但 MRI 发现腹膜及肝被膜下病灶更为敏感。

CT 仿真结肠镜(CT virtual colonoscopy,CTVC)是一种无创检查,它具有以下优势:①患者易于接受,无出血、穿孔并发症之虞,对老年、体弱或不能行结肠镜检查者尤为适合;②结肠镜检查失败率为5%~10%,此时 CTVC 不失为一种有效的补充;③增强扫描有助于粪块与隆起性病变的鉴别,更可清晰地显示肠管结构。溃疡性结肠炎仅表现为黏膜层增厚,其余各层正常,如为全层不规则增厚则需要考虑恶性可能。CTVC 的缺陷:①不能显示黏膜的细微表现,评价浅小溃疡和直径<5 mm 的扁平隆起性病变时具有局限性;②无法提供病理资料;③图像后处理费时费力;④所受影响因素较多,如呼吸、肠蠕动、肠道准备不满意者均可影响检查结果。

【超声】

超声可方便快捷地了解有无复发转移及腹水,但不能作为疗效评价的手段。腔内超声为中低位直肠癌诊断及分期的常规检查,但在结肠癌应用价值不大。

【钡剂灌肠】

钡剂灌肠检查特别是气钡双重造影检查是诊断结肠癌的重要补充,一般用在结肠镜检查无法进行时,其缺点是乙状结肠处病灶容易漏诊,此外<2 cm 的病灶也不易被检出,有肠梗阻者应当谨慎选择。

【PET 及 PET-CT】

PET 及 PET-CT 在结肠癌中的应用价值有限,仅用于怀疑有远处转移灶的筛查,以避免不必要的手术。结肠癌肝转移化疗后的 4 周内,PET 假阴性率高。

【CEA】

临床意义将在后文述及。

【排泄性尿路造影】

排泄性尿路造影适用于肿瘤可能侵及尿路的患者。

部分结肠癌患者伴有浆膜腔积液,对于这些患者需要明确积液的性质,这时积液的常规、生化、细胞学及微生物检查是必要的。我国《结直肠癌诊疗规范》(2010 年版)还建议检查肿瘤标志物 CA19-9、CA72-4 和 CA24-2。《结直肠癌肝转移诊断和综合治疗指南》(2010 年版)对怀疑肝转移的患者建议检查 AFP 和肝脏 MRI。

第二节 鉴别诊断

早期结肠癌可无明显症状,有些患者是在检查中被偶然发现的。病情发展到一定程度可能出现排便习惯及性状的改变、腹部肿块、肠梗阻、贫血、低热等。肠梗阻提示病情较晚,其他症状不一定与病情平行。临床表现也可能因病变部位不同而有差异,如左半结肠癌多为隆起型病变且此处粪便干燥更容易并发肠梗阻,右半结肠癌更容易出现贫血。

有典型症状的结肠癌常不难诊断,但有时也会因以下原因而误诊:

【阑尾炎】

回盲部癌可因局部疼痛和压痛而诊断为阑尾炎。晚期回盲部癌可发生局部坏死溃疡和感染,临床表现有体温升高、白细胞计数增高、局部压痛或触及肿块,常诊断为阑尾脓肿而采取保守治疗。有文献报道结肠癌同时合并急性阑尾炎者高达 29.3%,对年龄≥45 岁的阑尾炎患者应警惕是否合并结肠癌。

【肠结核】

肠结核好发于回肠末端、盲肠及升结肠,临床症状与结肠癌相近。但肠结核的全身症状更明显,表现为午后低热或不规则发热、盗汗、消瘦、乏力、红细胞沉降率(血沉)快,结核菌素试验可能阳性。

【溃疡性结肠炎】

结肠癌发展到一定程度常可出现腹泻、黏液便、脓血便、大便次数增多、腹胀、腹痛、消瘦、贫血等症状,伴有感染者可有发热,这些都与溃疡性结肠炎的症状相似。X 线检查时,两者也有类似之处。故而在临床上很容易引起误诊,特别是年轻患者。

【血吸虫病肉芽肿】

血吸虫卵在肠黏膜下沉积,早期为慢性炎症性肉芽肿,后期结肠纤维组织增生与周围组织粘连形成炎性肿块,结肠黏膜不断形成溃疡和瘢痕。由于溃疡修复组织增生,可形成息肉样增生。少数病例可癌变,在流行区结肠癌同时合并肠血吸虫病者占 48.3%~73.9%,应当予以重视。

【腺瘤及息肉】

多在结肠镜检查中被发现,它们可能和结肠癌同时存在,因取材部位不当而使结肠癌漏诊或被误诊,有些腺瘤特别是绒毛状腺瘤、乳头状腺瘤本身就有较高的恶变概率,必要时需要重复结肠镜检查。

【恶性淋巴瘤】

原发于结肠的淋巴瘤临床表现不典型,确诊有赖于活检和病理。

【贫血相关的疾病】

结肠癌特别是右半结肠癌可能以不同程度的贫血起病,老年患者尤其多见,易被没有经验的医师忽视,鉴别诊断首先是要识别贫血,其次是要查明贫血的原因。

第三节 病理诊断及分子生物学检测

【大体分型】

结肠癌大体分型:①早期结直肠癌,癌细胞限于结直肠黏膜下层(pT1)。②进展期结直肠癌,可进一步分为隆起型,肿瘤主体向肠腔内突出;溃疡型;浸润型,肿瘤向肠壁各层弥漫浸润,使局部肠壁增厚,但表面常无明显溃疡或隆起。

【临床和病理分期】

结直肠癌分期有 AJCC/国际抗癌联盟(Union for International Cancer Control,UICC)结肠癌 TNM 分期系统、Dukes 和改良 Astler-Coller 分期。目前,TNM 分期系统已历经 7 次修改,较 Dukes 分期和 MAC 分期更为科学,应用更为广泛,现有结肠癌重要规范、指南或共识都是基于 TNM 分期系统,因此本章对后两种分期系统不再赘述,有兴趣的读者可查阅相关资料。

在结直肠癌 T 分期中,Tis 为肿瘤细胞局限于腺体基底膜或黏膜固有层,未穿过黏膜肌层到达黏膜下层。N 分期中,区域淋巴结包括结肠淋巴结、结肠旁淋巴结、系膜血管淋巴结、系膜根部淋巴结。区域淋巴结的检查数目应≥12 枚,否则影响分期的可靠性。M 分期中,M1 又被分为 M1a 和 M1b,两者的预后存在明显差异。

结直肠癌临床分期和病理分期原则是一致的,但应该注意:①结直肠癌尤其是结肠癌局部浸润深度术前难以准确地做出判断,因此临床 T 分期可靠性差;②肿瘤肉眼见与其他器官或结构粘连时为 cT4b,具体包括肿瘤穿透浆膜侵犯其他肠段;腹膜后或腹膜下肠管的肿瘤穿破肠壁固有肌层后直接侵犯其他脏器或结构,如降结肠后壁的肿瘤侵犯左肾或侧腹壁,或者中下段直肠癌侵犯前列腺、精囊腺、子宫颈或阴道。但如果显微镜下该粘连处未见肿瘤存在则分期为 pT3。

【病理分级】

病理分级取决于腺样结构成分的多少。腺样结构在 95% 以上为高分化腺癌(Ⅰ级),50%~95% 为中分化腺癌(Ⅱ级),5%~50% 为低分化腺癌(Ⅲ级),不足 5% 为未分化癌(Ⅳ级)。黏液腺癌和印戒细胞癌归为低分化腺癌(Ⅲ级),髓样癌归入未分化癌(Ⅳ级)。

【分子生物学检测】

分子生物学检测主要包括 K-ras、BRAF 基因、表皮生长因子受体(epidermal growth factor receptor,EGFR)、错配修复(mismatch repair,MMR)蛋白。这些基因和蛋白检测对于结直肠癌个体化治疗及预后评估有一定参考价值。

(1)K-ras:为 EGFR 信号传导通路的下游基因,突变后其编码的 p21 蛋白 GTP 酶活性降低,p21 蛋白酶水解,有活性的 p21-GTP 至无活性的 p21-GDP 能力下降,p21 与 GTP 牢固结合,结果使得信号传导一直处于激活状态,持续刺激细胞生长、发育、增殖,引起细胞恶变。K-ras 可在怀疑或确认转移时检查,原发灶或转移灶标本的检测效果相近。结直肠癌有 30%~40% 发生 K-ras 突变,单纯化疗及贝伐单抗的疗效不受其影响,但西妥昔单抗及帕尼单抗疗效差。CRYSTAL 研究的回顾性分析显示，K-ras 野生型患者中西妥昔单抗+FOLFIRI 联合组的客观有效率显著优于 FOLFIRI 治疗组（59.3% vs.43.2%），两组的无进展生存（progression-free survival,PFS）分别为 9.9 个月和 8.7 个月，而在 K-ras 突变型人群中两组有效率差异无统计学意义，西妥昔单抗+FOLFIRI 的 PFS 反而有下降趋势（7.6 个月 vs.8.1 个月）。OPUS 研究中西妥昔单抗联合 FOLFOX4 方案在野生型患者中 PFS 明显高于 FOLFOX4 方案（61% vs.37%；7.7 个月 vs.7.2 个月），而 K-ras 突变型人群相反，分别为 33% vs.49%,5.5 个月 vs.8.6 个月。帕尼单抗应用于结直肠癌三线治疗的Ⅲ期随机对照表明，帕尼单抗联合最佳支持治疗，野生型 K-ras 和突变型 K-ras 的中位 PFS 分别为 12.3 周和 7.4 周，有效率分别为 17% 和 0。然而，用统计学的概率指导具体患者的治疗并不十分可靠，有报道以 K-ras 突变来预测结直肠癌从 EGFR 治疗无应答的敏感性仅有 47%,而阴性似然比达 57%。还有学者认为，化疗耐药的转移性结直肠癌患者中，K-ras 13 密码子突变患者接受西妥昔单抗治疗可较其他突变类型患者获得更长的 OS 和 PFS。

(2) BRAF 基因：除 K-ras 突变外，MET 扩增、BRAF 基因突变、EGFR 基因拷贝数等有可能影响 EGFR 单抗疗效。有指南建议，如果 K-ras 无突变，应检测 BRAF 基因。BRAF 基因是 RAF 家族的成员之一，位于 K-ras 的下游，编码一种丝/苏氨酸特异性激酶，是 RAS/RAF/MAPK 通路重要的转导因子。在 K-ras 野生型的患者中，BRAF 基因突变者西妥昔单抗的疗效较野生型差。但在一线 FOLFIRI 联合西妥昔单抗的治疗中，BRAF 基因突变与西妥昔单抗的疗效并没有显著相关。如果 BRAF 基因发生突变，不建议在非一线治疗中加用 EGFR 单抗。BRAF 基因突变的患者预后也较差。

(3) EGFR：在结直肠癌中的表达率为 75%~89%,其表达水平与 EGFR 抗体疗效之间并不存在相关性。EGFR 阴性的患者仍可能从西妥昔单抗的治疗中获益，不常规推荐 EGFR 的检测，也不建议根据 EGFR 的检测结果选择或排除西妥昔单抗的治疗。

(4) 错配修复缺失（defective mismatch repair,dMMR）：会导致 DNA 重复单元的插入或缺失而导致微卫星高度不稳定性（microsatellite instability high,MSI-H）及 MMR 蛋白缺失。所以，dMMR 的另外一个代名词就是 MSI-H。MSI-H 结肠癌具有相类似的临床病理表现，称为 MSH 样病理特征，它们均有类似表现：肿瘤内淋巴细胞浸润（每个高倍视野超过 3 个淋巴细胞）、瘤周克隆病样淋巴细胞浸润（肿瘤边缘淋巴组织/滤泡形成）、黏液腺癌/印戒细胞癌分化、髓样生长方式、多见于右侧结肠。有研究认为 dMMR 的Ⅱ期结肠癌不能从氟尿嘧啶的辅助化疗中获益，可能还有相反的作用。因此，2010 年以来，NCCN 指南推荐拟行氟尿嘧啶类单药化疗的Ⅱ期结肠癌患者均应接受 MMR 检测，如属于 dMMR,则无须辅助化疗，单纯观察即可。dMMR 是预后良好的标志物，这样的Ⅱ期结肠癌单纯手术的 5 年生存率高达 80%,但也有不少研究认为其与预后无关。

第四节 治疗原则

结肠癌的治疗原则取决于临床及病理分期、患者体能状况和治疗意愿。

【Ⅰ期】

肿瘤浸润黏膜下层和固有肌层，无淋巴结及远处转移（pT1~2N0M0）。

T1N0M0 如果切除完全而且具有预后良好的组织学特征，则无论是广基还是带蒂，不必再行相应结肠切除加淋巴结清扫。如果是带蒂但具有预后不良的组织学特征，或者非完整切除、标本破碎切缘无法评价,需行相应结肠切除术加区域淋巴结清扫。我国结肠癌患者初治时 Tis 及 T1 病变不足 10%,加之术前影像学检查难以实现准确分期,因此几乎所有患者都接受了相应结肠切除加区域淋巴结清扫。

T2N0M0 手术方式是相应结肠切除加区域淋巴结清扫。区域淋巴结清扫须包括肠旁、中间和系膜根部淋巴结。如果怀疑清扫范围以外的淋巴结有转移须完整切除,否则被认为是姑息性手术。

Ⅰ期根治性术后不需行辅助治疗,定期随访即可。

【Ⅱ期】

肿瘤穿透固有肌层到达浆膜下层或侵犯无腹膜覆盖的结直肠旁组织(T3);肿瘤穿透腹膜脏层(T4a);肿瘤直接侵犯或粘连于其他器官或结构(T4b);无区域淋巴结及远处转移。

除非存在原发灶不能根治性切除或全身状况不能耐受手术的情况,Ⅱ期结肠癌治疗以手术为主,标准术式是开腹下行相应结肠切除加区域淋巴结清扫;有条件者可选择腹腔镜下结肠癌根治术。是否需要辅助化疗尚存在争议,应由医师和患者进行讨论,充分交流预后、辅助化疗效果和毒性,由患者自己决定是否进行化疗。虽然 Connor 等分析 6234 例无不良预后因素和 18 613 例至少具有一种不良预后因素的Ⅱ期结肠癌患者后发现,辅助化疗不能改善 65 岁以上、具有高危特征的Ⅱ期结肠癌患者的生存期。但一般认为,高危Ⅱ期结肠癌应辅助化疗,其定义是具有以下任一种因素:病理分级Ⅲ~Ⅳ级(低分化癌、印戒细胞癌和黏液腺癌归属此级别)、淋巴管或血管侵犯、肠梗阻、送检淋巴结<12 枚、神经侵犯、局限肠穿孔或接近穿孔、切缘阳性或不确定。不过,具有 MSI-H 样病理特征的Ⅱ期结肠癌可能例外。

【Ⅲ期】

任何 T,区域淋巴结转移≤3 枚(N1)或≥4 枚(N2),无远处转移。

Ⅲ期结肠癌有ⅢA、ⅢB 和ⅢC 之分,它们的预后明显不同,但手术原则与Ⅱ期相同,术后 6 个月的辅助化疗能提高患者的 5 年生存率并减少局部复发率,增加治疗周期并不能明显提高疗效。旨在证实 3 个月辅助化疗的疗效不劣于 6 个月的研究还在进行中。

【Ⅳ期】

任何 T,任何 N,有远处转移。结肠癌好发转移部位为肝脏和肺,其他部位包括腹膜、腹膜后淋巴结、骨、脑等。

和其他恶性肿瘤不同的是,部分结肠癌的肝脏和(或)肺转移仍可望通过手术而获得根治。手术前后的药物治疗是重要的选项,详见后述。

【复发、转移及不能手术】

术后局部复发者,应判定是否有机会再次切除,不能手术者考虑联合化疗±放疗。转移无论是在初诊还是术后,治疗原则相近。因全身状况不能手术者,可酌情选择氟尿嘧啶类单药或联合化疗±放疗,或仅给予最佳支持治疗。

第五节 治疗方法

一、手 术

【结肠切除术加区域淋巴结清扫】

结肠切除术加区域淋巴结清扫为结肠癌的标准术式。有遗传性非息肉病性大肠癌(hereditary nonpolyposis colorectal cancer,HNPCC)或明显的结肠癌家族史,或同时多原发结肠癌者,需行广泛的结肠切除术加区域淋巴结清扫。若肿瘤已侵犯周围组织器官可以联合脏器整块切除。已有梗阻者可将病灶Ⅰ期切除端端吻合或近端造口远端闭合,或造瘘术后Ⅱ期切除。

【肝转移手术】

无论是否接受过治疗,初诊6个月之内发生的肝转移称为同时性肝转移,这部分患者占结肠癌患者的15%~25%,有些患者甚至是先发现肝转移然后查出原发病灶在结直肠。同时性肝转移能根治性切除者,中位生存期为35个月,5年生存率为30%~50%。初诊6个月之后发生的肝转移称为异时性肝转移,疾病终末期约60%的患者死于肝转移。无论是同时性还是异时性肝转移,均可分为可切除、潜在可切除(初始不能切除或者临界可切除,但通过有效的治疗缩小肿瘤后可以变为可切除)、不可切除。可切除者可以直接手术,特别是在术中发现的病灶,或具有良好预后因素的明显可切除肝转移灶,直接切除可能要胜过新辅助化疗。潜在可切除、不可切除者考虑新辅助化疗。

全部肝转移中,80%~90%无法获得根治性切除,仅行减瘤手术没有益处。因此,手术适应证应该从严把握:①结肠癌原发灶能够根治性切除;②肝转移灶可完全切除,且肝脏残留容积应≥50%,如分阶段原发灶和肝转移灶切除,肝脏残留容积应≥30%;③没有不可切除的肝外转移病变。

肝转移的外科治疗有三种模式:原发灶和转移灶同步切除、先切除原发灶后切除转移灶及先切除转移灶后切除原发灶。三种手术模式在疗效及安全性上均无显著差异。术后约70%的患者在2年内会发生肝内复发或远处转移,其危险因素包括原发肿瘤切除至出现转移的时间<12个月;肝转移灶数目>4个;肝脏中最大的转移灶>5 cm;原发肿瘤淋巴结阳性;CEA>200 ng/ml。每个因素1分,0分者5年生存率高达60%,中位OS达74个月;5分者仅分别为14%和22个月。因此,≥2分者应先行新辅助化疗后酌情手术。

【肺转移手术】

结肠癌肺转移和肝转移诊断和处理原则相似。结肠癌肺转移手术的原则:①强调手术是以根治为目的,即肺转移和原发灶(如存在)能被完整切除;②肺切除后必须能维持足够功能。对于一些同时出现肝和肺转移的结肠癌患者,如能根治也可考虑手术治疗。同时性可切除肺转移患者可选择同期切除或分期切除。结肠癌肺转移R0切除后5年生存率在24%~61.4%,术前纵隔淋巴结转移及CEA水平高者预后较差。结肠癌肺转移患者术后应当给予辅助化疗。

【腹腔镜手术】

腹腔镜下结肠癌根治术具有失血少、恢复快、住院时间缩短的优势,局部复发和远期生存与传统手术相当,但要满足如下条件:①手术者必须具有腹腔镜技术和大肠癌手术经验;②原发灶不在横结肠;③无严重影响手术的腹腔粘连;④无局部进展或晚期病变的表现;⑤无急性肠梗阻或穿孔。肿瘤直径>6 cm并与周围组织广泛浸润、重度肥胖者不适合腹腔镜手术。

二、化疗及新靶点药物治疗

【新辅助化疗】

也称为术前化疗,结肠癌和直肠癌新辅助化疗适应证迥异:对直肠癌而言,其新辅助化疗限定在术前分期局部 T3 和不论局部浸润程度但淋巴结阳性的患者；T4 或局部晚期不可切除的直肠癌患者，也可通过新辅助化疗获得肿瘤降期和降级的良好结果。对于结肠癌来说，除结直肠癌患者合并肝转移和(或)肺转移、可切除或者潜在可切除外，不推荐结肠癌患者术前行新辅助治疗。可手术的同时肝转移和(或)肺转移本质上属于Ⅳ期，治疗复发转移癌的方案(见后述)均可用于新辅助化疗。以氟尿嘧啶为基础的两药化疗有效率为 45%～70%。新辅助化疗一般不宜超过 2～3 个月，注意每 2 个月复查，有手术可能者即应手术。如果病灶因化疗完全或几近消失，术中转移灶定位可能困难，此时可以观察和等待，再次进展时手术不晚。

新辅助化疗不一定都有效，对于直接可切除的转移灶，有可能因病情进展而失去手术机会，这一风险应当告知患者。其实，新辅助化疗后出现的进展是肿瘤本身的生物学行为所决定的，而与延误手术时间无关。它能筛选、甄别出预后不良、快速进展的患者，如果化疗无效，那些诊断时已经存在的微小病灶就有足够的时间长大到临床上能够被发现，这些患者不大可能从手术中获益，从而避免不必要的手术。

【辅助化疗】

Ⅰ期结肠癌根治术后通常不需辅助化疗。Ⅱ期结肠癌根治术后是否需要辅助化疗存在争议，到目前为止，除 QUASAR 试验认为Ⅱ期患者应用氟尿嘧啶/亚叶酸钙(leucovorin, LV)化疗具有生存获益外，其他荟萃分析基本是阴性结论。但 MOSAIC 试验亚组分析显示，与氟尿嘧啶/LV 方案相比，高危Ⅱ期患者采用 FOLFOX 方案治疗组 DFS 有改善趋势。Ⅲ期及可手术的Ⅳ期患者，术后均应接受辅助化疗。Ⅳ期转移性结肠癌如能获得根治性切除，术后辅助化疗原则上参照Ⅲ期结肠癌来进行。

只要患者可以耐受，辅助化疗应在术后尽早启动，疗程通常为期 6 个月。有研究表明辅助化疗每延迟 4 周，OS 就降低 14%。

辅助化疗的基本药物为氟尿嘧啶单药配合亚叶酸钙或与奥沙利铂联合，含伊立替康、贝伐单抗、西妥昔单抗或帕尼单抗的方案在辅助化疗中未带来临床获益，不推荐用于辅助化疗。氟尿嘧啶/亚叶酸钙的两种最常用给药方法即 Mayo 方案与 Roswell Park 方案，二者疗效相近，静脉推注与持续输注在疗效上无明显差异，但持续输注全身毒性较小，手足综合征发生率会增加。氟尿嘧啶类的口服制剂包括卡培他滨、替加氟和替吉奥等，疗效与氟尿嘧啶静脉使用相当，用药方便是其最大优势。含其他氟尿嘧啶类药物的方案治疗失败后应用卡培他滨单药挽救治疗无效。MOSAIC 及 NSABP C-07 试验均证实氟尿嘧啶联合奥沙利铂的 OS 及 PFS 均优于氟尿嘧啶单药。

亚叶酸钙作为生化调节剂能增强氟尿嘧啶的抗肿瘤作用，高剂量亚叶酸钙($200\ mg/m^2$)的疗效并不优于低剂量亚叶酸钙($20\ mg/m^2$)，且可能增加不良反应。

辅助化疗的方案介绍如下：

(1) CapeOX(奥沙利铂+卡培他滨)：奥沙利铂，$130\ mg/m^2$，静滴 2 h，d 1；卡培他滨，$1000\ mg/m^2$，bid，口服，d 1~14。每 3 周重复，共 24 周。

(2) FLOX(奥沙利铂+亚叶酸钙+氟尿嘧啶)：奥沙利铂，$85\ mg/m^2$，静滴 2 h，第 1、3、5 周各 1 次；亚叶酸钙，$500\ mg/m^2$，静滴 2 h，第 1~6 周，每周 1 次；氟尿嘧啶，$500\ mg/m^2$，静滴，第 1~6 周，每周 1 次。每 8 周重复，共 3 周期。

(3) FOLFOX4(奥沙利铂+亚叶酸钙+氟尿嘧啶)：亚叶酸钙，$200\ mg/m^2$，静滴 2 h，d 1~2；奥沙利铂，$85\ mg/m^2$，静滴 2 h，d 1；氟尿嘧啶，$400\ mg/m^2$，静注，d 1；或氟尿嘧啶，$600\ mg/m^2$，静

滴 22 h,d 1~2。每 2 周重复。

(4) Mayo 方案(亚叶酸钙+氟尿嘧啶):亚叶酸钙,200 mg/m², 静滴,d 1~5;氟尿嘧啶,370~400 mg/m², 静滴,d 1~5。每 4 周重复,共 6 个周期。

(5) mFOLFOX6(奥沙利铂+亚叶酸钙+氟尿嘧啶):亚叶酸钙,400 mg/m², 静滴 2 h,d 1;奥沙利铂,85 mg/m², 静滴 2 h,d 1;氟尿嘧啶,400 mg/m², 静注,d 1;或氟尿嘧啶,1200 mg/m², 静滴 23~24 h,d 1~2。每 2 周重复。

(6) Roswell Park 方案(亚叶酸钙+氟尿嘧啶):亚叶酸钙,500 mg/m², 静滴 2 h,每周 1 次,共 6 周;氟尿嘧啶,500 mg/m², 静注,亚叶酸钙给药 1 h 后,每周 1 次,共 6 周。每 8 周重复,共 4 个周期。

(7) SOX(奥沙利铂+替吉奥):奥沙利铂,130 mg/m², 静滴 2 h,d 1;替吉奥,40 mg/m², bid, 口服,d 1~14。每 3 周重复。SOX 在疗效上不劣于 CapeOX,患者耐受性良好。2003 年日本批准替吉奥治疗结直肠癌,但目前主要用于晚期结直肠癌患者,欧美尚未获得批准。

(8) 简化的双周氟尿嘧啶输注/亚叶酸钙方案:亚叶酸钙,400 mg/m², 静滴 2 h,d 1;氟尿嘧啶,400 mg/m², 静注,亚叶酸钙给药后,d 1;氟尿嘧啶,1200 mg/(m²·d), 静滴,d 1~2(持续 46 h)。每 2 周重复。

(9) 卡培他滨:1250 mg/m², bid, 口服,d 1~14。每 3 周重复,共 24 周。

【姑息及挽救化疗】

结肠癌多发转移无法手术、潜在可手术患者经新辅助治疗后仍然无法手术者及复发转移性结肠癌患者是姑息化疗的主要对象。复发转移性结肠癌过去未曾化疗者,上述辅助化疗方案可以使用;如果含奥沙利铂的化疗方案时间已过去 12 个月或由于神经毒性而停用奥沙利铂可重新使用。否则,选择原先未用过的药物,如伊立替康和(或)新靶点药物为基础的治疗方案,后者主要有贝伐单抗、西妥昔单抗、帕尼单抗和阿柏西普,它们单药疗效有限,通常需要与化疗联合使用。此外,雷替曲塞±顺铂、TAS-102 及瑞格非尼均可以考虑。

伊立替康单药用于初治的晚期结直肠癌患者的有效率为 26%~32%。在氟尿嘧啶耐药后的结直肠癌,伊立替康单药较最佳支持治疗 1 年生存率提高 22%(36% vs 14%)。Saltz 等比较了 IFL、Mayo 方案和伊立替康单药用于转移性结直肠癌一线化疗的疗效,结果显示联合化疗组较单药组在反应率、PFS 和 OS 方面均有优势,中位生存时间提高了 2 个月。

常用的化疗及新靶点药物治疗方案如下:

(1) OFOLFIRI 方案(伊立替康+亚叶酸钙+氟尿嘧啶):伊立替康,180 mg/m², 静滴 30~90 min,d 1;亚叶酸钙,400 mg/m², 静滴 30~90 min,d 1;氟尿嘧啶,400 mg/m², 静注,d 1;或氟尿嘧啶,2400 mg/m², 持续静滴 46 h。每 2 周重复。或者伊立替康,180 mg/m², 静滴 1 h,d 1;亚叶酸钙,100 mg/m², 静滴 2 h,d 1~2;氟尿嘧啶,400 mg/m², 静注,d 1~2;或氟尿嘧啶,600 mg/m², 静滴 22 h,d 1~2。每 2 周重复。

(2) FOLFIRI 和 FOLFOX 方案在有效率和生存期方面没有差异,均可作为晚期结直肠癌患者的一线化疗方案,疾病进展后可互换作为二线方案。但不良反应不同,前者以腹泻为主,后者主要是神经毒性和中性粒细胞缺乏。三药联合 FOLFOXIR 方案较两药方案在疗效上可能具有一定的优势,但其毒性明显增大,多数患者难以耐受,较少采用。

(3) FOLFOXIRI(伊立替康+奥沙利铂+亚叶酸钙+氟尿嘧啶):伊立替康,165 mg/m², 静滴 1 h,d 1;奥沙利铂,85 mg/m², 静滴 2 h,d 1;亚叶酸钙,200 mg/m², 静滴 2 h,d 1;氟尿嘧啶,3200 mg/m², 持续静滴 48 h。每 2 周重复。

(4) IFL 方案(伊立替康+亚叶酸钙+氟尿嘧啶):伊立替康,125 mg/m², 静滴 90 min;亚叶酸钙,20 mg/m², 静注;氟尿嘧啶,500 mg/m², 静注。每周给药 1 次,共 4 周,休息 2 周为 1 周期。

(5) OTAS-102:是一种口服核苷类抗肿瘤制剂,用于标准治疗无反应的晚期转移性结肠癌,用法为 35 mg/m²,口服,Bid,28 d 为 1 周期。最初 2 周中,连续 5 d 给药后停用 2 d,然后休息 14 d。接受 TAS-102 治疗的晚期转移性结肠癌患者中位 OS 为 9 个月,而安慰剂组为 6.6 个月;死亡的风险比那些服用安慰剂的患者降低 44%。患者耐受性良好,少数患者可出现白细胞减少和(或)贫血。

(6) 雷替曲塞±顺铂:雷替曲塞,3 mg/m², 静滴 15 min,d 1;在此基础上可加用顺铂,每 3~4 周重复,对部分患者或有一定效果。

(7) 伊立替康单药:伊立替康,125 mg/m², 静滴 30~90 min,d 1、8。每 3 周重复。或伊立替康,300~350 mg/m², 静滴 30~90 min,d 1。每 3 周重复。

(8) 阿柏西普:是一种血管生成抑制剂,为重组人融合蛋白,它与循环 VEGF 紧密结合使后者不能与细胞表面受体结合。阿柏西普适应证是联合 FOLFIRI 方案二线治疗含奥沙利铂方案疾病进展的晚期结直肠癌。用法为 4 mg/kg, 静滴>1 h,d 1,结束后立即开始 FOLFI-RI 方案化疗,每 2 周重复。Ⅲ期临床试验结果显示阿柏西普使转移性结直肠癌的 PFS 提高了 2~3 个月,OS 从 12.0 个月上升到 13.5 个月。阿柏西普最常见的不良反应为中性粒细胞减少、腹泻、口腔溃疡、疲劳、高血压、蛋白尿、体重减轻、食欲缺乏、腹痛、头痛,有可能引起消化道出血、穿孔,影响伤口愈合。

(9) 贝伐单抗:可联合化疗用于晚期结直肠癌的一线化疗。ECOG 3200 Ⅱ期临床试验比较了在氟尿嘧啶/亚叶酸钙和(或)伊立替康治疗进展后的患者随机接受 FOLFOX4、FOLFOX4 联合贝伐单抗和贝伐单抗单药的效果,贝伐单抗联合化疗组的中位生存期为 12.5 个月,高于 FOLFOX4 组的 10.7 个月,减少了 24% 的死亡风险。贝伐单抗单药组因疗效差早期即被叫停。贝伐单抗常与以下化疗方案联合:①FOLFOX 或 FOL-FIRI:贝伐单抗 5~15 mg/kg, 静滴,d 1。输注完毕后开始 FOLFOX 或 FOLFIRI 方案化疗,每 2 周重复。②CapeOX:贝伐单抗 5~15 mg/kg, 静滴,d 1;输注完毕后开始 CapeOX 方案化疗,每 3 周重复。贝伐单抗的主要不良反应为高血压、出血、胃肠道穿孔、动脉血栓等,这些严重不良事件的发生率较低,但如果发生可能致命。贝伐单抗增加术中出血、影响术后切口愈合,手术应在贝伐单抗末次使用后 6~8 周进行。近年来,有研究显示部分一线贝伐单抗治疗的转移性结直肠癌患者在疾病进展后,二线继续接受贝伐单抗治疗(即跨线治疗)的 OS 与疾病进展后停用贝伐单抗治疗者相比有延长(1.4 个月),这表明一线贝伐单抗治疗后,二线继续使用仍可能使患者获益。

(10) 帕尼单抗:是第一个完全人源化抗 EGFR 单抗,用于化疗失败后的转移性结直肠癌。帕尼单抗单药方案:帕尼单抗,6 mg/kg, 静滴 60~90 min,d 1,每 2 周重复。或 2.5 mg/kg, 静滴 60 min,d 1,每周 1 次,连续 8 周后休息 1 周。K-ras 野生型患者接受帕尼单抗联合 FOL-FOX 或 FOLFIRI 方案的治疗有显著 PFS 获益且耐受性良好,但不改善 OS。在 K-ras 野生型患者中,帕尼单抗联合方案对比单纯 FOLFOX4 化疗显著改善了患者的 PFS(9.6 个月 vs. 8.0 个月),但两组患者的 OS 无显著差异(23.9 个月 vs. 19.7 个月)。在 K-ras 突变型患者中,帕尼单抗联合方案对比单纯 FOLFOX4 化疗的 PFS 显著降低,OS 也无显著差异(15.5 个月 vs. 19.3 个月)。

(11) 瑞格非尼：可通过三种途径(肿瘤血管生成、肿瘤基质、癌基因)发挥抗肿瘤作用的多靶点酪氨酸激酶抑制剂，但究竟是哪种途径起到关键作用尚不得而知。FDA 于 2012 年获准治疗转移性结直肠癌，推荐用法 160 mg，口服，每天 1 次，连续服用 21 d，4 周为 1 疗程。CORRECT 试验中瑞格非尼组的中位 OS 为 6.4 个月，而安慰剂组为 5.0 个月，生存期增加了 29%，最常见的不良反应为疲乏无力、手足综合征、腹泻、食欲缺乏、高血压、口腔溃疡、感染、音量和音质改变、疼痛、体重降低、腹痛、皮疹、发热和恶心。低于 1% 的患者可出现严重的不良反应，包括肝损害、严重出血、皮肤发疱和剥离、需急诊治疗的极高水平的血压、心脏病发作和肠穿孔。

(12) 西妥昔单抗：在转移性结直肠癌的治疗中，西妥昔单抗可以单独使用，首次 400 mg/m^2，以后每周 250 mg/m^2，静滴。西妥昔单抗也与化疗联合应用，但在化疗方案配伍上具有选择性，西妥昔单抗与含奥沙利铂的化疗方案联合并未提高化疗疗效，不良反应反而增大，NCCN 指南中因此删除了西妥昔单抗与含奥沙利铂的化疗方案。而对伊立替康耐药的患者，西妥昔单抗(500 mg/m^2，静滴，每 2~3 周 1 次)可使 9% 的患者达到 PR，联合伊立替康有效率可达 22.9%，提示西妥昔单抗可逆转伊立替康的耐药性。西妥昔单抗和帕尼单抗任一治疗失败后不建议用另外一种，也不建议跨线治疗。

在姑息及挽救性化疗中，氟尿嘧啶或卡培他滨均可用替吉奥替代。

【维持治疗】

复发及转移性结肠癌的治疗中，一个重要问题是维持治疗的持续时间、间隔和方案的选择，因为这些患者中长期生存者并不少见，持续治疗必然以毒副作用和经济负担作为代价，甚至有过犹不及之虞。在 OPTIMOX1 试验中，研究组采用 FOLFOX7 方案化疗 6 个周期，然后改氟尿嘧啶/亚叶酸钙(双周方案)维持 12 个周期，再继续用 FOLFOX7 方案 6 个周期；对照组持续使用 FOLFOX4 直至肿瘤进展，两者有效率分别为 58.3% 和 58.5%，PFS 分别为 9.2 个月和 9.0 个月，OS 分别为 21.6 个月和 20.0 个月，后者的Ⅲ度神经毒性明显增多。该试验提示 6 个疗程的 FOLFOX7 治疗足够达到最佳的临床疗效，但由于 FOLFOX7 组的奥沙利铂剂量强度较 FOLFOX4 提高了约 37%，影响了结果的判断。OPTIMOX2 试验的设计中，A 组 FOLFOX7 方案 6 个周期后改氟尿嘧啶/亚叶酸钙方案维持，直至肿瘤进展至基线水平，再重新使用 FOLFOX6 方案；B 组则在 6 周期后完全停用化疗，进展至基线水平后重新使用 FOLFOX7 方案。结果显示，A 组的中位 PFS(9 个月 vs. 7 个月，$P=0.01$)和中位生存期(26 个月 vs. 19 个月)均优于 B 组。OPTIMOX2 试验的结果进一步提示，在维持治疗进展后重新使用奥沙利铂有效，患者又可再次获得一定时间的 PFS，而不必急于改用二线方案。GISCAD 研究比较了 FOLFIRI 方案间断应用(化疗 2 个月，休息 2 个月)与持续应用的疗效和耐受性，结果显示两组的客观有效率分别为 29% 和 35%，PFS 为 8.8 个月和 7.3 个月，OS 为 16.9 个月和 17.6 个月，而两组Ⅲ/Ⅳ度腹泻和中性粒细胞减少的发生率差异无显著性，提示 FOLFIRI 间断给药的方案可以取得与连续给药相似的效果。DREAM 临床试验将 700 例接受贝伐单抗联合一线化疗后疾病未进展的 446 例转移性结直肠癌患者随机分组，给予贝伐单抗联合或不联合厄洛替尼行维持治疗直至疾病进展，结果表明在贝伐单抗基础上联合厄洛替尼可进一步显著延长患者 PFS 近 1.2 个月，联合厄洛替尼组腹泻和皮疹发生率有所增加。DREAM 试验也为转移性结直肠癌开启了双重靶向治疗模式。

有不少学者提出"打打停停"(GO and STOP)的策略，采用这种策略可以在不牺牲疗效的前提下减少持续化疗的弊端。但在临床实际操作中，多少周期后"STOP"、"STOP"

多长时间、采用何种方案"GO"（原方案还是更改方案）基本上取决于医师经验和患者意愿。

【最佳支持治疗】

常规治疗失败者，后续治疗需要高度个体化。一般状况较差、广泛的远处转移或多种方案多种药物均告无效的，可能要及时转入对症支持治疗。

三、放疗及其他治疗

【放疗】

在结肠癌治疗中的价值有限，主要用于晚期患者的姑息治疗，但结肠癌浸润周围脏器（T4）时可考虑给予术后辅助放疗，放疗也可有选择地用于肺转移。

【射频消融】

射频消融可重复进行，脏器功能损伤小，主要用于肝、肺等内脏转移。肝转移射频消融的指征：肝转移灶的最大直径<3 cm且一次消融最多3个，也有学者认为可放宽到<5个且最大结节直径<5 cm。转移灶毗邻膈肌、胃、肠道等脏器，以及门静脉、下腔静脉及胆总管等大脉管时，不宜进行射频消融。

【化学消融】

化学消融可用于以下情况：①直径<5 cm的单个或多个转移癌，尤其是位置深在、手术困难者或其他原因不能耐受手术者；②转移性肝癌术后复发不宜再次手术者；③作为射频消融等局部治疗的补充治疗手段。具体操作：在超声引导下应用多孔注射针经皮穿刺，瘤内注射无水乙醇，一般每次3~10 ml，每周2~3次。

【肝动脉灌注化疗】

肝动脉灌注化疗可提高肿瘤病灶内的药物浓度，但疗效是否优于全身治疗尚有争议。

第六节 特殊类型结肠肿瘤

一、高级别上皮内瘤变

结肠肿瘤的组织学分类中将上皮内瘤变视为异型增生的同义词，轻度和中度异型增生归为低级别上皮内瘤变，重度异型增生和原位癌归入高级别上皮内瘤变（high grade intraepithelial neoplasia，HGIN）。

低级别上皮内瘤变可观察随访，HGIN原则上只需行局部切除，但HGIN实际已是浸润癌甚至发生远处转移的病例并不罕见。国内曾报道术前活检病理为HGIN者83例，术后仅4例（4.8%）仍为HGIN，肿瘤最大径1~2 cm，平均1.5 cm；余79例（95.2%）均证实为腺癌，肿瘤最大径1~8 cm，平均3.76 cm。引起上述问题的主要原因：活检时可能会因各种原因限制取材深度或仅炎症组织，未能达到固有层；肿瘤病灶的不均质性；病理制片技术及病理科医师对HGIN的把握存在差异。

有学者建议，对于>3 cm的肿瘤应积极进行根治性手术，而肿瘤<3 cm者可以先尝试经内镜下完整切除肿瘤再根据病理决定后续治疗：如病灶完整切除后仍为HGIN，随访即可；如为癌，可按相应期别结肠癌进行治疗和随访。

二、遗传性非息肉病性大肠癌

HNPCC 又称"Lynch 综合征",是一种 MMR 突变引起的常染色体显性遗传病,90% 以上的病例有 MSI。HNPCC 占全部大肠癌的 5%~15%。

Lynch 综合征具有明显的遗传性,多数学者主张 HNPCC 家族成员自 25 岁起每 1~3 年做 1 次全结肠镜检查,但预防性结肠切除尚有争议。HNPCC 确诊后治疗原则与同期结肠癌一致,但 HNPCC 需扩大切除。HNPCC 容易罹患肠外肿瘤如子宫内膜癌、输尿管癌和肾盂癌等,因此,随访包括泌尿生殖系统的超声检查。

三、家族性腺瘤性息肉病

家族性腺瘤性息肉病(familial adenomatous polyposis,FAP),又称家族性腺瘤病,是一种常染色体显性遗传性疾病,由 APC 基因种系突变所致,80% 的 FAP 患者有家族史。患者结直肠黏膜面布满多发性腺瘤,其数量通常为数百个至数千个不等。FAP 很易发生癌变,若不经治疗,几乎所有病例最终均要发生癌变。从腺瘤发展到癌一般需 10 年以上,最小年龄仅 20 岁,甚至可发生在儿童,平均年龄约为 40 岁。

手术是 FAP 主要的治疗手段。术式选择应综合考虑患者年龄、息肉多少、是否需要生育、发生韧带瘤的危险性及基因突变位点的信息,基本术式为全结肠切除回直肠吻合和全大肠切除回肠造袋肛门吻合。

第七节 预后及随访

【预后】

影响结肠癌预后的因素众多,TNM 分期是最重要的影响因素。肿瘤分化程度与预后关系密切,分化程度低预后相对较差。肿瘤侵犯神经和淋巴管、血管也是预后不良的因素。

右半结肠 5 年生存率明显高于左半结肠。肿瘤大体类型影响预后,隆起型肿瘤的肠壁侵袭、淋巴及血行转移的比率较低,病变多处于早期和中期,5 年生存率为 68%,远远高于弥漫溃疡型的 9%。肿瘤直径是否影响预后有不同意见,总体上倾向于否定。合并肠梗阻、出血、穿孔等相对无并发症者预后要差,同时性肝转移比异时性肝转移的预后差。

新辅助化疗能够反映肝转移癌的预后,有效(完全缓解+部分缓解)、稳定和进展者,肝切除术后 5 年生存率分别为 37%、30% 和 8%。

年龄是保护因素,年龄越小预后越差。输血量越大预后越差,一般的解释是输血降低了机体的免疫力,但输血多者可能是手术难度大或身体状态差,因此与预后的因果关系有不同的解释。

癌基因或抑癌基因突变与结肠癌预后关系尚无定论,至少在 Ⅰ、Ⅱ 期结肠癌中找不到这种联系,尽管 K-ras 突变普遍认为是结直肠癌的早期事件。K-ras 或为 60 岁以下的 Ⅲ 期结肠癌患者的预后因子,K-ras 的预测效果在 Ⅲ 期患者中远较在 Ⅰ、Ⅱ、Ⅳ 期患者中显著。

有资料证明,术前血清 CEA 升高者预后较差,但 50% 以上的结肠癌患者 CEA 正常,至少说明其代表性不够。有认为,DNA 甲基化可预测 Ⅲ 期近端结肠癌术后复发风险,但在临床未被广泛应用。

【随访】

病史采集和体检,术后 2 年内每 3~6 个月 1 次,第 3~5 年每 6 个月 1 次;胸、腹、盆腔 CT 检查,每年 1 次,共 3~5 次。结肠镜检查在手术后 1 年进行,如术前因梗阻而未行肠镜检查,需在术后 3~6 个月时进行,3 年后重复肠镜检查,然后每 5 年检查 1 次,如肠镜发现绒毛状息肉、直径>1 cm 的腺瘤或 HGIN,应 1 年内重复肠镜检查。PET-CT 不作常规推荐。

对 T2 或以上的结肠癌应监测随访 CEA,频率同体检。但是,CEA 监测复发与转移的价值还有争议,Moertel 等报道 1017 例患者,417 例复发中仅 59% CEA 升高。CEA 升高、CEA 正常及未以 CEA 监测的复发患者,经再次手术等治疗后 1 年以上无复发者分别为 2.9%、1.9% 与 2.0%,因此认为 CEA 监测不能提高治愈率。无论如何,单纯 CEA 水平升高不能确定为复发或转移,进一步检查包括结肠镜、胸部、腹盆腔 CT 扫描及体检,也可以考虑 PET-CT。当 CEA 水平升高而影像学检查结果正常时,则推荐每 3 个月重复 1 次 CT,直至发现病灶或 CEA 水平稳定或下降。

结肠癌术后吻合口或腔内复发率为 2%~4%,但发生后多数难以切除,因此结肠镜随访并不能改善复发患者的生存率。结肠镜随访的主要目的是发现剩余结肠的二发肿瘤,早期发现的二发肿瘤仍有根治机会。

第八章 直肠癌

20世纪80年代之前,直肠癌发病率明显高于结肠癌,此后男女性结直肠癌发病率均在上升,但结肠癌发病的速度反超直肠癌。上海市1973~2005年男女性结肠癌标化发病率分别由6.09/10万和5.7/10万上升至14.7/10万和14.35/10万,直肠癌分别由7.68/10万和6.51/10万上升至11.45/10万和8.28/10万。全国的流行病学特点与上海略有差别,1988~2002年中国10个市县大肠癌新发病例占全部恶性肿瘤的9.27%,居第4位。结肠癌发病率(10.77/10万)稍高于直肠癌(9.33/10万),城市和农村的结肠癌与直肠癌发病率之比分别为1:0.78和1:1.60,说明城市结肠癌发病率高于直肠癌,农村则相反。1988~1992年和1993~1997年2个时期,直肠癌死亡率均高于结肠癌,而1998~2002年结肠癌死亡率高于直肠癌。1988~1992年、1993~1997年、1998~2002年3个时期的结肠癌与直肠癌发病率之比分别为1:0.94、1:0.87和1:0.81,死亡率之比分别为1:1.16、1:1.04和1:0.93。一般认为,直肠癌和结肠癌的这些流行病学变化,是我国人民生活和饮食结构日益城市化、西方化的产物,是环境因素影响肿瘤发生发展的最有力证据,因为人类基因不可能在这样短的时间发生如此大的变化。

结直肠癌的发病与年龄密切相关,通常约40岁开始发病,50岁后每增加10岁发病率约翻1倍。1998~2002年33年间,我国男女性结直肠癌的平均发病年龄由57~60岁推迟到66~70岁。在北京协和医院,直肠癌40~60岁的患者明显多于结肠癌患者,而70岁以上的结肠癌患者明显多于直肠癌患者,再次说明结直肠癌分开统计的重要性。

直肠癌症状较为明确,自出现症状至就诊的时间较短,贫血少见,结合肛诊常可初步诊断。结肠癌临床表现缺乏特异性,贫血及不明原因的远处转移多见并因此更易误诊,更多地需要CEA和肠镜检查。

中下段直肠癌在整个直肠癌中占3/4,治疗难度大、术式多,预后明显劣于结肠癌。1988~1992年和1993~1997年两个时期,直肠癌死亡率均高于结肠癌,而1998~2002年结肠癌死亡率高于直肠癌,城市和农村结肠癌与直肠癌死亡率之比分别为1:0.90和1:2.19。结直肠癌死亡率的这些变化仍是疾病本身的规律使然。

直肠癌治疗容易造成排便和泌尿生殖功能损伤,局部复发远较结肠癌常见,放疗在直肠癌中有重要价值,但在结肠癌中很少应用。直肠癌肝或肺转移的疗效似乎明显差于结肠癌。Ⅱ期直肠癌患者术前放化疗后,无论病理结果如何,均推荐术后进行辅助化疗,而同期的结肠癌有高危因素才进行术后辅助化疗。

由上可见,直肠癌和结肠癌是不同的疾病NCCN将结直肠癌分别介绍,反映了认识的深入。但到目前为止,直肠癌和结肠癌仍采用相同的TNM分期系统,建立在国外研究基础上的治疗原则多来自结肠癌研究结果。由于西方国家直肠癌发病率低,这种外推未必可靠。

第一节 检查、诊断及分期

一、检 查

除血、尿及大便常规、生化检查、血清 CEA 测定外,还需常规行肛门指检、肠镜检查和活检及相关影像学检查。

【肛门指检】

指检通常可触及距肛缘 7 cm 以内的直肠壁及其周围脏器组织,应当注意肿瘤是否有蒂及基底部大小,肿瘤下缘距肛缘的距离,肿块的大小、质地、占肠壁周径的范围、活动度,肛门括约肌的紧张性及肿瘤肠外浸润情况。女性患者可配合双合诊了解阴道壁是否受侵犯。肛门指检因受医师经验影响,有时将子宫后倾、前列腺肥大、干粪块等误为肿瘤。

【肠镜检查】

肠镜检查包括直肠镜和全结肠镜检查,前者主要目的是活检和确定肿瘤所在直肠的位置,后者主要目的是排除伴发的结肠肿瘤。NCCN 指南推荐使用硬质直肠镜,欧洲肿瘤内科学会推荐加用 MRI(表 8-1)。

表 8-1 不同测量方法下的直肠分段

分段	硬质直肠镜	软质直肠镜	MRI
下段	<5 cm	<5 cm	<4 cm
中段	5~10 cm	5~10 cm	4~8 cm
上段	10~15 cm	10~15 cm	8~12 cm
参考平面	肛缘	肛缘	肛门直肠交界

【MRI】

MRI 图像上肿瘤与周围脂肪存在较强的对比,它显示直肠周围侵犯情况比 CT 更清晰,能准确显示直肠系膜的软组织结构包括直肠系膜的筋膜,因此能为直肠癌提供环周切缘(circumferential resection margin,CRM)术前评估。直肠内 MRI 进行 T 分期的准确性和直肠内超声(EUS)相似,但需要专门的直肠内线圈且操作麻烦、价格高,我国尚未普及。MRI 对直肠癌 N 分期的准确性低于 80%,超小超顺磁性氧化铁增强 MRI 可提高 N 分期的准确性。

【直肠内超声及腹部超声】

EUS 在直肠癌 T 分期中是准确性较高的影像学检查手段。EUS 将直肠由内到外分为 5 层:黏膜层、黏膜肌层、黏膜下层、固有肌层和直肠周围脂肪,T 分期准确性可达 75%~95%,但肿瘤周围炎性反应增生及活检后改变可能导致 T 分期过高,而一些微小的浸润可能难以发现。EUS 对直肠癌 N 分期准确性为 62%~83%。EUS 诊断准确性很大程度上取决于检查者的经验和技能,这影响了检查结果的稳定性;EUS 对直肠癌新辅助治疗后疗效评价准确性较差,它很难区分治疗后瘢痕和残留肿瘤组织;EUS 对于超出探测器以外的淋巴结如髂血管旁、肠系膜或腹膜后淋巴结及远处脏器转移无能为力。腹部超声可作为肝脏及腹膜后淋巴结转移的初筛。

【CT】

CT 可能发现局部肠壁的增厚,了解直肠肿瘤与周围脏器的关系,特别是有无骶骨侵犯。

患者因梗阻或其他原因致结肠镜检查不满意时,CT 仿真内镜可作为替代检查。CT 判断局部浸润深度不可靠,对直肠癌 T 分期准确性不理想。

【X 线】

胸部 X 线平片可用于了解肺部有无转移病灶。气钡双重造影在直肠癌中的价值不如结肠癌,一般不推荐使用。

【PET-CT】

PET-CT 对直肠癌术前分期价值不大,主要用于直肠癌肝转移灶可切除或者潜在可切除患者术前检查,目的是避免不必要的手术。PET-CT 有助于鉴别肿瘤复发、残存还是手术或放疗引起的瘢痕组织。

【分子标志物】

分子标志物检查及临床应用借鉴于结肠癌,见第七章。

二、诊　　断

便血和排便习惯改变是直肠癌的基本临床表现,癌肿侵犯周围组织器官,如膀胱或前列腺可致排尿困难、尿频、尿痛等症状,侵及骶前神经丛会出现局部疼痛。通过病史询问、直肠指检和肠镜检查,直肠癌诊断通常不难。少数情况下,直肠癌可能与以下疾病混淆:

【痔】

痔一般多为无痛性便血,血色鲜红不与大便相混合,直肠癌便血常伴有黏液而出现黏液血便和直肠刺激症状。对便血患者必须常规行直肠指诊,痔和直肠癌误诊常因未行认真体检。

【肛裂】

肛裂肛门出血,血色鲜红,量不多,排便时及排便后肛门疼痛。肛门视诊可见皮肤裂伤和前哨痔,指检有时可触及肥大肛乳头。

【肛瘘】

肛瘘患者常有肛旁脓肿史,局部红肿疼痛,常由肛窦炎演变而来。

【阿米巴肠炎】

阿米巴肠炎常表现为腹痛、腹泻,粪便为暗红色或紫红色血液及黏液。肠炎慢性刺激可致肉芽及纤维组织增生,使肠壁增厚,容易误诊为直肠癌,需借助纤维结肠镜检查及活检加以鉴别。

【直肠息肉】

直肠息肉主要表现为便血,肿块一般较软,需借助活检来鉴别。

【直肠和盆腔内其他肿瘤】

例如,直肠淋巴瘤、黑色素瘤和间质瘤等;宫颈癌侵犯直肠和直肠癌侵犯宫颈有时不易区分。

三、分　　期

直肠癌和结肠癌均采用相同的 TNM 分期系统(见第十五章)。尽管 EUS 和直肠内 MRI 使得直肠癌术前分期和术后病理分期一致性得到提高,但是分期过高或过低的情况难以避免。对于可手术患者,分期应以病理检查为依据。直肠癌同样强调淋巴结检测数目不得少于 12 个。

采用新辅助治疗的Ⅱ期和Ⅲ期直肠癌,术后病理要评价其疗效。肿瘤消退分级推荐用改良的 Ryan 分级方法:0 级(完全反应)无活的癌细胞残留;1 级(中度反应)单个或小簇癌细胞残留;2 级(轻度反应)残留癌灶,间质纤维化;3 级(反应不良)仅少数或未见癌细胞消退。CRM 是评价全直肠系膜切除(total mesorectal excision,TME)手术效果的重要指标,指整个直肠肿瘤和直肠系膜沿冠状面连续切片,观察其整个 CRM 是否有肿瘤侵犯,肿瘤距切缘>1 mm 视为阴性,≤1 mm 则视为阳性。外科学将盆筋膜脏层包绕直肠周围的脂肪、结缔组织、血管、神经和淋巴组织统称为直肠系膜,TME 术的范围是从第 3 骶椎前方至盆膈直肠后方及双侧固定直肠的疏松结缔组织,解剖学上并无此名词。

第二节 治 疗

【Ⅰ期】

单纯根治性手术可获得较满意的长期生存率,术后一般无须进行辅助治疗。2013 年第 1 版 NCCN 直肠癌指南建议 CT1~2N0 经腹切除,其中部分 cT1N0 者也可选择经肛门切除。部分经过选择的Ⅰ期低位直肠癌可通过局部切除±术后放疗,在保肛的同时获得与根治性手术相仿的疗效。

【Ⅱ期和Ⅲ期】

可切除者首选术前放化疗后行根治手术,术后再给予氟尿嘧啶为基础的辅助化疗;不可切除的术前同步放化疗有可能为部分患者争取到手术机会,至少可望起到缓解症状的作用。卫生部结直肠癌治疗规范认为术前放化疗仅适用于距肛门<12 cm 的直肠癌。

【初治Ⅳ期】

建议化疗±原发病灶放疗,治疗后重新评估可切除性;转移灶必要时行姑息减症放疗。

【术后和放疗后复发】

直肠癌根治术后局部复发率为 3%~11%,明显高于结肠癌。复发最常见部位为吻合口、会阴部、骨性骨盆、盆内邻近脏器、淋巴结及腹膜,依据肿瘤生长和浸润的范围可分为:①中央型,肿瘤局限浸润盆腔器官组织,但并未到达或浸润盆骨;②骶骨型,肿瘤生长在骶前并浸润骶骨;③侧壁型,肿瘤生长在盆侧壁,并浸润闭孔或坐骨神经等;④复合型,兼有骶骨型和侧壁型。其中,肿瘤侵犯骶骨及侧壁者手术切除率低,预后不良。复发后再次手术适应证:①患者全身情况良好;②仅有会阴部复发而没有无法切除的远处转移;③会阴部复发肿瘤局限,未浸润盆壁,无下肢水肿、坐骨神经痛(多为骶神经根受侵)等表现。以前认为双侧输尿管梗阻、肾盂积水为手术禁忌证,但再次手术解除梗阻后肾功能多能恢复。

不能直接切除的复发病灶酌情放化疗,未放疗者照射野包括复发肿瘤、高危区域、区域淋巴结引流区(真骨盆区),放疗剂量为 45~50 Gy,对肿瘤病灶可局部加量。有放疗史者再程放疗能使约 50% 的复发患者获得再次手术的机会,一般要求两次放疗间隔>6 个月,只需照射复发肿瘤病灶即可,再程放疗的总剂量 30~40 Gy 较为安全,三维适形放疗可以减少正常组织的受量。

一、手 术

可手术直肠癌不仅依据病期,还要考虑到部位。直肠上端与乙状结肠相接。起自第 3 骶椎平面,下端在齿状线处与肛管相连,长 12~15 cm。中下段直肠癌是指距齿状线 10 cm 以内,位于直肠中下 2/3 的肿瘤;低位直肠癌是发生在直肠下 1/3,距齿状线 5 cm 以下的肿瘤;距齿状线 10 cm 以上者为上段直肠癌。中上段直肠癌推荐行低位前切除术;中下段直肠癌须在根治肿瘤的前提下,尽可能保持肛门括约肌功能、排尿和性功能;低位直肠癌推荐腹会阴切除术(abdominoporinal resection,ARP)或有选择的保肛手术。无论何种术式,切缘距离肿瘤应≥2 cm,直肠系膜远切缘距离肿瘤≥5 cm,下段直肠癌远切缘距肿瘤 1~2 cm 者,需要术中冷冻病理检查证实切缘阴性。

合并肠梗阻的直肠新生物,临床高度怀疑恶性而无病理诊断,可耐受手术的患者建议剖腹探查,酌情行 I 期切除,或行经腹直肠癌切除、近端造口、远端封闭手术(Hartmann 手术),或造瘘术后 II 期切除。

低位直肠癌保肛术的适应证:①肿瘤下缘距肛缘 4~8 cm;②直肠指诊肿瘤活动度好,瘤体局限在直肠壁内;③肿瘤分化较好,如为高度恶性的低分化直肠癌应慎行保肛术;④不因保肛术影响生存时间,增加术后复发的概率。有强烈保肛意愿拒绝手术的患者,放疗或同步放化疗不失为一种选择。

肿瘤侵犯周围器官时可以考虑联合脏器切除。

直肠癌术式远较结肠癌复杂多变,经常使用的术式如下。

【经肛切除术】

经肛切除术必须同时满足以下条件方可实施:①cT1N0M0;②侵犯肠周径<30%;③切缘阴性(镜下距肿瘤边界>3 mm);④肿瘤活动,不固定;⑤距肛缘<8 cm(内镜微创手术除外);⑥无血管淋巴管浸润或神经浸润;⑦高-中分化;⑧治疗前影像学检查无淋巴结肿大的证据。局部切除术后如果病理检查发现预后不良的因素,如 T2、肿瘤分化差、切缘阳性、脉管浸润或神经浸润,则推荐再次经腹或 ARP 手术,若不能行根治术则需行放疗。cT2N0M0 局部切除术后局部复发率高达 18%,所以在 2010 年及以后的 NCCN 直肠癌指南中,该期不再作为局部切除的适应证。

【低位前切除术】

低位前切除术即 Dixon 手术,常用于肿瘤下缘距肛缘>8 cm 的中上段直肠癌。该术式最大的优点是保留了直肠下段、肛管、肛提肌及肛门内括约肌,故术后肛门功能好。

【Parks 术】

Parks 术即肛管袖套内结肠肛管吻合术,适用于肿瘤下缘距肛缘>5 cm 的直肠癌。

【腹会阴切除术】

腹会阴切除术即 Miles 手术,指征:①肿瘤与括约肌之间无间隙;②肿瘤已侵及括约肌;③肿瘤与盆底固定;④远切端与括约肌之间距离<1 cm;⑤患者原有排便控制功能不全。

【Hartmann 手术】

Hartmann 手术适用于因全身一般情况差,不能耐受 Miles 手术或者急性梗阻不宜进行 Dixon 手术的直肠癌患者。Hartmann 手术虽然创伤小,但是容易有肿瘤残留。

【经会阴前平面超低位直肠前切除术】

2008 年 Williams 首先实施一种新的低位直肠癌保肛术式,即经会阴前平面超低位直肠前切除术(anterior perineal plane for ultra-low an-terior resection of the rectum,APPEAR)。该手术可以游离出常规手术无法显露的下端直肠,从而为保肛创造了必要的条件。初步研究结果显示 APPEAR 术后肛门功能较好,远期疗效仍需要大样本的临床试验加以证实。

【腹腔镜手术】

腹腔镜下直肠癌根治术的优点除了微创外,还表现在腹腔镜具有放大作用,手术视野更广阔,这对保护直肠括约肌有很大的帮助。腹腔镜术尚适用于肿瘤下缘距肛缘>4 cm 的中低位直肠癌保肛。但它也存在不少不足:直肠的位置相对深在,解剖复杂,需要较高的手术技巧;缺乏触觉反馈;肿瘤远切缘难以准确确定;超低位离断困难等。腹腔镜直肠癌手术的随机试验数据尚有限。2013年新版的 NCCN 指南中仍认为腹腔镜手术仅适用于临床研究,并不推荐其常规开展。

二、放疗及放化疗

【Ⅰ期】

一般无须术后辅助治疗,但有以下因素之一建议术后放疗:①术后病理分期为 T2;②肿瘤最大径>4 cm;③肿瘤占肠周>30%;④低分化腺癌;⑤神经侵犯或脉管瘤栓;⑥切缘阳性或肿瘤距切缘<3 mm。

【可切除的Ⅱ期和Ⅲ期】

术前或术后放疗均比单纯手术明显降低局部复发率,但是否改善总生存(OS)文献报道不一。

术前放疗或可使大部分术前判断需做 ARP 的病例完成保肛手术;若肿瘤位置接近齿状线,则可使保留肛门括约肌的手术由原来的不可能变为可能;可降低盆腔淋巴结分期,减少肿瘤的局部复发率。多组统计资料表明,术前放疗者局部复发率为 8%~17%,而单纯手术组为 30%左右。

术前放疗有两种方案可供选择。一是传统的长程放疗,即每天照射 1 次(1.8~2.0 Gy),共 25 次,总剂量 45~50 Gy,5 周完成,放疗期间同步氟尿嘧啶和亚叶酸钙化疗,放疗结束休息4~6周后手术。如身体状况不允许,可仅予放疗。另一方案是短程放疗(short course radio therapy,SCRT),每天照射 1 次(5 Gy),共 5 次,总剂量 25 Gy,等效生物学剂量约 40 Gy,放疗期间不行化疗,放疗结束后 1 周进行手术。两种方法在 OS 和远期不良反应上差异无显著性,长程放疗配合化疗在肿瘤降级方面有明显优势,对于 T 病灶较大的 T4 病变更具优势,在美国应用较多;而 SCRT 时间短、患者依从性好、短期不良反应轻,在欧洲应用广泛。

卡培他滨与静脉输注氟尿嘧啶有等同的疗效,替吉奥理论上和卡培他滨疗效没有不同。术前放疗同步给予奥沙利铂或伊立替康联合氟尿嘧啶在肿瘤降级方面并不优于单药氟尿嘧啶。然而,直肠癌仅有约 70%对放化疗有反应,目前尚无有效预测放化疗疗效的工具,这有可能延误患者的治疗时机。另一个极端是术前放化疗可使 10%~20%的患者临床完全缓解(clinical complete response,CCR),对于这部分患者是单纯的临床观察,还是局部切除,或是仍然进行根治性切除仍存在争议。多数学者认为,CCR 中有 60%的患者存在隐匿性癌巢,18%的 CCR 患者存在淋巴结转移,因此无论术前放化疗的反应如何,都应当接受根治性手术。除非患者年龄大,手术风险高或预期生存时间有限。NCCN 指南更是建议,术前放化疗达到 CCR 的Ⅱ期和Ⅲ期患者需要行术后辅助化疗。

对各种原因未行术前放疗的Ⅱ~Ⅲ期直肠癌患者术后均建议行辅助放疗,放疗剂量(45~50)Gy/25 f/5 W。术后放疗可显著降低直肠癌术后局部复发率,但多不能改善 OS。

术前放化疗较术后辅助放化疗有更多优势,在德国经典的 CAO/ARO/AIO 94 试验中,局部复发率分别为 6%、13%,保肛率分别为 39%、19%。术后放疗的不利因素还有术后瘤床组织乏氧降低放疗疗效;小肠与盆腔粘连,增加了放疗副作用。但术后放疗因有病理分期依据,可避免部分Ⅰ期直肠癌不必要的术前放疗。

【不可切除的Ⅱ期和Ⅲ期】

术前放化疗可能使肿瘤降期、提高保肛率和手术切除率,并降低局部复发率。治疗原则和方法与可切除者相同。

照射范围应根据肿瘤所在直肠位置而定。上段直肠癌包括原发肿瘤、高危复发区域或瘤床、直肠系膜区和骶前区,中低位直肠癌靶区还应包括坐骨直肠窝;区域淋巴引流区包括真骨盆内髂总血管淋巴引流区、直肠系膜区、髂内血管淋巴引流区和闭孔淋巴结区。照射剂量为(45~50.4)Gy/(25~28)f/(5~5.3)W 照射,术后肿瘤残留、不能手术或不愿手术者,全盆腔照射后局部缩野追加 10~20 Gy。

在 NCCN 直肠癌指南中,调强放疗和图像引导放疗只用于临床试验或肿瘤复发后的再程放疗。

【姑息性放疗】

姑息性放疗可以有效地控制肿瘤引起的疼痛、出血,缓解肿瘤性梗阻,放疗的剂量和放射野取决于患者的一般状况、病灶大小等因素。

【化疗及新靶点药物治疗】

化疗及新靶点药物治疗基本是从结肠癌或结直肠癌的临床试验外推而来,具体用法可参见结肠癌章节。

三、肠造口常见并发症及处理

【肠造口水肿】

肠造口水肿通常发生在术后 2~5 d,一般不必处理,1 周后可自行消失。但如果造口黏膜水肿加重呈灰白色,可用生理盐水或呋喃西林溶液持续湿敷。

【肠造口狭窄】

扩张造瘘口可以缓解狭窄,但如果出现缺血性坏死应剖腹探查。此外,造口狭窄应警惕肿瘤复发或进展。

【肠造口周围皮炎】

主要是粪便流到皮肤与造口袋之间刺激皮肤所致,少数是因为对造口袋过敏。预防的方法是造口外翻 2~3 cm,造口袋开口适中,如过敏考虑更换其他材质的造口袋。治疗上可使用莫匹罗星或氢化可的松软膏局部涂抹,长期应用应警惕真菌感染。

【造口脱垂】

轻者可使用弹性腹带对肠造口稍加压,重者则要切除膨出或脱垂的肠段,许多时候要重做肠造口。

【造口旁疝】

较小的造口旁疝不需要特殊处理,造口旁疝增大影响造口袋粘贴和护理时,可用专制的造口旁疝带压迫。当巨大疝影响外观及造口护理时,或有持续性疼痛、造口周围有难治性皮炎,以及有肠梗阻危险时,应考虑手术治疗。

第三节 预后及随访

【预后】

结肠癌的诸多预后因素在直肠癌同样有参考意义。

T 分期是直肠癌的独立预后因素,同样是Ⅲ期直肠癌,T1~2N1M0 患者预后优于 T3~4N1M0,而Ⅱ期直肠癌中 T3N0M0 患者的预后略好于Ⅲ期中 T1~2N1M0;根治术后局部复发率与直肠癌分期存在密切联系,T3N0M0 为 16%~34%,T4 或区域淋巴结转移者为 34%~65%,而 T1~2N0M0 患者不到 15%。局部复发直肠癌未经治疗平均生存时间仅为 8 个月。

CRM 阳性的患者不但局部复发率高而且预后较差。

直肠癌病变部位在腹膜返折以上和腹膜返折以下的预后也不同,低位直肠癌的局部复发率为 13%,而较高位直肠癌的局部复发率仅为 4%。低位直肠癌患者的 5 年生存率也更低。与欧美国家相比,我国中下段直肠癌比例较高,为 70%~80%,这也是我国直肠癌生存率低于欧美国家的一个重要原因。

术前放化疗敏感者往往提示预后较好。

许多分子生物学特征对直肠癌预后可能产生影响,18q 等位基因缺失者的 5 年生存率约 54%,无缺失者可达 93%。

【随访】

随访原则和内容与结肠癌相似,只是对行低位前切除的患者增加了吻合口的直肠镜检查,每 6 个月 1 次,连续 5 年。5 年之后不建议常规做 CEA 及 CT 监测。EUS 作为早期监测手段的价值仍不清楚。

第九章 大肠癌

大肠癌的发病与高蛋白、高脂肪、低纤维素的饮食,特别是腌、熏、炸的食品有关,少运动、肥胖也明确与大肠癌发病相关,而多食蔬菜、水果与大肠癌呈负相关。大肠癌的主要癌前病变已经确定,约80%的大肠癌系由大肠腺瘤演变而来,从腺瘤演变成癌历时5~10年。

世界卫生组织报道,我国2002年新发大肠癌150 656例,其中男性89 102例,女性62 514例,成为全球大肠癌发病数最多的国家。

一、病 理 学

【组织学类型】

1. 腺癌(adenocarcinoma) 是最常见的组织学类型,占绝大多数。镜下主要可见呈不同程度的腺样结构,肿瘤细胞由柱状和杯状细胞组成,也可见少量神经内分泌细胞和Paneth细胞。通常腺癌都能看到有多少不等的黏液区,如果这些区域不超过镜下观察最大最多视野肿瘤区域的50%,仍应归入腺癌这一类型。

2. 黏液腺癌(mucinous adenocarcinoma) 为肿瘤中含有大量黏液(多于肿瘤的50%)的腺癌,一般在大体观察时可辨认。常见两种生长方式:①由柱状黏液分泌上皮构成的腺体,与间质中的黏液混在一起;②由黏液围绕着不规则的细胞索或巢。这种类型以细胞外黏液湖为特征,细胞外黏液湖含有以链状排列的细胞或单个细胞形式存在的恶性上皮。许多MSI-H癌属于黏液腺癌类型。有些肿瘤出现两种生长方式,并可出现印戒细胞。但是一旦印戒细胞数目占肿瘤50%以上成分时,则此类型应归于印戒细胞癌。黏液腺癌与一般腺癌相比易伴发结直肠腺瘤。

3. 印戒细胞癌(signet ring cell carcinoma) 常见于年轻患者。为印戒细胞数目占肿瘤50%以上成分时的恶性上皮性肿瘤。印戒细胞镜下形态是单个肿瘤细胞的胞质充满黏液,核偏于胞质一侧。典型的印戒细胞内有一个大的充满细胞质的黏液腺泡取代了细胞核。印戒细胞出现在黏液腺癌的黏液湖或者弥漫浸润过程中伴随少量细胞外黏液共同出现。MSI-H癌属于该类型。可见转移到淋巴结、腹膜表面和卵巢。扩散的方式是腹膜播散,预后极差。

4. 小细胞癌(small cell carcinoma) 也称为燕麦细胞癌(oat cell carcinoma),是一种在组织学、生物学行为和组织化学与小细胞(燕麦细胞)肺癌相似的恶性上皮性肿瘤。恶性程度高,诊断时常已出现广泛扩散。早期即可发生淋巴结和肝转移。

5. 鳞癌(squamous cell carcinoma) 罕见,为完全由鳞状细胞构成的恶性上皮性肿瘤。诊断此癌应确定有细胞间桥和角质的存在。低位直肠鳞癌应考虑肛管鳞癌向上蔓延或黏膜下转移的可能。

6. 腺鳞癌(adenosquamous carcinoma) 一种同时出现腺癌和鳞癌成分的肿瘤,两者可以独立存在,也可以混合存在。在分化好的鳞癌成分中可见到典型的细胞间桥和角化现象。这一类型的肿瘤不常见。如果病变被诊断为腺鳞癌,其中肯定有多个小灶性鳞状上皮化生区。腺癌伴小灶性鳞化,仍属腺癌。

7. 髓样癌(medullary carcinoma) 是一种罕见类型,恶性肿瘤细胞呈片状排列,以具有泡状核、明显核仁和大量粉红色胞质为特征,并可见明显的上皮内淋巴细胞浸润。常为 MSI-H,与低分化腺癌及未分化癌相比,其预后较好。

8. 未分化癌(undifferentiated carcinoma) 少见,为一类无腺上皮分化的形态学改变或其他明确分化特征的恶性上皮性肿瘤。形态上是未分化的,这类肿瘤遗传学特征独特,并且与 MSI-H 关系密切。癌细胞弥漫成片或呈团块状,不形成腺管状或其他组织结构,癌细胞大小形态可较一致。有时细胞较小,与恶性淋巴甚难鉴别。通过黏液染色和免疫组织化学方法可以将其与低分化腺癌、小细胞癌、淋巴瘤等其他类型恶性肿瘤进行鉴别。

9. 其他类型 组织成分含有梭形细胞的癌最好以梭形细胞癌(spindle cell carcinoma)或肉瘤样癌(sarcomatoid carcinoma)命名。梭形细胞至少有一小灶的梭形细胞表达细胞角蛋白(CK)。癌肉瘤(carcinosarcoma)用于包含癌性和间叶成分的恶性肿瘤。大肠癌其他少见的组织类型包括多形性细胞(巨细胞)癌,绒毛膜上皮癌,色素性、透明细胞和富于 Paneth 细胞癌(隐窝细胞癌,crypt cell carcinoma)。

由于在病理诊断中并不完全呈现单一特征的肿瘤,因此国内分类对此进一步说明。当同一种肿瘤出现两种以上组织学类型时,建议按下述原则进行诊断:①两种组织学类型数量相似,则在诊断及分类时将两种类型均写明,但应将预后较差的类型置于首位,如黏液腺癌及高分化腺癌。②两种组织学类型,其中一类占 2/3 以上,另一类仅占 1/3 以下,则有两种情况:若小部分的肿瘤组织分化较差,则应将主要的组织学类型列在诊断的首位,分化较差的列在后面,如高分化腺癌,部分为黏液腺癌。若小部分的组织分化较高,则可不列入诊断。

二、播散途径与分期

【播散途径】

1. 直接浸润 一般来说,大肠癌的生长速度较慢,其环绕肠管扩展一周需 18~24 个月,即每 5~6 个月扩展 1/4 周。当始于大肠黏膜的癌浸润至黏膜肌层以下时,由于其沿淋巴管、血管四周的间隙扩展,其阻力小,因此癌在黏膜下层、肌层及浆膜下层中的蔓延要比黏膜层广。手术时必须距黏膜表面的肿瘤相当距离切断肠管方才安全而无切缘有癌浸润之虞。大肠癌浸润穿透肠壁时,即可直接浸润邻近组织器官。

2. 种植播散 大肠癌浸润肠壁浆膜层时,癌细胞可脱落于腹膜腔而发生种植播散;广泛的种植播散可产生癌性腹水;肿瘤表面的癌细胞可脱落进入肠腔。

3. 淋巴道转移 癌细胞如只限于黏膜层时,由于黏膜层中无淋巴管存在,所以不至于发生淋巴道转移。但如癌已突破黏膜肌层浸润达黏膜下层时,就有可能发生淋巴道转移。

4. 血道转移 大肠癌发生血道转移的情况相当常见。如癌仅侵及肠壁内静脉者对预后影响不大,但肠壁外静脉(周围结缔组织中的静脉)受侵时,预后即明显较差。

【分期】

TNM 分期系统(2002),是目前国际使用的标准系统。

1. 结直肠肿瘤 UICC/AJCC 的 TNM 分期(2002,仅适用于癌)

T——原发肿瘤

TX 无法评价原发性肿瘤或原发瘤不能确定或不能确定浸润深度

T0 无原发性肿瘤的依据

Tis 原位癌,上皮内或黏膜内
T1 肿瘤侵犯黏膜下层
T2 肿瘤侵犯肠壁肌层
T3 肿瘤穿透肌层达浆膜下或进入无腹膜被覆的结肠周围或直肠周围组织
  T3扩展分期:
    pT3a 最小浸润,超出肠壁肌层<1 mm
    pT3b 轻度浸润,超出肠壁肌层1~5 mm
    pT3c 中度浸润,超出肠壁肌层5~15 mm
    pT3d 扩散浸润,超出肠壁肌层>15 mm
T4 穿透浆膜或直接侵犯其他器官或组织结构
  T4扩展分期:
    pT4a 肿瘤直接浸润邻近器官或组织
    pT4b 肿瘤穿透脏腹膜
N——区域淋巴结
  NX 无法评价区域淋巴结
  N0 无区域淋巴结转移
  N1 结肠或直肠周围1~3个区域淋巴结转移
  N2 结肠或直肠周围≥4个区域淋巴结转移
M——远处转移
  MX 无法评价远处转移
  M0 无远处转移
  M1 有远处转移

2. 结直肠癌UICC/AJCC的临床分期(2002)

分期	T	N	M
0期	Tis	N0	M0
Ⅰ期	T1	N0	M0
	T2	N0	M0
ⅡA期	T3	N0	M0
ⅡB期	T4	N0	M0
ⅢA期	T1~2	N1	M0
ⅢB期	T3~4	N1	M0
ⅢC期	任何T	N2	M0
Ⅳ期	任何T	任何N	M1

三、临床表现

【症状与体征】

1. 肿瘤出血引起的症状 便血是大肠癌最常见的症状之一,是左半结肠癌和直肠癌最常见的症状。血便的颜色可以为鲜红色、暗红色、柏油样或黑褐色。当肿瘤位于近端结肠,血液由于肠道的作用,可表现为黑便或柏油样便;远端结肠或直肠肿瘤出血时,血液常为暗红色或鲜红色。肿瘤的位置越靠近直肠,出血的颜色越接近于鲜血的颜色。值得指出的是,出血量与肿瘤性质无明显关系,与肿瘤的严重程度也无必然联系。良性肿瘤或非肿瘤病变也可发生大出血,而恶性肿瘤亦可仅有潜血阳性。

当长期的失血超过机体造血的代偿功能时,患者即可出现贫血。但也不能以贫血情况而断定患者已属晚期。

2. 大便形状改变 直肠、肛管肿瘤当体积增大到一定程度时,常使大便的外形发生改变,表现为大便变细、变形等。痔疮有时也可以有大便形状的改变,但一般痔疮患者虽有大便形状改变,但便血的特点和直肠肛管肿瘤不同,其大便带血常在大便表面,血不与粪便混合,血液呈鲜红色。而肛管、直肠癌患者的便血常为混合性,在粪便中混有脓血、黏液等成分,并常带有坏死组织,可资鉴别。

3. 大便习惯改变 主要是排便次数的改变,包括腹泻、便秘、腹泻便秘两者交替、排便不尽、排便困难等。腹泻是指排便频率增加,粪便稀薄和(或)含有异常成分,一般次数在每日3次以上。便秘是指排便次数减少,每2~3天或更长时间排便1次,无规律性,粪便干结,质地较硬,可伴有排便困难感。

4. 腹痛和腹部不适 腹痛和腹部不适也是大肠癌的常见症状,结肠癌患者腹痛相对更为多见,其发生率可达60%~81%。疼痛时间可分为阵发性疼痛和持续性疼痛;根据疼痛的性质可分为隐痛、钝痛、绞痛。

5. 腹部肿块 不管是良性还是恶性肿瘤,当肿瘤生长到一定体积时都可出现临床上可扪及的腹部肿块,恶性肿瘤较良性肿瘤更容易表现为腹部肿块。文献中约40%的结肠癌患者在确定诊断时已有腹块可触及。

6. 急、慢性肠梗阻症状 当肿瘤生长至相当体积阻塞肠腔或浸润肠壁引起肠管狭窄时,可以引起完全性或不完全性梗阻症状,特点是梗阻症状常呈进行性加重,非手术方法难以缓解。左半结肠中肠内容物比右半结肠中干稠,故阻塞症状较常见,发生肠梗阻的机会可达31.5%,比右半结肠癌多1倍左右。

7. 急性结肠穿孔和腹膜炎表现 文献报道结肠癌合并结肠穿孔者占6%左右。大肠癌在穿孔发生之前常伴有不同程度的低位肠梗阻,如腹胀、腹痛、肛门停止排便排气等前驱症状,在此基础上突发腹部剧痛、全腹压痛及反跳痛、板样腹、发热或全身中毒症状者,应考虑是否有穿孔可能。值得注意的是,老年或体弱患者的腹膜刺激症状可不明显,应综合考虑,避免判断失误。

8. 慢性消耗性表现 随着疾病的进展,肿瘤患者可出现慢性消耗性表现,如消瘦、乏力、贫血等,晚期患者可呈恶病质状态。贫血是大肠癌较为常见的临床表现。对贫血伴大便性状和习惯改变者,应首先考虑大肠癌可能。

9. 淋巴结转移的临床表现 部分大肠癌患者可以首发表现为左锁骨上淋巴结转移,而尚无肠道症状,其为晚期肿瘤的表现。结直肠癌发生髂血管旁淋巴结转移时,淋巴可逆流至腹股沟而发生腹股沟淋巴结转移,亦属晚期表现。髂血管旁淋巴结广泛转移者可压迫髂静脉甚至下腔静脉,导致下肢的水肿和阴囊或阴唇水肿等。但肛管癌腹股沟淋巴结转移时,如尚局限则仍可行腹股沟淋巴结清除而有根治的可能。

10. 腹腔种植播散引起的临床表现 癌或肿瘤侵及浆膜层时癌细胞可脱落进入腹膜腔,种植于腹膜面。直肠膀胱陷凹(或直肠子宫陷凹)为腹膜腔最低的部位,癌细胞易种植于此。直肠指检(或阴道-直肠指检)可触及该区有种植结节。当腹膜面广泛种植播散时,可出现腹水及种植灶浸润压迫肠管而致肠梗阻。有时癌细胞随肠腔中的大便下行而种植于肛瘘,或误将直肠癌诊断为"痔出血"而做痔切除术,在其手术创面上形成种植性转移灶。

11. 血道播散引起的症状 偶尔大肠癌患者原发灶症状不明显,却以血道转移如肝转移、骨转移等为首发临床症状。发生血道转移时最常见的部位为肝、肺、骨,分别占 36.5%、34.6% 和 19.2%。

四、诊断与鉴别诊断

【诊断】

1. 肿瘤的定位诊断 ①大肠肿瘤的最好定位诊断是钡灌肠检查,它可以给出最直观准确的肿瘤部位,同时还可以给出肠管的长度、松紧度,帮助确定手术切口的选择及切除肠段的范围。②直肠指检,对于 8 cm 以下的直肠癌,直肠指检非常重要。对于确定肿瘤的确切位置,直肠指检是最简单的可靠方法。③目前国际 NCCN 指南建议,主刀医师术前需要亲自做直肠镜检查,了解齿状线至肿瘤下缘的距离,对保肛的确定更有价值。

2. 肿瘤的定性诊断 疾病的定性诊断时要求明确:①疾病是不是肿瘤;②是恶性肿瘤还是良性肿瘤;③是恶性肿瘤的哪一类哪一型。

虽然体检、B 超、CT、MRI、内镜检查可以进行初步定性诊断,但大肠癌的定性诊断最后还是要靠组织病理学诊断。需要强调的是,病理诊断是恶性肿瘤时,除了少数误诊外(极少数),恶性是肯定的。

在大肠癌的临床处理上,对术前病理有以下几点要求:对结肠癌和肯定可以保留肛门的大肠癌,术前的病理可以是不确定的,但是一定要有明确的病灶,且达到一定的大小;对于不能明确保留肛门的直肠癌,一定要有病理学诊断才能手术。

3. 肿瘤的定量诊断 肿瘤的定量诊断广义上可以分为两个方面:①肿瘤的大小,可有两种表示方法,即肿瘤最大垂直径表示法和肿瘤侵犯肠管周径表示法。前者多用于较大的肿瘤,一般用肿瘤的最大径与其最大垂直径相乘,以 cm 表示;后者多用于中、小肿瘤,尚局限于肠管范围,临床上用肿瘤所占肠管的周径范围来表示,如 1/2 圈。②肿瘤的体积或重量,在肠癌上应用较少,该方法多用于较大的实体肿瘤,如软组织肿瘤。

4. 肿瘤的术前分期 术前分期对直肠癌的治疗有极大的价值。目前的研究已经显示,对于结肠癌的术前分期,临床指导意义不大。但对于 WHO 分期 Ⅱ 或 Ⅲ 期者即已浸出肠壁或有转移淋巴结的中、下段直肠癌,术前分期意义重大,因为新辅助放化疗有明确的临床价值。同时研究显示,经肛直肠 B 超和盆腔 MRI 在术前直肠癌的分期上准确率达 80%~90%,上述两种检查在判断新辅助放化疗效果上亦有相当高的可靠性,因此对中、下段直肠癌常规进行经肛 B 超和盆腔 MRI 检查,可以确定临床分期并指导新辅助放化疗。

5. 全身性非肿瘤疾病的诊断和处理 在处理肿瘤疾病时,除全面了解肿瘤的情况外,全身其他状况的了解和处理也是非常重要的,亦是制订治疗方案的重要依据。在此不做详述。

【检查方法】

1. 直肠指检 至少可摸清距肛门 7 cm 以内的直肠壁情况。早期的直肠癌可表现为高出黏膜面的小息肉样病灶,指检时必须仔细触摸,避免漏诊。大的病灶均易触知,表现为大小不一的外生型肿块,也可表现为浸润状狭窄。直肠指检时触摸必须轻柔,切忌挤压,以免促使癌细胞进入血液而播散。指检时应注意确定肿瘤大小、占肠壁周径的范围、有蒂或广基、肿瘤基底下缘至肛缘的距离、肿瘤向肠外浸润状况(是否累及阴道、前列腺,是否与盆壁固定)、肿瘤的质地等。结肠癌患者也应通过直肠指检或直肠-阴道双合诊检查了解直肠膀胱陷凹或直肠子宫陷凹有无种植灶。

2. 乙状结肠镜检查 硬管乙状结肠镜一般可检查至距肛门 25 cm 处,至少可仔细观察至距肛门 15 cm 处,并可对所见病灶取活检标本。

3. 钡灌肠检查 一般的钡灌肠检查不易发现直径 2 cm 以下的病灶,但有经验的检查医师用低张气钡造影法可发现直径 1 cm 以下的结肠癌。对临床疑有低位大肠癌症状的患者应首先采用直肠指检及硬管乙状结肠镜检查,因为这两种方法对距肛 20 cm 内的低位大肠癌检查较钡灌肠更为可靠。对已有肠梗阻表现的大肠癌患者是否要做钡灌肠检查必须慎重,因有加重梗阻及导致梗阻部位以上结肠穿孔的可能(这种穿孔常位于盲肠)。

4. 纤维结肠镜检查 对于距肛门 15~20 cm 以上的结肠癌此为最可靠的检查方法。目前必须依赖钡灌肠做诊断的病例已不多,因此已很少应用。

5. 大便隐血检查 结肠癌表面易出血,一般的大便隐血检查方法只要消化道内有 2 ml 左右的出血就可出现阳性。

6. CT、MRI、腔内 B 超 目前此 3 种检查主要用于了解直肠癌的浸润状况。CT 对局部浸润广泛的直肠癌及直肠癌术后盆腔复发的诊断有帮助,可以直接观察肿瘤是否侵犯盆腔肌肉(提肛肌、闭孔内肌、梨状肌等)、膀胱、前列腺。MRI 对于了解直肠癌浸润范围及盆腔内复发的意义与 CT 相仿。直肠腔内 B 超可较细致地显示直肠癌肠壁内、外的浸润深度,为临床研究是否需要做术前放疗等方面提供参考依据。

7. CEA 检查 CEA 不具有特异性诊断价值,既有假阳性又有假阴性。

【鉴别诊断】

1. 大肠癌被误诊为其他疾病 不同部位的大肠癌可引起不同的症状,因此可被误诊为不同的疾病。盲肠癌与升结肠癌易被误诊为慢性阑尾炎、阑尾包块、上消化道出血、缺铁性贫血等。肝曲结肠癌或右侧横结肠癌可引起右上腹不适、疼痛,而右半结肠癌患者中伴有胆石症者可占 30% 左右,这些胆结石容易被 B 超检查发现,因此症状往往以胆石症解释。甚至做了胆囊切除术后症状仍存在,却以"胆囊术后综合征"解释,以致延误诊断。中段横结肠瘤形成的腹块有时需与胃癌鉴别。左半结肠癌、直肠癌又易被误诊为慢性结肠炎、慢性细菌性痢疾、血吸虫病、痔、便秘等。

2. 其他疾病被误诊为大肠癌 偶尔位于盲肠或回盲部的结核或淋巴瘤可被误诊为盲肠癌。偶尔老年人的阑尾包块亦可酷似盲肠或升结肠癌。血吸虫性肉芽肿、局限性肠炎、溃疡性结肠炎的症状也可与结肠癌相类似。肠镜活检及钡灌肠检查有助于鉴别诊断。直肠子宫内膜异位症可表现如直肠癌(浸润型、溃疡型、外生型或直肠壁结节状病灶),如患者有痛经病史可提示此病的可能(但部分患者可无痛经史)。女性患者直肠指检及内镜所见似癌,但反复活检未见癌时,应想到子宫内膜异位症的可能,而应提醒病理医师切片镜检中可否见到子宫内膜样结构。近年来,各种内痔注射硬化剂治疗应用广泛,偶尔注射不当或剂量过大可致局部直肠壁硬变、隆起,但局部肠黏膜完整、无溃疡,结合注射病史可予鉴别。

五、外 科 治 疗

【外科治疗原则】

大肠癌的外科治疗原则和其他手术原则多数相同,主要是无瘤原则。

1. 无瘤原则 肿瘤手术和非肿瘤手术的操作原则最主要的是无瘤操作原则。与细菌不同,由于抗生素的发展和应用,大多数感染可以被控制。但是,由于外科医师的操作不当而造成医源性肿瘤细胞扩散,则是无法控制的,同时是致命的。因此强调无瘤操作是必要的,而且无论如何强调也是不过分的。无瘤技术是一个在"无瘤思想"指导下贯穿手术每一步的技术,也是系统技术。

2. 无菌原则 是任何一种手术的最基本原则,它包括各种无菌操作技术和抗生素的应用。

3. 微创切除 伴随着人们的不断追求和医疗设备的不断发展,以内镜和腔镜技术为主体的微创外科近20年来得到了迅速的发展。在大肠癌领域,内镜诊治技术和腹腔镜手术技术已逐渐成熟,成为临床应用的常规技术。

腹腔镜手术的主要优点:手术局部创伤小,如切口小减少了腹腔脏器的暴露;手很少进入腹腔,减少腹腔脏器浆膜的损伤,因此减少了粘连的机会;由于超声刀的应用,极大地减少了出血量;手术全身反应轻,由于创伤小,造成免疫功能的损伤小,胃肠功能恢复快,机体的应急反应轻。目前,结肠癌的腹腔镜手术已经有多中心前瞻性研究证明其可以获得开腹手术相同的临床疗效。但到目前为止尚未有充分的临床研究证明直肠癌的腹腔镜手术的价值,2009年的第二版《NCCN直肠癌治疗指南》仍不推荐腹腔镜应用于直肠癌手术。

4. 无血切除 手术无血是不可能的。手术的无瘤和无菌是相对的,无血也是相对的。由于电刀、超声刀的应用,手术的出血量大大减少。出血减少的主要优点:避免输血,减少社会负担;减少血源性传染性疾病,减少机体免疫力抑制;避免出血造成的组织层面的破坏,减少手术失误;减少出血对手术者心理的影响。

5. 根治性切除原则 在肿瘤手术中,正确摆正切除和重建的关系一直是重点。肿瘤手术的关键点是切除,因为切除的好坏决定了手术的结果,而重建仅是手术的基本操作。重建的好坏决定短期的愈合,而手术的规范性根治才是长期结果之所在。

【术前准备】

1. 全身其他疾病的治疗

(1)高血压:一般需要进行正规抗高血压治疗,使术前收缩压控制在150 mmHg、舒张压在90 mmHg以下。

(2)心律失常:要求经治疗后心律失常得到控制。对于<50次/分的窦性心动过缓,如阿托品实验无法使心率上升,以及Ⅱ度Ⅱ型传导阻滞最好能放置临时起搏器。

(3)慢性呼吸系统疾病:需要术前控制肺部感染或预防性应用抗感染药物3~5 d,使症状和检查结果基本达到正常。

(4)糖尿病:术前处理主要是控制血糖。一般建议应用胰岛素控制,而不是应用降糖药控制。因为降糖药控制血糖需要一定时间,效率较差,围手术期血糖控制需实时控制、动态检测,合理和准确应用胰岛素是围手术期控制血糖的最佳选择。一次性血糖检测仪在术后随时检测血糖、调控血糖具有重要价值。

(5)贫血:一般要求贫血得到纠正,血红蛋白>90 g/L。如果血小板或出凝血功能异常,特别需要给予纠正,以免造成不可控制的出血。

(6)电解质紊乱:术前必须纠正电解质紊乱。

(7)肝、肾疾病:需尽量纠正肝、肾功能至正常范围。同时,注意在围手术期和治疗期间尽量避免应用损害肝、肾功能的药物。

2. 肿瘤的术前治疗(即直肠癌的新辅助放化疗) 新辅助治疗主要是通过合理的术前肿瘤治疗手段来改善治疗效果。它的主要价值:减少肿瘤负荷;减少肿瘤的术中播散;增加切除率;了解药物敏感性;提高肿瘤治疗效果。主要方法有新辅助化疗和新辅助放疗。目前,中、下段直肠癌的新辅助放化疗在Ⅱ、Ⅲ期直肠癌的治疗价值已经得到了普遍的承认,已作为中、下段Ⅱ、Ⅲ期直肠癌治疗的"金标准"。

3. 肠道准备 大肠癌前必须进行肠道准备,以减少手术过程的污染,减少术后感染的机会。术前肠道准备包括清洁肠道、减少肠道细菌两个方面。具体方法如下。

(1)传统的常规肠道准备法:口服流质3 d,同时服用泻药,常用的有50%硫酸镁、液状石蜡、番泻叶等。对于不全梗阻者宜用液状石蜡;对于梗阻患者禁用泻药,以避免加重梗阻。该方法准备时间长,由于摄入不足易造成负氮平衡,可给予补液支持。该方法平和,适合老年患者和不适合全肠道灌洗的患者。

(2)灌肠法:该方法存在由于反复灌肠梗阻可能造成肿瘤肠道内逆行播散和血行播散的重大缺点,临床上不建议在大肠癌的术前肠道准备使用。

(3)全肠道灌肠法:术前3 d进食低纤维饮食,术前1 d早晨开始进食全流质(注意鼓励患者多进食并不限量,并以咸类流质为主),下午3时起开始全肠道灌洗。先肌内注射甲氧氯普胺(胃复安)10 mg(以促进灌洗液向下运动),随后用37℃左右的10%甘露醇500 ml灌肠,约1 h后多数患者开始排大便。一旦开始排大便,即可开始口服灌洗液500~1000 ml(其配方为1000 ml水中加氯化钠6 g、碳酸氢钠2.5 g、氯化钾0.75 g)。如此反复服用灌洗液和排便,直至泻出物为淡黄色无渣粪液为止。一般多数需服灌洗液3000 ml,持续时间为3 h左右。一般在灌洗前、灌洗后和手术日去手术室前要测量患者的体重,了解有无脱水和水、钠潴留。如果灌洗后体重下降500 g以上,说明有一定脱水,可以补充液体。如果灌洗后体重不变或升高,说明有水、钠潴留,可以给予利尿药以免造成组织水肿。对于有心、肝、肾功能不全,合并肠梗阻,年老、体弱、明显贫血和蛋白血症者,不宜应用此方法。如果患者灌洗后有饥饿感,可以服用糖水或巧克力。值得注意的是,对完全性梗阻患者,不必强调进行肠道准备,以免造成更大的损伤。

(4)减少肠道细菌的方法:主要是应用抗生素。过去多数医院进行肠道准备时常规服用两种抗生素,持续3 d,如新霉素和甲硝唑或庆大霉素加甲硝唑。如果术后需要预防性应用抗生素,一般不应超过3 d。

【结肠癌根治性切除术】

手术范围包括肿瘤局部广泛切除与引流区域的淋巴结清除。

1. 右半结肠切除 用于盲肠、升结肠及肝曲结肠癌。切除范围:末段15 cm左右回肠、盲肠、升结肠、横结肠右半及右半大网膜(如大网膜已粘连于病灶区肠段,则大网膜须贴近胃大弯切除,以一并清除幽门下淋巴结及胃右网膜动脉旁淋巴结)。淋巴结清除沿肠系膜上静脉表面解剖至胰腺下缘。回结肠动、静脉,右结肠动、静脉均在肠系膜上静脉的右缘处结扎、切断(有时回结肠动脉于根部结扎后可使远侧相当长的一段回肠血运受影响,因此也可沿回结肠动、静脉解剖仅清除其旁淋巴与脂肪组织,而保留血管),结肠中动脉的右支应于其根部结扎、切断。当癌已穿透后壁时,应将该区域深面的腰肌筋膜、肾前下方的肾周脂肪一并清除。

右半结肠癌在传统切除时首先游离升结肠,造成首先接触肿瘤,挤压肿瘤,同时血管与淋巴管未结扎,可能造成肿瘤的医源性播散。后来发展的根治性切除法,首先结扎切断右半结肠的血管与淋巴管,减少了肿瘤沿血管与淋巴管的播散,但未能减少肿瘤直接接触造成的播散。新的改良根治术采用首先结扎切断右半结肠的全部血管与淋巴管,然后自内向外游离结肠,既避免了沿血管与淋巴管的播散,又避免了首先接触肿瘤造成的直接播散,是最符合肿瘤切除原则的方法。同样可以相同的方法应用于其他结肠癌。

2. 横结肠切除 用于横结肠中段癌。切除自肝曲至脾曲的结肠,清除大网膜(包括幽门下淋巴结及胃网膜右、左动脉旁淋巴结),结肠中动、静脉分别于胰腺下缘,于肠系膜上动脉分出处及注入肠系膜上静脉处结扎、切断。

3. 左半结肠切除 用于脾曲结肠癌或降结肠癌。切除左半横结肠、降结肠及近侧乙状结肠。结肠中动脉的左支及左结肠动脉于根部结扎、切断。在此之前应先解剖清除结肠中动脉及肠系膜下动脉根部旁的淋巴与脂肪组织。

4. 乙状结肠切除术 用于乙状结肠癌。切除乙状结肠(病灶位于近侧乙状结肠时还应一并切除部分降结肠)和直肠-乙状结肠交接处(如病灶位于近直肠-乙状结肠交界处的乙状结肠时,其远切缘应距癌7~8 cm)。清除肠系膜下动脉根部旁的淋巴与脂肪组织直至其分出左结肠动脉处,保留左结肠动脉后结扎、切断肠系膜下动脉。

【直肠癌的外科治疗】

1. 直肠癌的治疗难点 直肠癌目前仍然是中国大肠癌的主要难点和重点。临床上,中下段直肠癌的治疗难点包括肛门的保留、膀胱和性功能的损害及局部复发率高。

(1)肛门的保留:中国的大肠癌过去是直肠癌占大多数,同时低位直肠癌多见,在治疗上认为Miles手术是中、低位直肠癌治疗的"金标准",肛门改道手术十分常见。

保肛手术相关的身体结构和肿瘤因素如下:①肿瘤的位置,决定是否有足够的下切缘易于吻合;②肿瘤的大小、类型和恶性程度,决定下切缘距离和切除满意度;③患者的性别和骨盆类型,决定手术难易程度、吻合难易程度;④肿瘤的下切缘距离,选择合理的下切缘;⑤患者的肥胖程度,决定手术和吻合的困难程度;⑥外科医师的手术技能和技巧,决定手术的根治、重建能力;⑦合适的手术器械,简化操作、暴露充分、简化重建。

笔者认为,保肛手术应该把肿瘤的根治始终放在第1位,在不降低根治的前提下最大限度地提高保肛概率,同时保留的肛门具有完整的肛门感觉、分辨、控制功能。

(2)膀胱和性功能损伤:排尿和男性性功能的调节是由盆腔自主神经控制的。直肠癌手术可能损伤到盆腔的自主神经。直肠癌根治术和直肠癌扩大根治术,在骶前分离和侧韧带切断时非常容易损伤腹下神经和盆神经丛,造成膀胱和性功能的损害。部分膀胱功能的障碍还与手术切除造成的周围支持丧失、膀胱颈成角有关。

术后排尿功能障碍主要表现:排尿困难、排尿时间延长、残余尿增多、部分需要长期留置导尿管。性功能障碍的主要表现:勃起不能、勃起不佳、射精不能、无性高潮等。文献报道,直肠手术造成的排尿功能障碍为8%~65%,造成的男性勃起功能障碍为20%~90%,丧失射精功能为17%~61%。直肠癌术后的排尿功能障碍和性功能障碍给患者造成了极大的生理和心理的痛苦。

(3)局部复发:直肠肿瘤所在部位决定了手术的困难程度及肿瘤容易侵犯邻近器官,所以有较高的局部复发率,远高于结肠癌,是直肠癌手术的困难点之一。

2. 直肠癌手术的相关问题

(1)肿瘤的切缘:肿瘤的手术切除一直是以三维的广泛切除作为切除的基础。对于肠道肿瘤手术,其三维是指上切端、下切端、肿瘤区的环行切缘。直肠癌的上切端一直未受到重视,肿瘤区环行切缘是最近提出的概念,临床上一直受到重视的是肿瘤切除的下切端。

(2)直肠癌的淋巴结清扫

A. 直肠癌的上方淋巴结清扫:无论是上、中、下段直肠癌和肛管癌,上方淋巴结转移都是主要的方向。直肠癌的上方淋巴结清扫是直肠癌根治术的最基本也是最重要的手术策略。

B. 直肠癌的侧方淋巴结清扫:腹膜反折以下的直肠癌的淋巴回流除了向上以外,尚有向侧方转移的可能。

目前,大多数学者认为不必常规进行侧方淋巴结清扫。

C. 直肠癌的下方淋巴结清扫:直肠肛管部的淋巴可以向3个方向引流,即向上、向侧和向下方引流。以齿状线为界,其上方的淋巴主要向上方引流,其下方的淋巴主要向下方引流。肿瘤下缘越低,腹股沟淋巴结转移率越高。

(3)直肠癌的全直肠系膜切除。全系膜切除方法主要优点:切除了存在于直肠系膜中的肿瘤结节,这种结节可以存在于肿瘤上、下5 cm范围,超过了肿瘤上、下沿肠管侵犯的距离;切除保持完整的直肠系膜,避免撕裂包绕直肠的盆筋膜脏层,减少肿瘤的术中播散。

(4)直肠肿瘤的局部切除:直肠中、下段肿瘤(包括恶性与良性肿瘤),特别是距肛7 cm下的较小肿瘤、良性肿瘤、早期恶性肿瘤有时可以进行局部切除术治疗。

【直肠经腹会阴切除术】

适用于无法做保肛手术的直肠癌和肛管癌。手术切除乙状结肠中点至肛门间的肠管和肠系膜;清除肠系膜下动脉根部旁的淋巴与脂肪组织,左结肠动脉可保留,肠系膜下动脉于分出左结肠动脉处的远侧结扎、切断;分离骶前间隙及直肠-膀胱、前列腺间隙(女性为直肠阴道间隙);贴近盆壁切断两侧的侧韧带(直肠癌保肛手术时解剖与以上基本相同);贴近盆壁切断提肛肌及其上、下筋膜;切除距肛缘3 cm左右的皮肤及坐骨肛门窝内的淋巴与脂肪组织。女性腹膜反折以下的直肠癌病灶位于直肠前壁或侵犯阴道后壁时,尚需一并切除阴道后壁及全子宫与两侧附件,即后盆腔清除术。

六、化 疗

自20世纪50年代后期以来,氟尿嘧啶(5-FU)一直是大肠癌的基本化疗药物。临床研究已充分证明,与最佳支持治疗相比,5-FU对于晚期大肠癌在生活质量和生存期两个方面均占有明显的优势。20世纪90年代中期后,大肠癌的化疗领域发生了深刻的变革,新的高效化疗药物如奥沙利铂(L-OHP)、伊立替康(CPT-11)、卡培他滨等相继研发上市并在临床广泛应用,接着分子靶向药物问世,并与新的化疗药物联合应用,使得大肠癌的治疗有了长足的进步,部分晚期患者有望达到长期生存甚至治愈,由此开创了大肠癌治疗的新纪元。

【辅助化疗】

1. 5-FU 左旋咪唑(LEV)作为驱虫药用于临床,与5-FU之间的作用机制尚未明了。5-FU联合亚叶酸钙(LV)作用机制明确,LV通过与胸苷酸合成酶发生作用形成稳定的三联复合物,增加5-FU的疗效。

5-FU/LV已取代5-FU/LEV作为标准的辅助化疗方案,5-FU/LV辅助化疗的持续时间为6~8个月。低剂量和高剂量LV联合5-FU的疗效相同。

2. 口服的氟尿嘧啶类药物 不少研究采用口服的氟尿嘧啶类药物作为术后辅助治疗。NSABP C-06比较优福定(UFT)/LV和5-FU/LV在Ⅱ期或Ⅲ期患者中的疗效,中位随访62.3个月,结果DFS和OS相当,毒性相似。X-ACT研究比较卡培他滨和5-FU/LV在Ⅲ期患者中的疗效。中位随访 3.8 年,结果卡培他滨的 DFS 至少与 5-FU/LV 静脉推注相当,无复发生存延长($P=0.04$),毒性低($P<0.001$)。

3. L-OHP 或 CPT-11 联合 5-FU/LV 由于 CPT-11 和 L-OHP 联合 5-FU/LV 在晚期患者中取得了良好的疗效,因此在辅助化疗中的地位备受关注。

【晚期大肠癌的化疗】

1. 氟尿嘧啶类药物 在长达 40 年的时间里,晚期大肠癌的有效治疗一直以氟尿嘧啶类药物为主。氟尿嘧啶类药物 5-FU 单用疗效有限,有效率为 10%~15%。

卡培他滨是口服的氟尿嘧啶类药物,可以完整地通过消化道吸收。它本身无细胞毒性,但在体内经羧酸酯酶、胞苷脱氨酶和胸苷酸磷酸化酶(TP)转变为具有细胞毒性的 5-FU。利用肿瘤组织中 TP 的活性比正常组织高的特性,达到选择性肿瘤内激活的目的,从而最大限度地降低 5-FU 对正常人体细胞的损害。

2. CPT-11 是拓扑异构酶Ⅰ抑制剂,可破坏 DNA 的双链结构。在 5-FU 抵抗的转移性大肠癌患者中,CPT-11 单药与最佳支持治疗相比,提高了 1 年生存率(36% 和 14%),改善了生活质量。

CPT-11 剂量限制性毒性是腹泻。尿苷二磷酸葡萄糖醛酸基转移酶 1A1(UGT1A1)参与 CPT-11 的代谢,同时参与胆红素等物质代谢。UGT1A1 缺乏可导致高胆红素血症和 CPT-11 药物蓄积。因此,有 Gilbert 病和血清胆红素升高的患者使用时须谨慎并需要调整剂量。

3. L-OHP 是二氨基环己烷的铂类复合物,可阻断 DNA 的复制转录。

L-OHP 主要的剂量限制性毒性是慢性神经毒性。这种剂量依赖性的感觉神经毒性在累积剂量超过 850 mg/m^2 时有 12%~15%。患者会发生神经毒性。

4. 联合化疗或序贯化疗 7 个随机Ⅲ期临床研究综合分析结果显示,转移性大肠癌整个治疗过程中用过所有 3 个有效细胞毒药物(5-FU/LV、CPT-11 和 L-OHP)的患者生存期最长。

因此,对于一般状况好、疾病进展快,以及有可能创造条件获得手术切除机会的患者起始治疗可以选择联合化疗,包括两药联合或 3 药联合化疗;对于无症状、疾病进展慢或不可能手术切除的患者可以选择序贯化疗。

【分子靶向物治疗】

1. 贝伐单抗 是一种重组的针对 VEGF 的人源化单克隆抗体,可抑制肿瘤血管形成。贝伐单抗除了直接抗血管作用外,通过改变肿瘤、内血管和降低间质压力可增加化疗药物的传送。贝伐单抗单药在转移性大肠癌治疗中没有显著疗效,联合常用的化疗药物(5-FU/LV、CPT-11 和 L-OHP)则疗效显著。

老年患者接受贝伐单抗时发生脑卒中和其他血管意外事件的危险性增加。因此,在使用贝伐单抗治疗时必须仔细考虑以上毒性。

2. 西妥昔单抗(C225) 是一种重组的人/鼠嵌合性 EGFR 的单克隆抗体。

C225 使用相对安全,主要的不良反应为皮肤毒性,最严重的只有Ⅲ度,发生率<20%,可表现为痤疮样皮疹、甲沟炎。严重输液反应发生率小于 3%。C225 治疗后皮疹反应的严重程度被认为与疗效具有相关性。

3. 帕尼单抗 是一种完全人源化的单克隆抗体,与 EGFR 具有高度亲和性,可同时阻断 EGF 和 TGF-2α 与 EGFR 结合,且半衰期更长。

七、放 疗

【术后辅助放疗】

临床可切除直肠癌的治疗,手术、放疗、化疗综合治疗的优化仍需探索,以求更有效的治疗方式。即使是全系膜切除术,辅助治疗仍是直肠癌治疗中的必须部分,术前放疗较术后放疗更有效。

【复发性直肠癌的放疗】

Mohiuddin 的研究中对复发直肠癌的再程放疗,剂量采用 30 Gy,如果放射野中包括的小肠体积小,可加至 40 Gy 左右。103 例患者,原先接受的放疗剂量为 30~74 Gy(平均 50.4 Gy)。复发后,仅照射局部的复发病灶,放疗剂量为 15~49.2 Gy。放疗后 34 例患者可手术切除,5 年生存率为 22%,而未能手术者仅 15%($P=0.001$)。

对复发直肠癌的放疗,除症状控制外,要争取为再次手术提供机会,使通过放疗后肿瘤达到可切除,因此提高生存率。

第十章 纵隔肿瘤

第一节 概　　述

纵隔肿瘤有原发性和继发性之分。原发性纵隔肿瘤可以来源于纵隔的任何器官或组织，但以胸腺组织、神经组织、淋巴组织、精原细胞和间叶组织常见。除胸腺来源的所有原发性纵隔肿瘤均可发生在人体纵隔以外的其他部位。继发性纵隔肿瘤比原发性纵隔肿瘤更为常见，通常表现为淋巴结肿大，患者原发肿瘤多在肺部或横膈下脏器如胰腺、胃、睾丸等部位。纵隔肿瘤男女发病率相似，但畸胎瘤和胸内甲状腺肿以女性占多数，支气管囊肿和心包囊肿男性较常见。不同组织类型的肿瘤好发于不同的年龄组，如畸胎瘤常见于<30岁青壮年，胸内甲状腺肿常见于50岁左右的中年人。每种类型的纵隔肿瘤均有其好发部位，如胸腺肿瘤、畸胎瘤好发于前纵隔，淋巴瘤、支气管或心包囊肿多见于中纵隔，后纵隔以神经源性肿瘤最常见。

纵隔肿瘤的诊断和鉴别诊断见下。

详细病史和体检，加上不同的影像学检查、血清学检查和其他侵袭性检查通常能够帮助明确诊断。随着影像学手段的发展及活检和病理技术的提高，大部分纵隔肿瘤患者在确定治疗方案之前已不再需要开放性手术活检。

【症状和体征】

约40%的纵隔肿瘤没有临床表现而是通过常规的X线胸片检查发现，另外60%的患者因为肿瘤压迫症状或肿瘤侵袭周围纵隔结构或者伴瘤综合征而发现。无症状患者通常病变为良性，而有症状患者通常表现为恶性肿瘤。

【影像学检查】

X线影像学检查可以首先帮助确立纵隔肿瘤的部位。根据后前位和侧位胸片可以确定肿瘤的部位、大小、密度及肿瘤有无钙化。到目前为止，增强CT仍是判定纵隔肿瘤性质的最佳影像学方法，增强CT可以评估肿瘤的囊实性、区分脂肪组织及钙化组织、判断肿瘤与周围组织的关系，甚至判断肿瘤的侵袭性。

MRI检查的使用频率≤CT，其优势在于提供了多平面的影像，并且无电离辐射。MRI扫描在判定有无血管侵犯和区分肿瘤复发和瘢痕方面优于CT。然而由于检测费用、花费时间等问题限制了MRI的使用。其他有价值的影像学检查方法包括经食管心动超声和超声检查等。

尽管PET在肺癌和淋巴瘤纵隔淋巴结评估方面有较高的价值，但PET对原发性纵隔瘤评估的价值尚待进一步确定。有研究显示，PET能帮助判定纵隔肿块的性质及纵隔肿瘤在治疗后的残留情况。

【血清学检测和生化检查】

一些纵隔肿瘤可以向血清中分泌肿瘤标志物，可以通过对肿瘤标志物的检测明确诊断、评估肿瘤对治疗的反应、监测肿瘤有无复发等。一些生殖细胞肿瘤分泌甲胎蛋白（AFP）、β-人绒毛膜促性腺激素（β-hCG）及乳酸脱氢酶，通常可在男性前纵隔肿瘤患者的血清中检测到,另外,促肾上腺激素释放激素、甲状腺激素、甲状旁腺激素也可以帮助鉴别这些纵隔肿瘤。

【侵袭性诊断措施】

纵隔肿瘤的合理治疗依赖于明确的组织学诊断,以前多数纵隔肿瘤需要接受外科手术活检,然而随着细胞病理技术的进步,使得目前可以根据很少标本组织明确病理诊断。CT引导下经皮穿刺活检可以使用细针吸取技术和细胞学检测,也可以通过粗针活检和组织学诊断,目前是多数纵隔肿瘤的标准评估手段。

但对有些纵隔肿瘤,外科手术仍是诊断的有效途径。纵隔镜是一种相对简单的操作,对中上、前纵隔和后纵隔肿瘤的活检诊断准确率>90%。对一些前纵隔肿瘤可以进行胸骨旁纵隔切开手术(Chamberlain手术),诊断准确率可达到95%,可在局部麻醉下完成。胸腔镜是一种微创手术,对多数纵隔肿瘤的诊断准确率可达100%。单纯从诊断角度来说,对纵隔肿瘤开胸的必要性不大。

第二节 常见的纵隔肿瘤

一、胸腺肿瘤

【病理分期】

病理分期见表10-1。

表10-1 Masaoka胸腺瘤分期系统

分期	标准
Ⅰ期	肉眼见肿瘤包膜完整,镜下无包膜侵犯
Ⅱ期	肉眼见肿瘤侵犯周围脂肪组织或纵隔胸膜或镜下侵犯包膜
Ⅲ期	肉眼见肿瘤侵犯邻近脏器(胸膜、大血管、肺等)
ⅣA期	胸膜或心包播散
ⅣB期	淋巴道或血道转移

【临床表现】

70%左右的胸腺瘤可有不同程度的全身症状。主要表现为自身免疫性疾病(如系统性红斑狼疮、硬皮病、多肌炎、心肌病、溃疡型结肠炎、类风湿关节炎等)和内分泌异常(甲状腺功能亢进症、甲状旁腺功能亢进症、艾迪生病等)。常常因全身症状的存在而发现纵隔肿瘤。

胸腺瘤患者还可表现为血液系统的异常,如红细胞发育不全、低γ球蛋白血症、T细胞缺乏综合征、红细胞增多症、全血细胞减少症、巨核细胞减少症、T细胞增多症、恶性贫血。除了肌无力的表现,其他神经肌肉综合征还包括强直性肌肉营养不良、肌炎 Eaton-Lambert综合征等,其他还包括骨关节肥大、肾病综合征、慢性皮肌型念珠菌病。

重症肌无力是胸腺瘤患者最为常见的自身免疫性疾病的表现,发生于30%~50%的胸腺瘤患者。

【治疗】

胸腺瘤生长较慢,具有潜在恶性。手术、放疗和化疗在胸腺瘤的治疗中均有一定的作用。

1. 手术 完整的手术切除仍然是胸腺瘤的主要有效治疗手段,也是患者长期生存的最重要预测指标。胸骨正中切开入路仍是胸腺瘤的主要手术方法,但对晚期或向两侧生长的胸腺瘤可采取双前胸切口加胸骨横断。

2. 放疗 胸腺瘤对放疗敏感,放疗用于各期胸腺瘤及复发性胸腺瘤的治疗。

一般采取 30~60 Gy 的放疗总量,每次分割成 1.8 Gy 或 2 Gy,分 3~6 周进行,研究显示,60 Gy 的剂量并不能提高局部控制率。对肉眼完整切除、镜下残留的患者,40~45 Gy 的放疗剂量可以满意控制病灶。

3. 化疗 越来越多地用于侵袭性胸腺瘤的治疗,无论是辅助治疗还是新辅助治疗,单药化疗和联合化疗都有疗效。作为单药治疗的药物有多柔比星、顺铂、异环磷酰胺、皮质类固醇激素。顺铂、异环磷酰胺、皮质类固醇激素药效较好,但进入Ⅱ期临床试验的药物仅有顺铂、异环磷酰胺。100 mg/m² 的顺铂可以获得长达 30 个月的完全缓解期,但较低剂量的顺铂(50 mg/m²)仅有 11% 的缓解率。异环磷酰胺单剂量应用 7.5 g/m² 或每日 1.5 g/m² 连续静脉注射 5 d,3 周为 1 个疗程,可达到 50% 的完全缓解率和 57% 的总体缓解率,完全缓解时间 6~66 个月。

联合化疗用于晚期侵袭性、转移性和复发性胸腺瘤的辅助治疗或新辅助治疗,显示出比单药治疗较高的缓解率。

二、神经源性肿瘤

神经源性肿瘤是常见的纵隔肿瘤。可分为两大类,一类为来自自主神经者,如神经节细胞瘤,属良性肿瘤;恶性肿瘤为神经母细胞瘤和节细胞神经母细胞瘤。亦有来自副交感神经节细胞的含嗜铬细胞或非嗜铬性副神经节瘤(化学感受器瘤)。另一类为起源于周围神经的肿瘤,良性者为神经鞘膜瘤及神经纤维瘤,恶性者为恶性神经鞘膜瘤和神经纤维肉瘤。几乎所有的纵隔神经源性肿瘤皆位于后纵隔脊柱旁沟内,仅少数起源于迷走神经者可位于前纵隔。

大多数患者无自觉症状,或偶感患侧胸痛,神经节细胞瘤可有同侧交感神经麻痹综合征表现;若恶变则症状加重,压迫脏器时可出现上腔静脉综合征、呼吸困难、吞咽梗阻等。X线片示单侧后纵隔块影。肿块为边缘清楚、密度均匀、圆形或椭圆形阴影,侧位片上阴影常与椎体相重叠;部分病例可见肿块相邻的肋骨或脊椎受压或破坏,肋间增宽或椎间孔扩大及侵蚀等情况。

由于神经源性肿瘤有部分为恶性或会恶变,故一经诊断,原则上应尽早手术切除。此类肿瘤大多有完整包膜,易于完整摘除。多数肿瘤与肋间神经或交感神经相关,有时肿瘤部分伸入椎间孔呈哑铃状,手术时应扩大椎间孔,并注意勿损伤脊髓。肿瘤位于胸顶者应避免损伤胸1~2交感神经节而导致颈交感神经麻痹综合征。来源于迷走神经者要注意勿损伤喉返神经。良性者手术完整切除后预后良好;恶性者肿瘤生长快,不易完整彻底切除,预后差。少数肿瘤如成神经细胞瘤对放疗或化疗有一定敏感性,可在手术病理确诊后进行。

三、畸胎类肿瘤和囊肿

纵隔畸胎瘤和囊肿亦为常见的纵隔肿瘤。胚胎早期第三、第四鳃弓在中线融合,其原始细胞可在胚胎发育过程中随心、肺、大血管和胸腺一起下降到纵隔内,随年龄增长可逐渐成为畸胎类肿瘤。因而大多数畸胎瘤位于前纵隔近心包底部，与胸腺残留组织常有联系。以往临床及病理常将其分为表皮样囊肿（仅含表皮组织）、皮样囊肿（含皮肤及其附件组织）、畸胎瘤（兼有外、中、内3种胚层组织），现在发现表皮样囊肿和皮样囊肿也可见3个胚层组织，只是含量不同，无性质上的不同。

纵隔良性畸胎瘤呈圆形或椭圆形，分叶状，有完整包膜，其中可有骨、软骨、支气管黏膜或腺体组织。恶性畸胎瘤约占纵隔畸胎瘤的10%，大多数患者在20~40岁出现症状而就诊。常见症状为胸闷、胸痛、咳嗽、气促及心悸等。X线表现为前纵隔近心基部有一侧生长的圆形或椭圆形影，有时呈分叶状；CT检查可清晰显示肿瘤的轮廓、内容及其与周围组织的关系。常在X线和CT上均可见囊壁钙化或不规则骨骼影，并由此而确诊。

纵隔畸胎瘤的治疗以外科手术为主。这类肿瘤有一定的恶变倾向，易发生继发感染，常压迫纵隔脏器；即使是良性囊性肿块，因其易感染甚至溃破入肺形成支气管瘘及肺化脓症、脓胸或心包感染。因此，诊断为纵隔畸胎瘤或囊肿者，不论良性或恶性，均应及早手术。

由于炎症等原因，肿瘤与周围重要脏器、大血管粘连严重时，应尽量将瘤体大部分切除，其余部分行肿瘤袋形缝合。恶性者即使完整切除，复发、转移的机会亦很大，术后宜加放疗或化疗。

四、胸内甲状腺肿

胸内甲状腺肿大多为颈部甲状腺肿大或腺瘤向胸骨后延伸，少数是在迷走甲状腺基础上发生的甲状腺肿瘤。临床上多无症状，肿瘤较大者可出现压迫现象，引起刺激性咳嗽、呼吸困难等，压迫食管或腔静脉时可引起相应的症状。这些症状往往在仰卧或头颈仰伸时加重。约10%的患者可有甲状腺功能亢进症状。

X线检查可见上纵隔轮廓清晰的圆形阴影，多有分叶状，单侧或向两侧突出。大部分患者可见气管推压现象，吞咽时肿瘤有上下移动现象。少数病例肿块有钙化。^{131}I扫描可见吸碘肿块（热结节）或不吸碘的阴性肿块（冷结节）或部分吸碘肿块（温结节）。CT检查可显示肿瘤的边界、质地及其与邻近组织的关系。

胸内甲状腺肿大可压迫重要脏器，部分可能为恶性，一经明确诊断均应考虑外科手术治疗。因其血供大多来自颈部甲状腺血管，且常为颈部甲状腺肿大延伸至胸内，一般手术从颈部领式切口可将肿瘤自胸骨后提出。对个别较大肿瘤可将胸骨劈开，或将胸部切口向肿瘤巨大一侧横行扩大，迷走甲状腺肿瘤与颈部甲状腺无关时按肿瘤部位开胸手术。

第十一章 胆管肿瘤

第一节 胆囊癌

胆囊癌是最常见的胆管恶性肿瘤,发病率逐年上升,占胆囊手术的2%,占全部尸解病例的0.5%。主要发生在年龄≥50岁的中老年,女性患者为男性患者的3倍多。

胆囊癌的病因尚不清楚。据流行病学调查资料统计,与胆囊癌发病相关的危险因素有年龄、性别、种族、饮食、激素、细菌感染、肥胖、糖尿病、胆囊结石等。

一、病 理

国际抗癌协会(UICC)颁布的2002年第6版恶性肿瘤TNM分类标准中胆囊癌的TNM分类如下。

T——原发肿瘤
 Tx 原发肿瘤不能确定
 T0 原发肿瘤证据
 Tis 原位癌
 T1 肿瘤侵犯固有层或肌层
  T1a 肿瘤侵犯固有层
  T1b 肿瘤侵犯肌层
 T2 肿瘤侵犯肌肉周围结缔组织,扩散未超出浆膜或未累及肝
 T3 肿瘤穿透浆膜,和(或)直接侵犯肝脏,和(或)直接侵犯1个邻近器官或组织,如胃、十二指肠、结肠、胰腺、大网膜、肝外胆管
 T4 肿瘤直接侵犯门静脉或肝动脉主干,或侵犯2个或更多的肝外器官或组织

N——区域淋巴结
 Nx 区域淋巴结不能确定
 N0 无区域淋巴结转移
 N1 有区域淋巴结转移。区域淋巴结包括胆囊管淋巴结、胆总管周围淋巴结、肝门部淋巴结、胰头周围淋巴结、十二指肠周围淋巴结、门静脉周围淋巴结、腹腔动脉和肠系膜上动脉周围淋巴结

M——远处转移
 Mx 不能确定远处转移的存在
 M0 无远处转移
 M1 有远处转移

G——组织病理学分级
 Gx 分级不能确定
 G1 高分化
 G2 中分化

G3 低分化
G4 未分化

分期标准：

0 期	Tis	N0	M0
ⅠA 期	T1	N0	M0
ⅠB 期	T2	N0	M0
ⅡA 期	T3	N0	M0
ⅡB 期	T1~3	N1	M0
Ⅲ 期	T4	任何 N	M0
Ⅳ 期	任何 T	任何 N	M1

二、临 床 表 现

早期胆囊癌缺乏临床症状，往往在 B 超检查后发现胆囊隆起性病变才引起医师和患者的注意。出现临床症状时主要有中上腹及右上腹隐痛、胀痛、不适、恶心、呕吐、嗳气、乏力、食欲缺乏等，一旦出现右上腹包块、黄疸、腹水、消瘦等症状，提示已属晚期。因半数以上的胆囊癌伴有胆囊结石，结石性胆囊炎的症状有时掩盖了胆囊癌的表现，甚至发生急性胆囊炎，切除的胆囊经病理切片检查才发现为胆囊癌。当胆管阻塞或癌累及肝脏或邻近器官时，有时可在右上腹扪及坚硬肿块。如癌侵犯十二指肠，可出现幽门梗阻症状。当癌直接累及肝外胆管或发生胆管转移时，可出现梗阻性黄疸。

三、诊　　断

对胆囊癌的早期诊断首推超声波检查，B 超检出胆囊的最小病变直径为 2 mm，能清楚显示胆囊内隆起性病变的大小、部位、数目、内部结构及其与胆囊壁的关系，凡病变>10 mm，形态不规则，基底宽，内部回声不均，呈单发性或合并有结石，有自觉症状者应高度怀疑早期胆囊癌。彩超能检测到胆囊癌块及胆囊壁的彩色血流，并测及动脉频谱，可与最多见的胆固醇性息肉相鉴别。超声内镜则经胃或十二指肠壁观察胆囊壁情况，图像更为清晰。超声还可引导细针穿刺进行细胞学检查。中晚期胆囊癌 B 超检查时更容易被发现。胆囊癌的声像图可分为 5 型，即小结节型、蕈伞型、厚壁型、实块型和混合型。超声还是随访病变大小变化的最简易手段。

CT 是胆囊的重要诊断手段。厚壁型胆囊癌常呈局限性、不对称、不规则增厚，增强时扫描均匀程度不如慢性胆囊炎。结节型胆囊癌可见突入胆囊腔内的结节，多发或单发。结节的基底部与胆囊壁呈钝角，结节局部的胆肝界面胆囊壁增厚，增强扫描时结节影明显强化或不均匀强化。肿块型胆囊癌整个胆囊腔闭塞，平扫时肿瘤组织密度为 30~50 Hu，与肝组织比较呈低密度，增强后肿瘤强化。合并胆囊结石时尚可显示肿瘤内的结石影。CT 还能显示胆囊癌浸润肝实质的深度、范围，肝内转移病灶，肝内胆管是否扩张，以及肝十二指肠韧带周围、后腹膜淋巴结有无肿大等。

胆囊癌的 MRI 表现分 3 种类型：胆囊壁浸润增厚型、腔内型和肿块型。前者胆囊壁的增厚多为局限性、不规则性。腔内型主要表现为突向腔内的肿块，可以有较宽的不规则的基底。肿块型表现为胆囊区的不规则肿块，胆囊的基本形态往往消失。胆囊癌病灶在 T_1WI

多表现为稍低或等信号，T_2WI 表现为中等度的高信号。胆囊癌强化较明显，且持续时间较长。T_2WI 上胆囊周围脂肪层的消失提示侵犯。胆囊癌出现黄疸时，宜行磁共振胆管成像，以了解胆管受侵犯的部位和范围，供决定治疗方案时参考。

口服胆囊造影对早期胆囊癌的发现率低，对中晚期胆囊癌则胆囊常不能显示。如能显示罗-阿窦，则可提示为腺肌瘤。对中晚期胆囊癌，经内镜逆行胰胆管造影（ERCP）可确定肝外胆管是否累及。选择性肝动脉造影对早期胆囊癌诊断并不敏感，因为一旦发现肿瘤血管已多属晚期。血清 CA19-9 值的显著增高也可作为一项辅助诊断指标。

术中探查是诊断胆囊癌的重要手段。因为不少胆囊癌病例缺乏特异性症状，术前未做出确诊，多因胆囊结石或胆囊息肉做胆囊切除时才发现为胆囊癌。

四、治 疗

胆囊癌的治疗方法有手术、化疗、放疗、介入治疗等。对 Nevin Ⅰ、Ⅱ、Ⅲ、Ⅳ 期胆囊癌患者，手术是主要的治疗手段。即使是 Nevin Ⅴ 期患者，只要没有腹水，低蛋白血症，凝血功能障碍和心、肺、肝、肾的严重器质性病变不应放弃手术探查的机会。

【单纯胆囊切除术】

单纯胆囊切除术仅适用于术后病理报告胆囊壁癌灶局限于黏膜者或虽然累及肌层，但癌灶处于胆囊底、体部游离缘者。对位于胆囊颈、胆囊管的早期胆囊癌，或累及肌层而位于胆囊床部位者，应再次手术，将胆囊床上残留的胆囊壁、纤维脂肪组织清除，同时施行胆囊三角区和肝十二指肠韧带周围淋巴清扫。

【根治性胆囊切除术】

根治性胆囊切除术适用于 Nevin Ⅲ、Ⅳ 期胆囊癌患者。切除范围：①完整的胆囊切除；②胆囊三角区和肝十二指韧带骨骼化清扫；③楔形切除胆囊床深度达 2 cm 的肝组织。

【胆囊癌扩大根治性切除术】

胆囊癌扩大根治性切除术适用于 Nevin Ⅴ 期胆囊癌患者。手术方式视癌累及的脏器不同而异。如侵犯肝实质较浅，可附加施行肝Ⅳ、Ⅴ段下段切除；如侵犯肝实质较深、较广，可施行右半肝或右三肝叶切除术；如累及肝外胆管、结肠、十二指肠，则将受累及的器官部分切除，必要时甚至施行胰十二指肠切除。需采用扩大根治术者大多病情已属晚期，病变范围大，淋巴转移广，常伴有黄疸和低蛋白血症，要保证手术的彻底性和安全性，需要在术前和术中对病情有精确的评估，又要具有精良的肝胆外科手术技巧和对手术并发症的处理能力，否则，不宜贸然采用。

【胆囊癌姑息性手术】

胆囊癌姑息性手术为解除梗阻性黄疸，可切开肝外胆管，于左、右肝管内置入记忆合金胆管内支架，或术中穿刺胆管置管外引流。为解除十二指肠梗阻，可施行胃空肠吻合术。

【化疗】

胆囊癌的化疗缺乏大宗病例的报道，文献上常用的化疗药物有氟尿嘧啶（5-FU）、多柔比星（ADM）、丝裂霉素（MMC）及亚硝基脲类等。可经静脉给药，或在术中于胃十二指肠动脉内置管药泵皮下植入后给药。术中取小块癌组织进行化疗药物敏感性测定（如 MTT 法），可指导化疗药物的选择。根据我们的检测结果，胆囊癌的化疗药物敏感性如下：表柔比星（EADM）77.8%，MMC 66.7%，卡铂（CP）66.7%，顺铂（DDP）66.7%，多柔比星（ADM）44.4%，5-FU 22.2%，甲氨蝶呤（MTX）11.1%。

【放疗】

胆囊癌对放疗有一定的敏感性,故手术可辅加放疗。方法有术前、术中和术后放疗。胆管有部分阻塞征象者慎用或不用,胆管完全阻塞者应在植入胆管内支架或内支撑管后进行。

【介入疗法】

胆囊癌已失去手术机会时,尚可采用介入性胆管引流术,经皮、经肝或经十二指肠乳头切开置入镍钛形状记忆合金胆管内支架解除梗阻性黄疸。采用介入性肝动脉插管进行区域动脉灌注化疗。

【术后综合治疗】

胆囊癌的切除范围有限,且容易发生后腹膜淋巴结和肝脏转移,术后宜辅助化疗。根据化疗药敏试验结果,联合应用2种药物进行化疗,能取得一定的疗效。即使癌复发或转移,出现梗阻性黄疸,亦可经内镜逆行胰胆管造影(ERCP)或经皮肝穿刺胆管引流(PTCD)途径植入胆管内支架。如果出现十二指肠梗阻而患者一般情况尚可时,可行胃空肠吻合。

第二节 胆 管 癌

胆管癌的发病率逐年上升。患者的年龄大多为50~70岁,男女性之比为(2~2.5):1。其病因尚不清楚。

一、病 理

胆管癌是指发生在左右肝管直至胆总管下端的肝外胆管癌。按其发生部位,可分为:①上段胆管癌,或称高位胆管癌、肝门胆管癌。肿瘤位于肝总管、左右肝管及其汇合部。位于后者部位的癌又称 Klatskin 瘤。②中段胆管癌。肿瘤位于胆囊管水平以下、十二指肠上缘以上的胆总管。③下段胆管癌。肿瘤位于十二指肠上缘以下、Vater 壶腹以上的胆总管。其中以上段胆管癌最多见,占胆管癌的43%~75%。

巨检时,胆管癌可分为乳头型、结节型、硬化型和弥漫型。镜检时,胆管癌大部分是分化良好的有黏液分泌的腺癌,甚至在其转移灶中有时也很难找到腺体及细胞的异型。

肝门胆管癌由于占胆管患者的大多数及解剖部位特殊,特别引人关注。1975 年Bismuth-Corlette 将肝门胆管癌分4型:Ⅰ型,肿瘤位于肝总管,未侵犯汇合部;Ⅱ型,肿瘤累及汇合部,未侵犯左右肝管;Ⅲ型,肿瘤已侵犯右肝管(ⅢA 型),或左肝管(ⅢB 型);Ⅳ型,肿瘤已侵犯左右双侧肝管。这种分型法对肝门胆管癌的手术方案有指导作用。

二、临床表现

胆管癌早期缺乏特异性临床表现,仅出现中上腹胀、隐痛、不适、乏力、食欲缺乏、消瘦等症状。当出现尿色加深、巩膜与皮肤黄染时,部分患者因伴有 ALT 轻度升高,易误诊为肝炎而进入传染病病房治疗。部分患者有胆石症病史,可出现中上腹绞痛,伴畏寒、发热等症状,甚至已行胆管手术,术中发现有胆管狭窄而仅放 T 管引流,再次手术时取狭窄处胆管壁活检,才发现为胆管癌。少数患者在 ERCP 时发现扩张的胆管内有充盈缺损,酷似结石,肿瘤较大时也可不出现黄疸。大多数患者表现为黄疸进行性加深,尿色深如红茶,大便呈陶土色,伴皮肤瘙痒。经 B 超、CT 等检查,发现有肝内胆管扩张、肝大。肝功能检查直接胆红素和总胆红素明显升高,碱性磷酸酶和血清总胆汁酸值升高,才考虑为胆管癌而做进一步检查。上段胆管癌患者,胆囊一般萎瘪,当癌累及胆囊管致阻塞时,胆囊亦可积液肿大。中段和下段胆管癌患者,胆囊一般肿大。上段胆管癌起先来自左或右肝管时,首先引起该侧肝管梗阻、肝内胆管扩张、肝实质萎缩和门静脉支闭塞,门静脉血流向无梗阻部位的肝脏内转流,该肝叶便增大、肥厚,可产生肝叶肥大-萎缩复合征。

三、诊 断

当患者有上述临床表现,B 超检查发现肝内胆管扩张,而肝外胆管未发现结石或无胆管疾病既往史,应对胆管梗阻的部位和性质做进一步检查。彩超有时可在胆管梗阻部位测及肿瘤及肿瘤内彩色血流,并测及动脉频谱,可与结石相鉴别;尚可观察肝动脉、门静脉血流情况,以判断肿瘤是否侵犯血管。

经皮肝穿刺胆管造影(PTC)能清楚地显示梗阻近端胆管扩张,胆管断面呈"截断征""鸟嘴征"不规则狭窄等各种形态,有时可见扩张的胆管内有圆形、椭圆形或结节状充盈缺损。PTC 的缺点是当左、右肝管被肿瘤分割时,右侧肝内胆管容易显示,左侧显示较差。如采用多点穿刺,则增加出血、胆瘘的发生率。PTC 主要显示胆管腔情况,不能显示胆管壁的情况,就难以与胆管的其他狭窄性病变作鉴别诊断。

在胆管腔完全堵塞时,ERCP 仅能显示梗阻远端胆管情况。如胆管高度狭窄,造影剂加压进入肝内胆管,又容易引起重症胆管炎。

CT 是目前常用的检查方法,能显示梗阻近端的胆管扩张、肝内转移病灶和区域淋巴结肿大,尚能显示胆管壁增厚或胆管腔内肿瘤,增强后胆管壁和肿瘤能强化。CT 的缺点是对肝门部软组织分辨率差,不能显示完整的胆管树图像,对肝门胆管癌切除可能性的术前评估帮助不大。

采用经 PTC 螺旋 CT 胆管成像,则可将 PTC、CT、胆管三维重建技术结合在一起,结合螺旋 CT 门静脉血管成像,可判断门静脉血管受累及的情况,为判断肿瘤能否切除提供多方面的资料。

MRI 可采用不同的扫描序列和成像参数,对肝门部软组织的分辨率高于 CT,不但能显示扩张胆管的形态,还可提供胆管内肿瘤、胆管壁情况及肝内有无转移等信息。采用 MRI 胆管成像技术,无须注射造影剂、不受胆管分隔的影响、无创伤性、无放射性、无须依赖有专门经验的医师,且易于被患者接受,安全性好,无并发症。再结合 MRI 门静脉血管成像,观察肿瘤是否侵犯门静脉。这是目前影像学技术的最佳选择。

肿瘤相关抗原检测是诊断胆管癌的另一条途径。血清 CA19-9 值的显著升高对胆管良性和恶性病变有一定的鉴别诊断价值。但在胆管感染时,胆管良性病变患者的 CA19-9 值亦可显著升高。因此,术前宜在胆管感染得到控制的情况下检测血清 CA19-9 值。对胆管癌,血清 CA24-2 的敏感度比 CA19-9 低,但特异性比 CA19-9 高。CA50 诊断胆管癌的敏感度可达94.5%,但特异度只有 33.3%。国内梁平报道,从人胆管癌组织中提取、纯化出一种胆管癌相关抗原(CCRA),建立了血清 CCRA 的 ELISA 检测法,对胆管癌的诊断敏感度达77.78%,特异度达 75%。

四、治　疗

胆管癌应以手术治疗为主,目的是切除肿瘤和恢复胆管的通畅。对下段胆管癌和中段胆管癌累及胰腺者应行胰十二指肠切除。对中段胆管癌且局限者可行胆管部分切除、胆管空肠 Roux-Y 吻合术。对肝门胆管癌应取积极手术治疗的态度,只要没有手术禁忌证,均应行手术探查。

【肝门胆管癌根治性切除术】

实施肝门胆管癌骨骼化切除,将包括肿瘤在内的肝、胆总管、胆囊、部分左右肝管及肝十二指肠韧带内除血管以外的所有软组织整块切除,将肝内胆管与空肠做 Roux-Y 吻合。

【肝门胆管癌扩大根治性切除术】

视肿瘤累及肝管范围的不同或是否侵犯血管,在肝外胆管骨骼化切除的同时,一并施行左半肝、右半肝或尾叶切除,门静脉部分切除、修补,或整段切除后血管重建。

【肝门胆管癌姑息性部分切除术】

手术包括肝门胆管癌部分切除、狭窄肝管记忆合金内支架置入、肝管空肠 Roux-Y 吻合、胃十二指肠动脉插管、药泵皮下埋置。

这样做有利于切开狭窄的肝管,充分发挥内支架的作用,减少癌瘤体积,为术后综合治疗提供方便,如可切取小块癌组织进行化疗药物敏感性测定,挑选注入药泵的化疗药物。

【肝门胆管癌姑息性减黄引流术】

手术方式:保存肿瘤的肝管空肠 Roux-Y 吻合术,间置胆囊肝管空肠 Roux-Y 吻合术,肝管置管内引流或外引流术,经 PTCD 或 ERCP 记忆合金胆管内支架置入等。

金属胆管内支架的应用实践说明:①金属支架也会被胆泥堵塞(一般可用 1 年左右)。②置入胆管后不能再取出。③置入下段胆管后可发生反流性胆管炎、十二指肠不全梗阻和穿孔。④肿瘤可经网眼长入管腔。

放置金属胆管支架的指征:①肝癌累及肝门部胆管、肝门部胆管癌行姑息性胆管引流时。②胆囊癌累及肝门部胆管伴腹水或肝内转移。③胃肠道和腹腔癌肝门部转移。

下列情况则不放置金属胆管内支架:①胆管良性病变,如炎症、畸形、损伤等。②胆总管中、下段和壶腹部病变性质不明而又无手术禁忌证者。

【放疗与化疗】

胆管癌尚可采用术中放疗、术后定位放疗及经导管内照射,尤其适用于对化疗疗效较差的硬化型胆管癌。根据笔者对胆管癌的化疗药物药敏试验结果,化疗敏感性依次为:EADM 62.1%,CP 58.6%,MMC 51.7%,ADM 48.2%,DDP 48.2%,5-FU 24.5%,MTX 3.4%。

【术后综合治疗】

胆管癌的手术切除范围有限,胆管切端累及、区域淋巴结清扫不彻底的情况较常见。因此,术后宜辅助化疗,静脉给药或行区域动脉灌注化疗。患者带 T 管引流者,采用 5-FU 胆管灌注,也有一定的疗效。

术后肿瘤复发或胆泥堵塞胆管内支架致梗阻性黄疸者,只要患者情况尚可,可分不同情况,经 ERCP 或 PTCD 途径,再次疏通或引流胆管,以延长患者的生存期。

第十二章 小细胞肺癌

小细胞肺癌(small cell lung cancer,SCLC)占肺癌总数的10%~15%,主要发生在主支气管和叶支气管。与非小细胞肺癌(non-small cell lung cancer,NSCLC)相比,SCLC更容易表现为肺门周围肿块,恶性程度高,生长迅速,容易发生脑、骨、肝脏等远处转移,还有部分患者表现为上腔静脉综合征。SCLC对化疗敏感,广泛期患者的有效率高达60%~80%,完全缓解(CR)可达8%~10%(有报道为20%~30%)。放化疗联合治疗局限期可使3年生存率由不足10%提高到接近40%。但是,SCLC容易出现病情进展,能被治愈者极少。近30年人们一致努力寻求更有效的治疗方法和药物,希望能获得更好疗效,但一直未有重大突破。

第一节 临床检查、病理分型和分期

【临床检查】

所有患者初诊时的检查均应包括胸、肝、肾上腺CT和病理定性检查。这些检查的适应证和禁忌证基本与NSCLC相同,但由于SCLC较NSCLC更易出现脑、骨的转移,因此在选取检查项目时有以下不同:①所有患者都应该进行脑部MRI或CT检查(首选MRI),而NSCLC≥IB期才需要行脑部检查。②有条件者行PET-CT;无条件者可以行骨扫描或PET,骨扫描或PET扫描显示异常摄取的部位行骨影像学检查。有报道PET-CT使15%的局限期上调至广泛期,这些患者可因此避免无意义的手术。③有核红细胞、粒细胞或血小板减低患者,可能是肿瘤浸润骨髓所致,需行骨穿细胞学或骨髓活检明确。有5%的广泛期患者只有骨髓浸润,而无其他部位转移。④临床诊断为T1~2N0M0,有条件者需行纵隔病理分期,可酌情使用的检查手段有支气管内超声引导下经支气管针吸活检、电视胸腔镜、纵隔镜或纵隔切开术。

胸片或CT显示有胸腔积液者,行胸腔积液细胞学检查,若阴性且不是血性或渗出性,则可判定胸腔积液与癌症并不直接相关,否则考虑胸腔镜活检。如果胸腔积液较少无法抽取,则不应成为广泛期SCLC的依据。

乳酸脱氢酶与SCLC的预后相关,检查简便,应当作为常规。

SCLC经常发生于长期吸烟且伴有心血管疾病的高龄患者,病史、体检、血常规、血清电解质、肝肾功能等检查更应重视。有手术指征时尚需肺功能检测。

【病理分型】

2004年WHO肺肿瘤分类中的SCLC列出了复合型小细胞癌亚型,这是小细胞癌与另外一种成分复合组成的癌。其他成分必须不少于10%,通常为腺癌、鳞状细胞癌或大细胞癌,也可为少见的梭形细胞或巨细胞癌,甚至含有肉瘤样成分,这些成分应在病理诊断中说明。但是,小细胞癌为分化差的神经内分泌癌,而不是未分化的小细胞型。虽然两者的恶性程度都比较高,但在形态学方面仍有区别,后者属于NSCLC中鳞癌的一个亚型。一些NSCLC也具有某些神经内分泌特点,如类癌、具有神经内分泌化的腺癌等,它们的生物学行为和预后与SCLC存在很大差异,在病理诊断时要通过形态学和神经内分泌化的相关免疫组织化学指标予以区分,从而指导治疗和判断预后。

【分期】

SCLC 有两种分期方法,一种是 AJCC 分期(第 7 版),分期标准与 NSCLC 相同。美国退伍军人署肺癌研究组(Veteran's Administration Lung Group,VALG)则将 SCLC 分为:①局限期,肿瘤限于一侧胸腔内及其区域淋巴结,包括同侧肺门淋巴结、同侧纵隔淋巴结、同侧锁骨上淋巴结。也可以简单理解为肿瘤局限于一个放射野所能包括的范围。对侧纵隔、锁骨上淋巴结阳性是否属于局限期存在争议,国际肺癌研究会(International Association for the Study of Lung Cancer,IASLC)认为此类情况应包括在局限期。②广泛期,肿瘤超出上述范围,包括癌性胸腔积液、心包积液和血行转移。

AJCC 分期更为细致,适用于少数可行手术的患者,临床试验中也常被采纳;不能手术的患者多采用 VALG 分期。SCLC 的临床分期标准与病理分期相同。

第二节 治疗原则

SCLC 的治疗根据局限期或广泛期而定。

【局限期(T1~2N0M0 I 期)】

局限期仅占 SCLC 的 5%,治疗首选手术。术后病理分期可能与术前相比发生变动,但即便淋巴结阴性仍需辅助化疗,辅助化疗可以使该部分患者的 5 年生存率由低于 5% 提高到 47%。术后淋巴结阳性者即使手术彻底,仍应化放疗。

【超出 T1~2N0M0 的局限期】

该期定义为 T3~4N0M0,伴多发肺结节灶的 T3~4 除外。此类患者可分为两部分,一部分术前检查(包括纵隔淋巴结病理分期检查)为 T1~2N0M0,但术后分期超出 T1~2N0M0 的患者;另一部分患者初诊即为超出 T1~2N0M0 的局限期。两者治疗原则相同,健康状况是主要的变量:①PS 0~2 同步放化疗。有多项研究比较了局限期 SCLC 的化放疗和单纯化疗的疗效,证实化放疗的有效率高达 70%~90%,中位生存期为 14~20 个月,2 年生存率约 40%,胸部放疗的加入使局控率提高至 25%,并将 2 年生存率提高了 5.4%。②由于肿瘤并发症导致的健康状况不良(PS 3~4)。SCLC 对放化疗敏感,故肿瘤并发症导致的 PS 降低并非化疗的禁忌证,特别是在初治患者。肿块堵塞或压迫气管造成的肺不张、上腔静脉综合征等,化疗±放疗有可能取得很好的疗效。③非肿瘤并发症导致的健康状况不好(PS 3~4),应全面评估,根据具体情况决定能否承受化疗或放疗。例如,卧床是脑血管意外、骨折导致的后期并发症,谨慎治疗是可行的。即使伴有肾衰竭行血液透析者,也可给予标准剂量的 2/3 进行化疗。

【广泛期】

无局部症状且健康状况较佳推荐先化疗,化疗后疗效明显者可作局部残存肿瘤的补充放疗。对于有局部症状(骨破坏、脊髓压迫综合征、上腔静脉综合征、肺不张)的广泛期患者,可行同步或序贯放疗。无症状的脑转移患者先化疗再予全脑放疗,有症状的脑转移患者先全脑放疗后化疗。

【复发或进展】

需根据患者的健康状况、治疗史包括末次化疗时间选择治疗方案。根据一线治疗反应,可将肿瘤分为 3 类:①敏感型,一线化疗有效,缓解期大于 3 个月,可用原来的一线方案继续治疗;②继发耐药型,一线化疗有效,但病情进展在化疗结束后 3 个月内;③原发耐药型,一线治疗无效。继发耐药和原发耐药均需考虑二线单药或联合化疗。治疗持续的时间应以患者达到最大获益或出现不可耐受的毒副作用为标准。

【老年患者】

以往进行的临床研究中,入组条件都有年龄限制,以至于大于 70 岁的患者进入临床研究者还不到 1%,因此,目前尚无循证医学证据给出一个最佳的老年患者的治疗策略。有研究表明,对于 PS 0~2 的老年患者,依托泊苷单药劣于顺铂+依托泊苷。笔者认为,只要患者健康状况能够耐受化疗,年龄本身不具有重要的限制意义,但治疗中应考虑老年患者的并发症、认知状况、功能状况、情绪状态、营养状态等,避免使用增加已有受损器官毒性的药物,适当降低剂量,注意监护并给予积极的支持治疗。多维老年学评估(multidimensional geriatric assessment,MGA)和老年综合评估(comprehensive geriatric assessment,CGA)均可用于老年健康状况评估。

第三节 治疗方法

一、手术

仅 T1~2N0M0 的患者考虑手术。术前要有全面的分期检查,包括胸腹部 CT、骨扫描、头颅影像学,条件允许应该行纵隔镜或其他外科纵隔分期,以避免不必要的过度手术。超出 T1~2N0M0 的局限期 SCLC,手术的地位目前还未得到大型、前瞻性的临床研究的证实。肺癌研究组进行的前瞻性随机试验中,排除 Ⅰ 期(T1~2N0M0)后的全部局限期患者先接受 5 周期的 CAV 化疗,如有效再随机分为肺切除组或非手术组,均接受胸部和脑部放疗,未发现两组的生存曲线有差别。因此 NCCN 认为 T1~2N0M0 的患者应行根治术,术后化疗,超出 T1~2N0M0 期的局限期患者直接行同步放化疗。欧洲肿瘤内科学会(European Society for Medical Oncology,ESMO)则建议所有局限期患者直接行同步放化疗而不手术。

如有手术适应证,首选肺叶切除+纵隔淋巴结清扫术,该术式较楔形切除术和段切除术的术后复发比例小。

二、化疗

对 SCLC 有效的细胞毒药物主要有依托泊苷、顺铂、卡铂、伊立替康、异环磷酰胺、环磷酰胺、长春新碱、蒽环类抗生素、氨柔比星、洛铂、吉西他滨、托泊替康等。在有选择的患者中,可在化疗后预防性使用粒细胞集落因子,以保证足量化疗能够进行。

【一线化疗】

20 世纪 70 年代,CAV 方案是 SCLC 的一线治疗方案,80 年代后 EP 方案显示出了更高的疗效,两者均是 SCLC 的一线治疗方案。在美国,EP 方案中常用卡铂替代顺铂,以减少呕吐和神经毒性,但增加了骨髓抑制,疗效或不如顺铂。笔者认为其意义在于,铂类药物的毒性谱不同,给已有潜在器官损害的患者提供了更多的选择空间。

一线化疗的最佳疗程数存在争议,多数指南推荐为 4~6 周期,增加化疗的周期数只能略微延长无进展生存期(PFS),并不能提高总生存期(OS),反而增加了更多的毒性。NCCN 不推荐对 CR 或部分缓解(PR)的患者进行维持治疗。但也有研究认为,达到 CR 或接近 CR

者继续维持治疗6个周期,可以使局限期患者的中位生存时间提高10个月(17个月 vs. 7个月),广泛期患者提高4个月。

伊立替康联合铂类也可考虑作为一线化疗方案。一项日本的Ⅲ期临床试验比较了广泛期SCLC患者使用伊立替康+顺铂和依托泊苷+顺铂方案的疗效,结果显示中位生存期分别为12.8个月和9.4个月,2年生存率为19.5%和5.2%,但伊立替康发生Ⅲ度腹泻的比例为17%(依托泊苷组为0),还有3例患者出现了治疗相关性死亡。美国和欧洲相同的Ⅲ期临床试验未发现两种方案在生存率和缓解率上有明显差异。

【二线化疗】

尽管SCLC初始治疗敏感,但几乎所有的患者都会出现复发或进展,复发患者再化疗后的中位生存期为4~5个月。二线治疗可以是联合也可以是单药方案。拓扑替康、氨柔比星、洛铂等单药有效率为17%~31%,联合化疗的有效率>50%,可以作为治疗失败时的替代药物。一项Ⅲ期临床研究显示,在二线治疗中,托泊替康单药与CAV相比,有效率和生存期相似但毒性更小。培美曲塞联合卡铂可用于二线治疗,尽管效果不如卡铂+依托泊苷(中位OS分别为8.1个月和10.6个月,中位PFS分别为3.8个月和5.4个月)。吉西他滨和卡铂(GC)方案对于含有非小细胞肺癌成分的SCLC可能更为适合。

复发进展化疗仅有PR或稍微有效者,维持治疗的持续时间和每个疗程之间的间隔更不明确,有人认为应尽可能在患者最大获益后巩固2个周期。笔者的意见,只要身体可以耐受且化疗获益,化疗周期数不必勉强规定,化疗间隔可为3个月或到有症状时才启动化疗,或视患者意愿而定。

常用的化疗方案如下:

(1)氨柔比星:40 mg/m^2,静滴,d 1~3,每3周重复。

(2)卡铂+异环磷酰胺+依托泊苷+长春新碱(VICE):卡铂,300 mg/m^2,静滴,d 1;异环磷酰胺,5000 mg/m^2,静滴24 h(美司钠保护,异环磷酰胺剂量的60%,于异环磷酰胺后0、4、8 h分3次静滴,d 1);依托泊苷,120 mg/m^2,静滴,d 1~2,240 mg/m^2,口服,d 3;长春新碱,0.5~1.0 mg,静滴,d 14或d 1;每3~4周重复,共6个周期。

(3)环磷酰胺+阿霉素+长春新碱(CAV):环磷酰胺,1000 mg/m^2,静滴,d 1;阿霉素,40 mg/m^2,静滴,d 1;长春新碱,1 mg/m^2,最大2 mg,静滴,d 1;每3周重复,共6个周期。

(4)环磷酰胺+阿霉素+依托泊苷(CAE):环磷酰胺,1000 mg/m^2,静滴,d 1;阿霉素,45 mg/m^2,静滴,d 1;依托泊苷,100 mg/m^2,静滴,d 1、3、5,或150 mg/m^2,静滴,d 1~2;每3~4周重复,共5~6个周期。

(5)洛铂:30 mg/m^2,静滴,d 1;每3周重复。

(6)托泊替康 1.5 mg/m^2,静滴 30 min,d 1~5;每3周重复。或托泊替康,2~3 mg/m^2,口服,d 1~5;每3周重复。

(7)托泊替康+卡铂:托泊替康,1.25 mg/m^2,静滴,d 1~3;卡铂,AUC=5,静滴,d 3;每3周重复,共6个周期。

(8)托泊替康+顺铂:托泊替康,0.75 mg/m^2,静滴 30 min,d 1~5;顺铂,60 mg/m^2,静滴 15~60 min,d 1;每3周重复。或托泊替康,1.7 mg/m^2,口服,d 1~5;顺铂,60 mg/m^2,静滴,d 5,每3周重复。

(9)伊立替康 100 mg/m^2,静滴,d 1、8、15,每4周重复;或伊立替康 300 mg/m^2,静滴,d 1;每3周重复。

(10)伊立替康+顺铂(IP):伊立替康,60 mg/m²,静滴,d 1、8、15;顺铂,60 mg/m²,静滴,d 1;每 4 周重复;或伊立替康,65 mg/m²,静滴,d 1、8;顺铂,30 mg/m²,静滴,d 1、8;每 3 周重复。

(11)伊立替康+卡铂(IC):伊立替康,175 mg/m²,静滴,d 1;卡铂,AUC=4,静滴,d 1;每 3 周重复,共 4 个周期。

(12)紫杉醇 250 mg/m²,静滴 24 h,d 1、8、l5。或紫杉醇,175 mg/m²,静滴 3 h,d 1;每 3 周重复。

(13)紫杉醇+卡铂(TC):紫杉醇,175 mg/m²,静滴 3 h,d 1;卡铂,AUC=7,静滴 3 h,d 1;每 3 周重复,共 5 个周期。

(14)依托泊苷+卡铂(EC/CE):依托泊苷,100 mg/m²,静滴,d 1~3;卡铂,450 mg/m²,静滴,d 1;每 4 周重复,共 6 个周期。

(15)依托泊苷+顺铂(EP/PE):依托泊苷,80 mg/m²,静滴 1 h,d 1~3;顺铂,80 mg/m²,静滴 1 h,d 1,每 3 周重复,共 6 个周期。或顺铂,80 mg/m²,静滴 1 h,d 1;依托泊苷,120 mg/m²,静滴 1 h,d 1;每 3 周重复。或顺铂,80 mg/m²,静滴 1 h,d 1;依托泊苷,120 mg/m²,静滴 1 h,d 1~3;每 3 周重复,共 4 个周期。

(16)依托泊苷+异环磷酰胺+顺铂(VIP):依托泊苷,75 mg/m²,静滴,d 1~4;异环磷酰胺,1200 mg/m²[美司钠(异环磷酰胺剂量的 60%)于异环磷酰胺后 0、4、8 h 分 3 次静滴,d 1];顺铂,20 mg/m²,静滴,d 1~4;每 3 周重复,共 4 个周期。

注:卡铂剂量(mg)= AUC[mg/(ml·min)]×[内生肌酐清除率(ml/min)+25]。内生肌酐清除率计算:男性内生肌酐清除率=[(140-年龄)×体重(kg)]/[0.818×血肌酐(μmol/L)]或=(140-年龄)×体重(kg)/72×血肌酐(mg/dl);女性按男性内生肌酐清除率公式计算结果×0.85。

三、放 疗

【原发灶】

有研究表明,同步放化疗比单纯化疗可以提高局限期患者的生存期。放疗最佳的启动时间,目前认为越早越好。加拿大国立癌症研究所完成了一项从化疗第 2 周期或第 6 周期开始放疗的随机对照试验,所采用的化疗方案均为 EP 方案,放疗剂量也严格统一为 40 Gy/15 f/3 W,早期放疗组的 2 年、5 年和 7 年生存率分别为 26%、22% 和 16%,延迟放疗组的分别为 19%、13% 和 9%。日本肿瘤协作组类似的研究入组 231 名局限期 SCLC 患者,随机分为化放疗同步组(第 1 周期化疗时即开始放疗)和化放疗序贯组(4 周期化疗后开始放疗)。化疗方案均为 EP 方案,3 周重复,放疗剂量为 40 Gy/15 f/3 w。结果显示同步组和序贯组的中位生存期分别为 27.2 个月和 19.7 个月。2 年、3 年和 5 年生存率分别为 54.4%、29.8%、23.7% 和 35.1%、20.2%、18.3%。

放疗范围有不同的意见,新近有人建议:未发生转移的纵隔、锁骨上淋巴结引流区域,不必预防性照射;如有纵隔淋巴结转移,需照射该淋巴结所在及其引流区域;对于已经化疗的患者,仅照射化疗后残留肿瘤。

放疗的最佳总剂量、分割剂量、分割方式还没有明确的标准。美国东部肿瘤协作组(Eastern Cooperative Oncology Group,ECOG)和肿瘤放疗协作组(Radiation Therapy Oncology Group,RTOG)对 412 名患者进行同步放化疗,放疗总剂量 45 Gy/30 f/3 W(2 次/日、共 3

周),或 45 Gy/30 f/5 W(1 次/日、共 5 周)。2 次/日方案食管炎发生率更高,但获得生存获益大,中位生存期 23 个月 vs. 19 个月,5 年生存率 26% vs.16%。放疗的生物剂量越高越有效,但是对于双侧纵隔淋巴结转移的患者,2 次/天分割是个难题(因为这可能带来严重的放射性食管炎)。由于此项试验选择的是更低级别淋巴结病变的患者,其预后本身可能就更好,而且 1 次/天的分割放疗没有使用最大耐受剂量,因此超分割是否更优越仍不清楚。(60~70)Gy/(30~35)f/(6~7)W 和 45 Gy/30 f/3 W 方案的等效生物剂量相同,因此对于不能耐受超分割产生的不良反应患者可以选择常规分割照射。NCCN 推荐在局限期患者中,放疗与化疗同步进行时,尽可能选用三维适型放疗。放射剂量:总剂量 45 Gy,超分割(每次 1.5 Gy,Bid);或总剂量 60~70 Gy/(30~35)f/6~7 W(每次 1.8~2 Gy,qd)。不推荐放疗期间常规使用粒细胞集落刺激因子。

【预防性脑照射(prophylactic cranial irradiation,PCI)】

脑转移在 SCLC 十分常见,初诊患者中有 10% 发生,50% 以上的患者在病程中出现,这个比例远远高于 NSCLC。SCLC 对放疗敏感,不需要很高的剂量即可控制病灶,因此提出了 PCI 的概念。20 世纪 90 年代之前认为,PCI 降低脑转移的发生率,但不能延长生存期,并可能存在一定的中枢神经系统的不良反应,包括头痛、认知功能损害、运动功能失调等。1999 年的一项 Meta 分析回顾了 20 世纪 70~90 年代的 7 个临床试验,包括 987 例患者,大多数患者的 PCI 剂量在 24~40 Gy,发现 PCI 能明显降低脑转移的比例(治疗组和对照组的 3 年脑转移发生率分别为 58.6%、33.3%),还使患者的 3 年生存率从 15.3% 上升至 20.7%。进一步分析发现,脑转移发生率下降和生存时间的延长,在 ≤40 Gy 时与放射剂量的提高正相关。欧洲癌症治疗研究组织(European Organization for Research on Treatment of Cancer,EORTC)对 PCI 进行了前瞻性随机临床研究,286 名化疗后缓解的广泛期 SCLC 患者随机分成 PCI 治疗组和观察组,两组的脑转移发生率分别为 14.6% 和 40.4%,1 年生存率分别为 27.7% 和 13.3%。NCCN 明确推荐无论为局限期还是广泛期,在治疗后达到 CR 或 PR 且 PS 为 0~2 的患者,在与患者充分讨论并得到知情同意后,即可开始 PCI 治疗。前者的剂量多为 25 Gy,后者为 20 Gy。有多种合并症,PS 评分差(3~4)或认知功能受损的患者不应使用 PCI。

PCI 是否会产生远期神经系统损害一直备受关注。Arriagada 等未发现 PCI(DT24 Gy/8 f)患者在 2 年内有脑照射引起的任何神经功能缺陷。欧洲和北美的大部分研究剂量为 25 Gy/10 f 或 30 Gy/15 f,随访也未发现严重的神经系统损害。而 Fleck 等发现单次分割剂量大于 4 Gy 时会造成神经系统损伤,因此 NCCN 推荐 PCI 剂量为 25 Gy/10 f 或 30 Gy/15 f。PCI 是预防性治疗,应尽可能降低毒副作用,因此不建议与化疗同步使用,这与脑转移后的姑息放疗不同。

【姑息放疗】

有症状的转移癌,可行姑息性放疗。

第四节 预后及随访

【预后】

SCLC 的预后因素包括分期、PS 评分、体重减轻情况、性别、年龄。分期是最重要的预后因素,局限期的 2 年、5 年生存率分别为 20%~40% 和 10%~13%,而广泛期则为 4%~5% 和

1%～2%。但 Yu 等报道美国流行病学监督和最终结果评价(surveillance epidemiology and end results evaluation,SEER)数据库中,1998～2004 年 1560 例 Ⅰ 期 SCLC,247 例(15.8%)接受了肺叶切除,5 年生存率高达 50.3%,同期仅接受外照射治疗的 636 例(40.8%)5 年生存率为 14.9%。

广泛期患者的预后与转移脏器的数目、部位相关,有肝转移和骨髓侵犯的患者预后更差。乳酸脱氢酶升高也被认为是预后差的因素,有研究发现其升高与病期一致,尤其是在骨髓浸润的患者中,其升高的比例为 100%,预后较差。

【随访】

治疗缓解(包括 CR 和 PR)或稳定的患者随访频率如下:第 1 年,2～3 个月 1 次;第 2 年,3～4 个月 1 次;第 4～5 年,4～6 个月 1 次;5 年后,1 年 1 次。随访内容包括体检、胸部影像学检查(建议 CT)、全血检查、其他相关症状的检查,并建议戒烟。脑部的 MRI 或 CT 及 PET-CT 并不作为常规随访项目。

第十三章　胸腺瘤/胸腺癌

胸腺瘤和胸腺癌属于胸腺上皮肿瘤（thymic epithelial tumor，TET）。其中，胸腺瘤发病率仅为0.13/10万，但约占成人纵隔肿瘤的30%，占全部纵隔肿瘤的20%。发病年龄高峰在50~60岁，男女无明显差异。胸腺瘤多呈惰性生物学行为，但具有潜在的侵袭性和转移能力，胸内（如胸膜、心包）侵犯常见，胸外及血行转移少见。胸腺癌是一种更为罕见的胸腺上皮肿瘤，具有高恶性度的生物学行为，常发生区域淋巴结及远处转移，预后明显差于胸腺瘤。重症肌无力（myasthenia gravis，MG）不仅是胸腺瘤最常见的副肿瘤综合征，也与发病相关。15%的重症肌无力患者同时患有胸腺瘤，55%的患者有胸腺异常增生。

第一节　病理诊断及分期

【组织学分类】

胸腺上皮肿瘤以往根据形态学和淋巴细胞成分分类，缺乏预后意义且与临床分期无关。Muller-Hermelink于1989年提出的分类法将胸腺上皮肿瘤分为髓质型、混合型、皮质为主型（器官样型）、皮质型、高分化胸腺癌和高级别胸腺癌，这种组织起源及功能上的分类具有独立的预后价值。WHO胸腺上皮肿瘤分类法于1999年首次公布，2004年修订（表13-1）。它主要以Muller-Hermelink分类法为基础，依据肿瘤形态、功能和遗传学证据，把胸腺瘤分为A型、AB型和B型，并于2004年的修订版中增加了5种新类型。WHO分型还与Masaoka分

表13-1　WHO胸腺上皮肿瘤病理学和遗传学分类（2004）

胸腺瘤	胸腺癌（包括神经内分泌上皮肿瘤）
A型（梭形细胞型；髓质型）	鳞状细胞癌
AB型（混合型）	基底细胞样癌
B1型（淋巴细胞富有型；淋巴细胞型；皮质优势型；器官样型）	黏液表皮样癌
B2型（皮质型）	淋巴上皮瘤样癌
B3型（上皮性；不典型性；鳞状上皮样性；高分化胸腺癌）	肉瘤样癌（癌肉瘤）
微小结节胸腺瘤	透明细胞癌
化生型胸腺瘤	腺癌
显微镜下胸腺瘤	乳头状腺癌
硬化型胸腺瘤	伴t(15;19)易位的癌
脂肪纤维腺瘤	高分化神经内分泌癌（类癌）
	典型类癌
	不典型类癌
	低分化神经内分泌癌
	大细胞神经内分泌癌
	小细胞癌，神经内分泌型
	未分化癌
	混合性胸腺上皮肿瘤，包括神经内分泌癌

期有良好的相关性。A型和AB型胸腺瘤因少有局部浸润而与Masaoka Ⅰ、Ⅱ期对应，B型胸腺瘤因常见浸润和转移而多处在Masaoka Ⅲ、Ⅳ期。

胸腺上皮肿瘤使用"侵袭性"和"非侵袭性"来代替良、恶性胸腺瘤的称谓。治疗前两者的鉴别对治疗方案的制订极为重要。但两种胸腺瘤在病理形态学上难以区别，而主要依靠手术医师进行判断，是为数不多的诊断可靠性病理不如临床特征的肿瘤之一。

非侵袭性胸腺瘤的大体特点：具有完整的包膜，可切除性好，虽然有时会与周围组织相连，但仍易于手术切除。侵袭性胸腺瘤表现：侵犯周围组织脏器，包膜往往不完整，肿瘤难以完整切除，更易发生胸内（如肺、胸膜、心包）转移。

胸腺癌完全不同于胸腺瘤的免疫组化和遗传学特征，但1970年前，胸腺瘤和胸腺癌并没有被明确地区分。1978年Levine和Rosaj将胸腺瘤分为良、恶性，恶性胸腺瘤进一步分为Ⅰ型（侵袭性胸腺瘤，没有或很少的不典型增生）和Ⅱ型（胸腺癌，细胞学恶性），因此胸腺癌在以往也称为Ⅱ型胸腺瘤。20世纪80年代的分类法中去掉了组织学上不精确的良恶性分类，而使用描述性术语"侵袭性"和"有包膜的"。1999年版WHO分类中的"胸腺瘤"指起源于胸腺上皮细胞或向上皮细胞分化的肿瘤，将胸腺癌归类为C型胸腺瘤。2004年版WHO分类中将胸腺瘤与胸腺癌完全区分开，取消了C型胸腺瘤作为胸腺癌的同义词，并将神经内分泌肿瘤列入胸腺癌范围。

【病理分期与分级】

1981年发表、1994年修订的Masaoka分期有较强的实用性（表13-2）。它的不足在于，Ⅰ、Ⅱ期的预后没有显著区分，Ⅱ期的定义较模糊。最大的争议在于Ⅲ期的定义范围过于广泛，因为不同的邻近器官受侵会有不同的预后，重要血管受侵时不仅切除难度大，而且易于早期转移，预后差于心包和肺受侵。有学者认为胸腺癌的预后与Masaoka分期相关性差，应用Masaoka分期指导胸腺癌的治疗需慎重。

表13-2 胸腺上皮肿瘤的Masaoka分期（1994）

分期	特点
Ⅰ	大体和显微镜下包膜完整（包括显微镜下肿瘤侵及但未突破包膜）
Ⅱ	A. 显微镜下浸透包膜
	B. 周围脂肪组织受侵，或与纵隔胸膜或心包严重粘连但尚未穿透，肉眼可见邻近器
Ⅲ	官（如心包、大血管或肺）受侵
Ⅳ	A. 胸膜或心包播散
	B. 淋巴或血行转移

胸腺上皮肿瘤没有TNM分期系统。由于淋巴和血行转移在胸腺瘤中并不多见，因此以往的胸腺瘤分期更多强调原发肿瘤的局部侵犯（T因素）的影响。但对胸腺癌来说，明确区域淋巴结（N因素）及远处转移（M因素）对预后有意义。

第二节 检 查

【基本检查】

基本检查主要有胸部CT、MRI、活检和血液学检查。

胸部增强CT扫描能较好显示肿瘤的病变范围、囊实性、含脂及钙化情况、周围组织浸润及胸内转移灶,判断手术切除的可能性,决定穿刺活检的最佳路径,是胸腺上皮肿瘤的首选检查方法。影像学特点为前纵隔软组织肿块,但少数位于颈部及纵隔其他位置。胸腺瘤的淋巴和血行转移少见,如发现纵隔淋巴结肿大及胸外转移则多见于胸腺癌。不足之处是,当肿块与胸膜或心包粘连时易被误认为胸膜、心包受侵。MRI 识别钙化的效果不如 CT,但在显示血管受侵、肿瘤包膜及边界,以及肿块内部低信号分隔方面比 CT 更具判断力,也能较好地鉴别肿瘤复发和放疗后纤维化。

细针吸取细胞学(fine needle aspiration cytology,FNAC)、粗针穿刺活检(core needle biopsy,CNB)及开放性手术活检有可能破坏胸腺瘤包膜的完整性,并影响包膜完整的胸腺瘤的手术效果。更重要的是,胸腺上皮肿瘤特别是胸腺瘤的病理诊断常有困难,因此疑为胸腺上皮肿瘤且影像学检查提示可切除者应首选根治性手术。不能手术的纵隔肿块方考虑穿刺或开放性活检,但穿刺要注意避免途经胸膜腔,粗针活检建议使用 19 号或 18 号活检针行多点穿刺。开放性手术活检作为纵隔肿块的一种备选检查方式,包括纵隔切开术(mediastinotomy)、纵隔镜检查(mediastinoscopy)和小切口开胸术(minithoracotomy)。术中应多次取样以免只取到囊变或坏死组织而影响诊断。

血液学检查包括全血细胞计数(complete blood count,CBC)和血清抗乙酰胆碱受体抗体(acetylcholine receptor antibody,AChR-ab)检测,以评估是否伴有纯红细胞再生障碍性贫血(pure red cell aplasia,PRCA)和重症肌无力等副肿瘤综合征,年轻的男性患者应行血清 AFP、β-HCG 和 LDH 检测以排除恶性生殖细胞瘤。此外,还应根据患者的症状及影像学表现,针对纵隔肿瘤特异性的异位激素有选择地鉴别检验(表 13-3)。

表 13-3 纵隔肿瘤的异位激素和临床表现

临床表现	激素	肿瘤
高血压	儿茶酚胺	嗜铬细胞瘤,非嗜铬性副神经节瘤,神经母细胞瘤,节细胞神经瘤
高钙血症	甲状旁腺激素	甲状旁腺腺瘤
甲状腺功能亢进症	TSH、T_3、T_4	胸骨后甲状腺肿
库欣综合征	ACTH	神经内分泌瘤
男性乳房发育	β-HCG	生殖细胞瘤
低血糖症	胰岛素	间叶源性肿瘤
腹泻	VIP	神经母细胞瘤,节细胞神经瘤,神经纤维瘤

注:TSH,促甲状腺激素,thyroid stimulatinghormone;T_3,三碘甲状腺原氨酸,triiodothyronine;T_4,甲状腺素,thyroxine;ACTH,促肾上腺皮质激素,adrenocorticotropichormone;β-HCG,人绒毛膜促性腺激素,β-human chorionic gonadotropin;VIP,血管活性肠肽,vasoactiveintestinalpeptide。

【可选检查】

可选检查主要有胸部 X 线检查、PET-CT。

胸部后前位和侧位片检查简单易行。当病灶体积较大时,平片可以大致判断其位置、大小、组织密度及钙化情况,起初步筛查及为后续检查提供定位的作用。但病灶较小时往往不能发现,且易因影像重叠而显示不清,不能准确确定肿块大小及与周围组织的关系,所提供的诊断信息有限。

PET-CT 在诊断纵隔淋巴结转移的敏感性及特异性方面要明显高于 CT,但成本较高,不作常规使用。对术前怀疑侵袭性胸腺瘤或胸腺癌的病例,有可疑病灶需排除转移时可作为选择。PET-CT 还可以根据标准摄取值(standard uptake value,SUV)对胸腺上皮肿瘤的良恶性及侵袭性做出推测。有研究表明，侵袭性胸腺瘤的 SUV 显著高于非侵袭性胸腺瘤，而胸腺癌的 SUV 则显著高于侵袭性及非侵袭性胸腺瘤。但不同个体、设备的差异，甚至不同的机器设置均会影响 SUV 指标稳定性，采用多大的阈值进行鉴别也不统一。

第三节 鉴别诊断

胸腺瘤的临床表现各异，约 1/3 的患者是在胸部影像学检查时无意发现纵隔肿块，1/3 的患者因肿块局部占位而出现胸痛、咳嗽、声音嘶哑、呼吸困难及颈部包块等症状，另 1/3 的患者以副肿瘤综合征为首发症状就诊。30%～50% 的胸腺瘤合并有重症肌无力，疑为胸腺瘤的病例在合并重症肌无力时，结合血清 AChR-ab 即可基本确诊。胸腺癌的临床表现与胸腺瘤相似，但更多在初诊时即有症状，约 80% 的患者有咳嗽、胸痛、上腔静脉压迫或转移引起的不适，罕见伴有 PNS。

然而，纵隔是肿瘤组织学类型最复杂的部位之一，有时即便取得组织，也未必能获得明确的诊断。最常需要鉴别的情形如下：

以纵隔肿块为主要或唯一表现，首先要确定肿块在纵隔分区中的位置。前、中、后纵隔常见的病变如表 13-4 所示。中、后纵隔，心包，颈部，甲状腺，肺和胸膜等部位肿块合并重症肌无力者，要考虑到异位胸腺瘤的可能。

表 13-4 纵隔常见肿块的部位及患者群

疾病名称	纵隔分区	患者群
胸腺瘤	前纵隔	成人
胸腺癌	前纵隔	成人
胸腺增生	前纵隔	成人、儿童
神经内分泌肿瘤	前纵隔	成人
生殖细胞瘤	前纵隔	儿童、年轻人
淋巴母细胞瘤	前纵隔	儿童、成人
霍奇金病	前、中纵隔	儿童、成人
弥漫性大 B 细胞淋巴瘤	前纵隔	年轻人
胸腺脂肪瘤	前纵隔	成人
纤维性纵隔炎	前、中纵隔	成人
Castleman 病	前、中纵隔	成人
胸腺多房性囊肿	前纵隔	成人
先天性胸腺囊肿	前纵隔	儿童、年轻人
异位甲状腺肿瘤	前纵隔	成人
异位甲状旁腺肿瘤	前纵隔	成人
副神经节瘤	前纵隔	成人
支气管源性囊肿	中纵隔	成人
间皮/心包囊肿	中纵隔	成人
转移瘤	中、前纵隔	成人
神经源性肿瘤	后纵隔	儿童、成人
肠源性囊肿	后纵隔	成人

以头面部肿胀、呼吸困难、胸痛等上腔静脉压迫综合征为主要或唯一表现，除了与纵隔其他的原发或继发肿瘤相鉴别外，还要与纵隔炎症（纵隔淋巴结炎、慢性纵隔炎、纵隔脓肿、

特发性纵隔纤维化)、心脏压塞、术后纵隔血肿和升主动脉瘤等相鉴别。

以四肢无力、上睑下垂、吞咽困难等重症肌无力症状为主要或唯一表现时,注意与肌无力综合征(Lambert-Eaton 综合征)、肌营养不良、运动神经元病、肉毒和有机磷中毒相鉴别。

可能需要鉴别诊断的疾病如下:

【纵隔精原细胞瘤】

纵隔精原细胞瘤好发于 20~40 岁男性,生长缓慢,恶性度低。常见症状为呼吸困难、胸骨后痛、疲劳、咳嗽、发热及男性乳房发育,约 10% 出现上腔静脉压迫综合征。在影像学上往往呈大体积、分叶状的均质性肿块,但很少有局部侵犯表现。淋巴结及血行转移相对多见。

【纵隔成熟性畸胎瘤】

纵隔成熟性畸胎瘤是最常见的纵隔生殖细胞肿瘤,多数无症状,瘤体较大时可有非特异性压迫症状,支气管受侵溃破后可出现咳吐毛发、小骨块、豆腐渣或皮脂样物。胸部平片表现为境界清楚的圆形或分叶状肿块,超过 1/4 的瘤体有钙化现象。

【纵隔胚胎性肿瘤】

纵隔胚胎性肿瘤包括绒毛膜癌、卵黄囊癌、胚胎性癌和恶性畸胎瘤的一组恶性肿瘤。年轻患者多见,超过 85% 有症状,常见胸痛、咳嗽、咯血、发热和体重减轻,通常有血清 AFP 和 β-HCG 的异常升高。

【纵隔淋巴瘤】

纵隔淋巴瘤通常起病较急,X 线表现为气管或支气管旁迅速增大的结节状肿块,常伴浅表淋巴结及肝脾大。胸部 CT 的影像特点:多跨越纵隔两侧,沿血管间隙浸润性生长,罕见钙化及胸膜侵犯。诊断性化疗往往可使症状很快改善,肿块迅速缩小。

【恶性胸膜间皮瘤】

恶性胸膜间皮瘤表现为沿胸膜、心包侵袭性生长的恶性肿瘤,常合并大量胸腔积液以致呼吸困难,有时与侵袭性胸腺瘤及胸腺癌难以区分。胸腔积液细胞学的诊断率低,常需电视胸腔镜手术(video-assisted thoracic surgery, VATS)进行胸膜活检而明确诊断。

【纵隔淋巴结转移癌】

纵隔淋巴结转移癌通常有恶性肿瘤的病史,或能发现其他部位的肿瘤原发灶,往往表现为多发纵隔淋巴结肿大。病理提示为癌但与胸腺癌鉴别困难时,免疫组化中如有 c-kit 基因过表达(CD117 阳性)则基本确定是胸腺癌。

第四节 治疗原则

主要依据肿瘤的 Masaoka 分期、病理类型及侵袭性来决定治疗方案。手术是唯一可根治胸腺瘤的治疗方法,适用于Ⅰ、Ⅱ期和可切除的Ⅲ、ⅣA 期患者。未获 R0 切除的胸腺瘤应考虑术后放疗及化疗,对于临界可切除者应行内科治疗争取手术切除机会。当手术切除无法实现时,应视病情运用放疗、化疗等控制肿瘤进展。胸腺癌的治疗方案主要依据能否完全切除决定,完全切除者应行术后放疗或放化疗,部分切除及无法手术的胸腺癌应行以化疗和放疗为主的综合治疗。

【胸腺瘤,Masaoka Ⅰ期】

Masaoka Ⅰ期定义为大体和显微镜下包膜完整(包括显微镜下肿瘤侵及但未突破包膜)。标准治疗是全胸腺+肿瘤的完整切除术,单纯手术预后良好。如无镜下或肉眼残余病灶（R0 切除），无须术后治疗，定期随访即可。

【胸腺瘤，Masaoka Ⅱ 期】

ⅡA 期定义为显微镜下浸透包膜。ⅡB 期定义为肉眼可见周围脂肪组织受侵，或与纵隔胸膜或心包严重粘连但尚未穿透，治疗均以根治性手术为主，完全切除率接近 100%。由于胸腺瘤对放疗十分敏感，且术后局部复发的倾向明显高于远处转移，故 NCCN 指南的 2B 类共识为，Ⅱ~Ⅳ 期获得 R0 切除的病例可以酌情考虑术后放疗。但这仍有争议，因为多数回顾性研究显示，术后放疗不能显著降低 Ⅱ、Ⅲ 期胸腺瘤局部复发、胸膜及远处转移的概率。考虑到 ⅡB 期、Ⅲ 期胸腺瘤术后较高的胸膜转移倾向，有学者按"胸膜因素"分级比较术后放疗的疗效。p0：与纵隔胸膜无粘连；p1：与纵隔胸膜有粘连，但无肿瘤侵犯；p2：镜下纵隔胸膜受侵。p1 术后放疗能明显降低复发概率（0 vs. 36%），但对于已有胸膜肿瘤侵犯的高危病例，术后放疗不足以防止胸膜复发。即使在 Ⅰ、Ⅱ 期胸腺瘤中，B2、B3 型的预后也要差于 A、AB 及 B 型。多数学者赞同对组织学类型不佳（B2、B3 型）的 Ⅱ 期胸腺瘤行术后放疗，认为这有助于降低复发风险，但也有反对观点。

【胸腺瘤，Masaoka Ⅲ 期】

Masaoka Ⅲ 期定义为肉眼可见邻近器官（如心包、大血管或肺）受侵。如果可能，仍应争取根治性手术切除。R0 切除、切缘阴性的 Ⅲ 期胸腺瘤，多数观点认为应行术后放疗来最大限度降低局部复发的概率，尽管来自日本和美国的两项大型回顾性研究均未发现术后放疗可以使 Ⅲ 期胸腺瘤明显获益。特别在以下情况：①术中发现肿瘤广泛侵及周围组织，尽管病理报告提示切缘阴性，但估计肿瘤残留可能性大；②肿瘤距切缘较近；③组织学类型较差（B2、B3 型）。术后放疗应该是更合理的选择。不论病期，对于有肿瘤镜下残余（R1 切除）的病例，术后放疗可以明显改善预后。术后化疗似乎并不能使 R0、R1 切除的 Ⅲ/Ⅳ 期胸腺瘤群体获益；对于有肿瘤肉眼残余（R2 切除）的病例，在术后放疗的基础上酌情加行辅助化疗。

Ⅲ 期胸腺瘤广泛浸润中纵隔器官，如气管、大动脉和（或）心脏，且新辅助化疗无效时，可认为其不可切除。减瘤术（debulking surgery）后联合根治性放疗能否改善预后尚不明确，Kondo 等的回顾性研究显示这样做的远期疗效优于直接行根治性放疗，另一些研究则未发现两者的生存有显著差异。2~4 周期的新辅助化疗有可能使病灶获得完全切除的机会。在多数研究中，>50% 的患者在接受新辅助化疗后获得完全切除，5 年生存率 >70%。鉴于化疗良好的反应率，NCCN 指南建议对不能手术的局部晚期病例行新辅助化疗，然后重新评估根治性手术的可能。近一半的患者在新辅助化疗后仍然无法手术，此时应行根治性放疗±化疗。术前新辅助放疗可以提高 Ⅲ 期胸腺瘤手术完全切除率，但无明确证据证实能提高患者的远期生存率。

【胸腺瘤，Masaoka Ⅳ 期】

ⅣA 期定义为胸膜或心包播散，ⅣB 期定义为淋巴或血行转移。广泛纵隔浸润或双侧胸膜累及的病例通常不能手术。经严格选择的 ⅣA 期术后复发的概率为 33%~80%，但相比不能手术者，获得完全切除者仍有显著的预后优势。治疗原则同可切除的 Ⅲ 期胸腺瘤。

有远处转移者首选静脉化疗，必要时加用局部放疗控制症状。

【胸腺瘤，复发后的治疗】

胸腺瘤术后可能会出现胸腔内或胸腔外复发，通常单侧、胸腔内的复发灶再手术的可能性较大，尽管其中多数还会再次复发。对无法手术的复发患者应首选静脉联合化疗和局部姑息性放疗控制病情，可以试用奥曲肽+泼尼松。

【胸腺癌】

一般采取以手术、放疗和化疗为主的综合治疗。手术是治愈胸腺癌的唯一方式,仅有 1/3 的胸腺癌可完全切除。术前估计切除难度较大时,建议先给予新辅助化疗,再评估完全切除的可行性,原则与Ⅲ期、Ⅳ期胸腺瘤类似。对于 R1 和 R2 切除的病例,术后放疗+化疗是最佳的选择。R0 切除者也应行术后放疗,Ogawa 等认为除了组织学低分级的胸腺癌(鳞癌、黏液表皮样癌和基底细胞癌)外,其他类型的胸腺癌应在术后放疗的基础上加行化疗。

胸腺癌往往在诊断时即有远处转移,Kondo 等报道胸腺癌行减瘤术和不能手术者的 5 年生存率分别为 30% 和 24%,没有统计学差异。对不可切除的胸腺癌建议行静脉联合化疗,必要时加用放疗控制局部症状。对没有远处转移的局部晚期胸腺癌,在化疗后估计仍无法完全切除者,应行根治性放疗±巩固化疗。

第五节 治疗方法

一、手 术

无论病灶大小,胸腺瘤+全胸腺扩大切除术都是最佳的术式。因为清扫前纵隔脂肪组织可以清除异位胸腺,降低复发率和术后重症肌无力的发生率,它适用于:①包膜完整或有周围组织外侵但能完整切除的胸腺瘤;②有实质性器官外侵,但肿瘤及受侵组织可切除的胸腺瘤;③姑息性切除减轻压迫症状。在估计肿瘤切除难度大或创伤较大、心肺功能差、重症肌无力未得到有效控制及大剂量激素使用时不主张手术治疗。术中不必行纵隔淋巴结清扫,残留病灶应给予银夹标示以便术后放疗,彻底清扫前纵隔脂肪组织和术后早期机械辅助通气可降低术后重症肌无力危象的发生、死亡率。

胸腺癌的手术应做到广泛完整切除肿瘤,即将原发肿瘤连同受侵的肺组织、胸膜、心包及重要血管一并切除,并行相应的血管置换及修补。一般认为以下情况的胸腺癌不适宜手术:①合并胸腔或心包积液;②合并上腔静脉压迫综合征;③声音嘶哑或膈神经麻痹。

电视胸腔镜手术具有不开胸、对呼吸影响小、高龄体弱者耐受良好,且在大剂量激素应用时也可手术的优点。但用于胸腺上皮肿瘤有以下局限:显露差、无法切除较大和明显外侵的肿瘤、彻底清扫前纵隔脂肪有困难、一旦出血较难控制,其远期疗效也有待验证。目前认为,肿瘤<3 cm、包膜完整的病例可行胸腔镜切除,胸膜粘连及心脏重度扩大为手术禁忌证。术中一旦发现肿瘤呈侵袭性生长,预计难以彻底切除时应果断转行开胸手术。

二、放 疗

【胸腺瘤】

术后放疗的适应证:①R1、R2 切除术后;②虽获 R0 切除,但估计术后复发风险较高的侵袭性胸腺瘤。不论切除情况,放疗都应在术后 3 个月内进行。术后放疗的照射范围存在争议,通常为局部瘤床边缘外放 1 cm。但有作者认为全纵隔野(whole mediastinal field, WM)照射仅能降低无胸膜侵犯者的复发概率。总剂量应根据手术切除情况而定,NCCN 指南建议对 R0 切除者给予 45~50 Gy,R1 切除者为 54 Gy,R2 切除者则至少应在 60~64 Gy。放射野一般采用二维两前斜野加楔形板等中心照射,双侧锁骨上区不需常规预防性照射。

根治性放疗适用于:①先期即无法手术的晚期胸腺瘤;②经诱导化疗后仍无法手术的

局部晚期胸腺瘤;③复发或转移性胸腺瘤。照射范围应包括肿瘤所在部位及可能侵犯的器官组织,总剂量建议为 60~70 Gyc,尽管超过 60 Gy 的剂量能否获得更好的预后尚不肯定。由于多数胸腺瘤患者可长期生存,正常器官受量的控制理应更为严格,全心受量应在 30 Gy 以下,脊髓应在 30~35 Gy 以下。放射野仍多采用两前斜野等中心照射,如肿块巨大,为提高肿瘤靶区剂量可先予前后对穿照射,后改两前斜野等中心照射。肿块巨大且位置靠后时,可予两前斜野加正中后野等中心照射。有心包侵犯者应先行全心包、全纵隔放疗,剂量 30~35 Gy,再予病灶处加量。有胸膜或肺转移者应先予半胸或全胸膜放疗,剂量 15~20 Gy,再予局部瘤床及转移灶加量照射。仅有血性胸腔积液而转移灶不明确时可予患侧胸膜电子线弧形照射。合并重症肌无力时,应先予抗胆碱酯酶药物控制症状再行放疗,剂量从 1 Gy/次开始向 2 Gy/次逐渐增加。其间密切观察,并建议继续维持抗胆碱酯酶药物口服。

三维适形放疗(3D-CRT)和调强放疗(IMRT)在适形度、剂量分布、肿瘤剂量和正常组织受量的控制上都好于二维计划。术后放疗的靶区设计应包括肿瘤靶区(GTV)、临床靶区(CTV)和计划靶区(PTV),根治性放疗应勾画 GTV 和 PTV。GTV 应包括所有可见的肿瘤病灶。在 R2 切除的术后放疗中,术中放置的残存肿瘤标记夹应在 GTV 内;CTV 应包括全胸腺(对于只行胸腺部分切除者)、标记夹和所有肿瘤可能残存的部位,但纵隔及双侧锁骨上区域淋巴结无须在内;PTV 主要依据摆位误差和靶区运动而制订。

【胸腺癌】

放疗指征:①完全或不完全切除术后;②无法手术的胸腺癌;③复发或转移性胸腺癌。放疗范围一般为瘤床或原发灶外放 1~2 cm,但部分学者认为应外放 1.5~2 cm 为宜。Hsu 等的研究显示,术后放疗的总剂量超过 60 Gy 并没有改善胸腺癌的预后。Ogawa 等认为,对于完全切除的胸腺癌,50 Gy 的总剂量足以控制局部复发。胸腺癌疑有心包、胸膜播散时,可行扩大范围照射,即全纵隔、全心包预防照射,后缩野至瘤床加量至总剂量为 60~70 Gy,双锁骨上预防照射 40~50 Gy。也有小样本研究显示,扩大照射组与局部照射组的 5 年、10 年生存率无显著差异,放疗并发症却明显增多,因此不推荐术后常规行扩大范围照射。

三、化　疗

胸腺瘤 R0 切除者通常无须术后辅助化疗,R1、R2 切除和先期不能手术者可以考虑。胸腺癌的化疗敏感性差于胸腺瘤,相关研究不多,适应证及方案选择均以胸腺瘤作参照。

两药或多药联合方案治疗胸腺瘤的有效率为 50%~92%,与单药化疗相比,联合化疗具有更高的有效率和远期生存率。含铂类方案的有效率及远期生存率优于非铂类方案,但尚不能证实哪一种方案最好,也没有一种方案完成过Ⅲ期临床研究。常用的一线方案有 CAP、CAV、EP、CEE、ADOC、VIP 和 PC 方案。

oADOC(阿霉素+顺铂+长春新碱+环磷酰胺):顺铂(DDP) 50 mg/m^2,静滴,d 1;阿霉素(ADM) 40 mg/m^2,静滴,d 1;长春新碱(VCR) 0.6 mg/m^2,静推,d 3;环磷酰胺(CTX) 700 mg/m^2,静推,d 4,每 4 周重复。Fornasiero 等最先报道 ADOC 方案治疗晚期胸腺瘤的近期疗效,观察总有效率达 91.8%,43% 获得完全缓解(CR),中位疗效持续时间 12 个月。Bretti 等对 25 例先期不能手术的胸腺瘤患者行 4 周期 ADOC 或 EP 方案新辅助化疗(ADOC 18 例,EP 7 例),总有效率 72%。后 14 例接受手术治疗,其中 11 例获完全切除,这 11 例与先期可完全切除的Ⅲ/Ⅳ期患者的总生存期相似。另外的一项研究中,34 例初治的胸腺癌患者使用本方案的有效率达 50%,中位生存 21.3 个月,3 年生存率 34.4%。主要毒副作用为粒细胞降低,Ⅲ~Ⅳ度中性粒细胞减少发生率达76.5%。

(1) CAMP(顺铂+阿霉素+甲泼尼龙):顺铂 20 mg/m², 静滴, d 1~4;阿霉素 40 mg/m², 连续输注 24 h, d 1;甲泼尼龙 1000 mg, 静滴, d 1~4;甲泼尼龙 500 mg, 静滴, d 5~6, 每 3 周或 4 周重复。17 例Ⅲ~ⅣA期胸腺瘤患者接受 2~4 周期 CAMP 方案的新辅助化疗, 14 例(92.9%)达到客观缓解。随后所有患者接受手术、辅助放化疗的综合治疗, 总体 5 年生存率为 81%。本方案的Ⅲ~Ⅳ度中性粒细胞减少较常见(60%), 治疗相关死亡 1 例。

(2) CAP(环磷酰胺+阿霉素+顺铂):顺铂 50 mg/m², 静滴, d 1;阿霉素 50 mg/m², 静滴, d 1;环磷酰胺 500 mg/m², 静推, d 1, 每 3 周重复。美国东部肿瘤协作组(Eastern Cooperative Oncology Group, ECOG)的Ⅱ期临床试验中, 30 例复发转移或放疗后局部进展的胸腺上皮肿瘤(包括 1 例胸腺癌)患者接受了最多 8 周期的 CAP 方案化疗, 有效率为 50%, 疾病控制率为 83%, 中位疗效持续时间 11.8 个月, 中位生存 37.7 个月。另一项研究评价了 CAP 方案在序贯化放疗中的作用, 23 例局部晚期不能手术的胸腺上皮肿瘤(包括 2 例胸腺癌)患者先行 2~4 周期 CAP 方案诱导化疗, 再行总剂量 54 Gy 的放疗, 结果 CAP 方案的有效率达 69.6%, 全体患者中位生存 93 个月, 5 年生存率为 52.5%。Ⅲ~Ⅳ度白细胞减少的发生率为 53.3%, 恶心、呕吐(86.7%)更常见, 多为Ⅰ~Ⅱ度。

(3) CAP-GEM(卡培他滨+吉西他滨):卡培他滨, 650 mg/m², 口服, 每日 2 次, d 1~14;吉西他滨, 1000 mg/m², 静滴, d 1、8;每 3 周重复。15 例进展期胸腺上皮肿瘤(包括 3 例胸腺癌)使用平均 6 周期的 CAP-GEM 方案化疗, 总有效率为 40%, 20% 评效 PD, 中位无进展生存 11 个月, 1、2 年预期生存率为 80% 和 67%, 3 例胸腺癌中, 1 例 PR, 1 例稳定(stable disease, SD), 1 例疾病进展(progression disease, PD), 中位无进展生存 6 个月。毒副作用轻微, 主要为粒细胞减少、恶心、呕吐、腹泻及手足综合征。

(4) CAPP(环磷酰胺+阿霉素+顺铂+泼尼松):顺铂 30 mg/m², 静滴, d 1~3;阿霉素 20 mg/m², 连续输注 24 h, d 1~3;环磷酰胺 500 mg/m², 静推, d 1;泼尼松 100 mg, 口服, d 1~5, 每 3 周重复。Kim 等使用 CAPP 方案对先期不能手术的 22 例胸腺瘤患者行新辅助化疗, 有效率达 77%。21 例患者随后接受手术, 16 例(76%)获完全切除, 手术后患者继续接受序贯放化疗。经过 50.3 个月的中位随访期, 仅 1 例死于肿瘤进展, 7 年无进展生存率达 77%。本方案骨髓毒性偏大, 有 4 例(18%)出现Ⅳ度中性粒细胞减少。

(5) CEE(顺铂+表柔比星+依托泊苷):顺铂 75 mg/m², 静滴, d 1;表柔比星 100 mg/m², 静滴, d 1;依托泊苷 120 mg/m², 静滴, d 1、3、5, 每 3 周重复。在 Lucchi 等的研究中, 30 例Ⅲ~ⅣA期胸腺瘤行 3 周期新辅助化疗的有效率达 74%, 23 例获得完全切除, 7 例部分切除, 总体 10 年生存率达 82.4%, 骨髓毒性严重, 25.8% 出现粒缺性发热, 非骨髓毒性以恶心呕吐(Ⅰ~Ⅱ度)、脱发(Ⅱ~Ⅲ度)常见。

(6) CODE(顺铂+阿霉素+长春新碱+依托泊苷):顺铂 25 mg/m², 静滴, 每周 1 次;阿霉素 40 mg/m², 静滴, d 1、3、5、7、9, 每周 1 次;长春新碱 1 mg/m², 静推, d 1、2、4、6、8, 每周 1 次;依托泊苷 80 mg/(m²·d), 静滴, d 1、3、5、7、9, 每周 3 天。在 Yoh 等的研究中, 12 例初治的胸腺癌总有效率为 42%, 中位无进展生存 5.6 个月, 中位生存 46 个月, 2 年生存率 58%。毒副作用与 VIP 方案相似, 骨髓毒性严重, 主要为粒细胞减少和贫血, 需 GCSF 支持, 无治疗相关死亡报道。

(7) EP(依托泊苷+顺铂):顺铂 60 mg/m², 静滴, d 1;依托泊苷 120 mg/m², 静滴, d 1~3。每 3 周重复。EORTC 的Ⅱ期临床试验中, 16 例未接受过化疗的复发/转移性胸腺瘤, 总有效率为 56%，CR 率 31%，中位生存期 4.3 年。常见不良反应为白细胞减少（白细胞中位最低值 $1.9\times10^9/L$）、恶心呕吐和脱发。

OPC（紫杉醇+卡铂）：紫杉醇 225 mg/m^2，静滴超过 3 小时，d 1；卡铂 AUC=6 mg/(ml·min)，静滴超过 30 min，d 1，卡铂剂量(mg)= AUC×(肌酐清除率+25)，每 3 周重复，共 6 周期。由于静脉给予卡铂后血小板的最低值与游离卡铂的浓度-时间曲线下面积(AUC)相关，因此按 AUC 给药可在取得最大疗效的同时减少骨髓毒性。最近的一项研究中，44 例晚期胸腺上皮肿瘤（胸腺瘤 21 例，胸腺癌 23 例）患者接受最长 6 周期的化疗，胸腺瘤和胸腺癌的有效率分别为 42.9% 和 21.7%，中位无进展生存为 16.7 个月和 5 个月。本方案对胸腺瘤的疗效不如预期，首选用于胸腺癌，主要毒副作用是中性粒细胞减少（Ⅳ度中性粒细胞减少发生率 24.4%）。

（8）VIP（依托泊苷+异环磷酰胺+顺铂）：顺铂 20 mg/m^2，静滴，d 1~4；依托泊苷 75 mg/m^2，静滴，d 1~4；异环磷酰胺 1.2 g/m^2，静滴，d 1~4，每 3 周重复。28 例初治的晚期胸腺上皮肿瘤（胸腺瘤 20 例，胸腺癌 8 例）患者，总有效率 32%，其中胸腺瘤和胸腺癌分别为 35% 和 25%，2 年生存率分别为 79% 和 50%，疗效似乎差于其他联合方案。本方案毒副作用较重，Ⅲ~Ⅳ度骨髓毒性发生率为 82.4%，需粒细胞集落刺激因子支持，但无治疗相关死亡报道。

单药方案已证实对胸腺瘤有效，文献报道的有效率在 10%~50%，常用于二线治疗。疗效较好且已完成Ⅱ期临床试验的方案有顺铂、异环磷酰胺或培美曲塞，在个案报道中有效的还有氟尿嘧啶、吉西他滨、紫杉醇或长春瑞滨。

（9）培美曲塞单药：培美曲塞 500 mg/m^2，静滴，d 1；每 3 周重复，共 6 周期。

注：用药前 1 周起予叶酸 400 μg 口服，每日 1 次，直至用药结束；用药前 1 周予维生素 B_{12} 1000 μg 肌内注射，每 9 周 1 次；用药前 24 小时、当天及用药后 1 天予地塞米松 4 mg 口服，每日 2 次。Loehrer 等于 2006 年报道了单药培美曲塞治疗复发性胸腺上皮肿瘤的疗效，23 例中 2 例 CR，2 例 PR，有效率 17%。本药毒副作用轻微，主要为粒细胞减少。

（10）顺铂单药：顺铂 100 mg/m^2，静滴，d 1。每 3 周重复。在 ECOG 的Ⅱ期临床试验中，50 mg/m^2 的 DDP 单药有效率仅为 11%。有报道，100 mg/m^2 的 DDP 的单药有效率明显提高。主要毒副作用为恶心呕吐和肾小管损害，使用前后需水化，保持尿量至少 100~150 ml/h。

（11）异环磷酰胺单药有两种方案可选：①异环磷酰胺 7.5 g/m^2，静滴，d 1；美司钠，异环磷酰胺每天用量的 60%，静推，每天总量分 3 次给予，d 1；每 3 周重复。②异环磷酰胺 1.5 g/m^2，静滴，d 1~5；美司钠，异环磷酰胺每天用量的 60%，静推，d 1~5；每 3 周重复。Highley 等报道了 13 例接受异环磷酰胺单药治疗的Ⅲ、Ⅳ期胸腺瘤，5 例（38.5%）获得 CR，1 例 PR。CR 的中位维持时间超过 66 个月，5 年预期生存率达 57%。毒副作用主要为轻度的恶心呕吐和白细胞减少。

四、其他治疗

皮质类固醇无论是否与化疗药物联合都可用于胸腺瘤的治疗，并且在化疗失败后应用依然有效；生长抑素类似物奥曲肽通过作用于胸腺瘤的生长抑素受体，也可用于胸腺上皮肿瘤的治疗。

奥曲肽+泼尼松：奥曲肽，0.5 mg，皮下注射，每日 3 次，持续使用；泼尼松，初始 0.6 mg/kg，3 个月后改为 0.2 mg/kg，口服，每日 1 次，持续使用。

兰瑞肽+泼尼松：兰瑞肽，30 mg，肌内注射，每 14 天 1 次；泼尼松，初始 0.6 mg/kg，3 个月后改为 0.2 mg/kg，口服，每日 1 次，持续使用。

Palmieri 等使用泼尼松联合奥曲肽或兰瑞肽治疗 16 例化疗失败的胸腺上皮肿瘤(包括 6 例胸腺癌),有效率为 37%,中位无进展生存期 14 个月,中位生存期 15 个月,疗效与组织学类型无关。

奥曲肽±泼尼松:奥曲肽,0.5 mg,皮下注射,每日 3 次,持续 1 年;如 2 个月后病情进展,则加用泼尼松,0.6 mg/kg,口服,每天 4 次,持续 1 年。ECOG 的临床研究包含 38 例可评效的胸腺上皮肿瘤(包括 6 例胸腺癌),初始治疗采用奥曲肽单药,17 例 2 个月后无疾病进展,继续单药维持,21 例随后加用泼尼松。最终 2 例(5.3%)获 CR,10 例(26.3%) PR,14 例(36.8%) SD,12 例(31.6%)进展,2 年总生存率 75.7%,6 例胸腺癌无客观缓解者。组间对比发现,联合组在无进展生存和总生存上具有显著优势。

长效奥曲肽单药:20 mg/m^2,肌内注射,每 2 周 1 次,持续使用。在 Longo 等的研究中,27 名胸腺上皮肿瘤患者先行奥曲肽扫描(octreotide scanning),12 名扫描阳性者接受了长效奥曲肽的单药治疗,最终 25% 获得 PR,42% 评效 SD,33% 病情进展,无进展生存期 8 个月。

胸腺瘤具有较高的表皮生长因子受体(epidermal growth factor receptor,EGFR)表达,但少有 EGFR 突变。胸腺癌几乎不表达 EGFR 受体,但可能有 c-kit 基因突变。约 20% 的胸腺上皮肿瘤存在 IGF-1R 表达,B2、B3 型胸腺瘤和胸腺癌的表达率更高。相应的新靶点药物在胸腺上皮肿瘤中均有临床实验,但结果尚未得到确认。

五、副肿瘤综合征的处理

【重症肌无力】

与胸腺瘤互为常见的伴发疾病,疑似胸腺瘤者须通过体检和血清学检查排除重症肌无力可能,已诊断为重症肌无力的非肿瘤患者也应定期行胸部 CT 排除胸腺瘤的存在。重症肌无力的常见症状包括复视、眼睑下垂、吞咽困难和全身乏力,初始症状往往较隐匿,80% 的患者由眼部症状逐渐发展至全身无力。结合特征性肌无力病史、腾喜龙试验和肌电图检查,诊断并不困难。

伴重症肌无力的胸腺瘤术前需要控制肌无力症状。初治者可口服短效新斯的明22.5~180 mg/d,症状较重者可予皮下或肌内注射。病情稳定后可用溴吡斯的明 180~720 mg/d,术后、术日均维持术前用量,注意胆碱酯酶抑制剂过量有并发胆碱能危象的风险。效果不理想时可加用糖皮质激素,如口服泼尼松 30~60 mg/d,术中泼尼松龙 100~300 mg 静注,术后泼尼松原量口服维持,若病情稳定并逐渐好转,可维持 4~16 周后逐渐减量,每 2~4 周减 5~10 mg,至 20 mg/d 后每 4~8 周减 5 mg,直至停药。术前采用大剂量冲击疗法起效更快,但在 4~10 d 内有导致一过性肌无力加重的可能,没有呼吸机配备时需慎重。

约 20% 的患者在术后 1 年内有重症肌无力症状加重的现象,术前无症状却在术后发病者也不少见。重症肌无力症状的突然加重可并发重症肌无力危象,是胸腺瘤术后最严重的并发症,它包括肌无力危象、反拗性危象和胆碱能危象。肌无力危象常因抗胆碱酯酶药物不足引起,表现为急骤发生的呼吸肌严重无力、呼吸困难和低氧血症。此时应紧急行气管插管或切开,呼吸机辅助通气,并加大胆碱酯酶抑制剂的剂量,加用糖皮质激素。可予甲泼尼龙 1000 mg 或地塞米松 20 mg 静滴,后改泼尼松口服,并逐渐减量。效果仍不理想时可在药物维持的同时行血浆置换,或人免疫球蛋白 IgG 0.4 g/(kg·d) 静滴,5 天为 1 个疗程;反拗性危象表现类似的症状,但使用上述药物治疗无效,主要给予急救和对症处理;胆碱能危象由抗胆碱酯酶药物过量引起,表现为瞳孔缩小、呼吸道分泌物增加、肌肉震颤和肠蠕动增强。应立即停用胆碱酯酶抑制剂,大量补液利尿促药物排泄,同时静注阿托品1~2 mg/h,直至阿托品化,在腾喜龙试验两次阳性后才可继续使用胆碱酯酶抑制剂。上述危象难以鉴别时,稳妥的做法是在辅助呼吸的前提下暂时停用抗胆碱酯酶药物,以免在胆碱能危象时加重病情。

手术可以治愈胸腺瘤本身,但大多无法彻底治愈伴随的重症肌无力。许多研究显示,胸腺瘤根治术后5年重症肌无力的完全缓解率不到10%~20%,术后缓解情况一般有以下特点:①术前有症状者,持续时间短的术后症状缓解率高,时间长的缓解率低;②淋巴滤泡生发中心出现率高的术后缓解率低;③术后重症肌无力症状往往逐渐缓解,迅速缓解者少见;④>45岁患者的术后缓解率低。伴重症肌无力的胸腺瘤在术后仍有明显症状者需要继续药物维持治疗,胆碱酯酶抑制剂效果不佳时可加用免疫抑制剂,一线药物包括糖皮质激素、硫唑嘌呤和吗替麦考酚酯;二线药物有环磷酰胺、环孢素、他克莫司和甲氨蝶呤等。约95%的伴重症肌无力的胸腺瘤需要1年以上的免疫抑制剂治疗。

【纯红细胞再生障碍性贫血】

约5%的胸腺瘤合并纯红细胞再生障碍性贫血(PRCA),而30%~50%的PRCA同时合并有胸腺瘤。此类患者常为中老年人,多因贫血症状就诊,后因胸片或CT发现胸腺瘤。大部分患者有典型的PRCA表现:①外周血血红蛋白低,正常细胞正常色素性贫血,网织红细胞减少或缺如,白细胞及血小板正常;②骨髓象中红系细胞显著减少或缺如,粒系和巨核系均在正常范围内,无病态造血。约30%的胸腺瘤合并PRCA患者的白细胞和血小板数亦减少,部分患者还合并有其他免疫性疾病,以重症肌无力最为常见。

胸腺瘤+全胸腺扩大切除术是首选的治疗方法,因患者术前严重的贫血和大剂量激素使用,所以围手术期处理也非常重要,主要措施:①浓缩红细胞少量多次输注;②术前尽量减少激素用量;③尽量采用胸骨正中切口彻底清扫胸腺和前纵隔脂肪组织。

手术对PRCA的疗效同样有限,术后PRCA的改善率约为38%,手术本身也有诱发PRCA的可能。以下情况应考虑给予免疫抑制剂治疗:①术后1个月PRCA仍无改善迹象者;②术前正常,在术后并发PRCA者;③无法手术的伴PRCA胸腺瘤者。常用药物有环孢素、皮质类固醇和环磷酰胺,其中环孢素疗效最佳,给予初始剂量5 mg/(kg·d),每2周复查血常规,血红蛋白上升至100 g/L后逐渐减量至2.5 mg/(kg·d)行维持治疗,总有效率在80%以上。但免疫抑制剂的停用可能导致PRCA病情的反复,往往需要2年左右的维持治疗,由此引发的感染和二发肿瘤的风险需要警惕,这些患者需要密切随访。

【Good 综合征(Good syndrome,GS)】

Good 综合征是一种胸腺瘤相关的获得性免疫缺陷病。西方胸腺瘤患者中有5%~10%同时合并本病,但在日本患者中的比例仅为0.2%~0.3%。其诊断标准为确诊胸腺瘤且合并包括低丙种球蛋白血症(IgG、IgA、IgM 均降低)、外周血B淋巴细胞数减少或缺如、CD4+T淋巴细胞减少、CD4+T/CD8+T比例倒置等在内的淋巴细胞联合免疫缺陷。

这种免疫缺陷的起病较为隐匿,可有多系统受累,常为反复或持续性的发热、咳嗽、腹泻、关节肌肉疼痛等非特异性症状。免疫缺陷可先于或后于胸腺瘤出现,超过1/3的GS同时合并有PRCA。

GS治疗应先行胸腺瘤根治术阻止肿瘤的局部浸润和转移,但手术无法治愈免疫缺陷。免疫球蛋白替代疗法是治疗GS最有效的方法,通过定期输注免疫球蛋白IgG,38%的患者可以明显减少感染的概率,但这样对细胞免疫缺陷仍然无效。其他疗法包括免疫抑制治疗、血浆置换、脾切除等,但效果都很有限。

第六节 预后及随访

【预后】

胸腺瘤的预后较好,超过95%的胸腺瘤可以手术,手术的完全切除率达90%,术后复发率为7.8%,5年生存率达94%。影响胸腺瘤术后复发和总生存的最主要因素是Masaoka分期、WHO分型和手术切除的程度。此外,肿瘤大小、是否合并重症肌无力、PRCA及年龄等其他因素对预后也有一定的影响。

在Kondo等报道的1093例胸腺瘤中,Ⅰ~Ⅳ期的手术切除率分别为100%、100%、85%和42%,术后复发率分别为0.9%、4.1%、28.4%和34.3%,Ⅰ、Ⅱ、Ⅲ、ⅣA、ⅣB期的5年生存率分别为100%、98.4%、88.7%、70.6%和52.8%,可见胸腺瘤的分期越早,术后复发率越低,总生存时间越长,但Ⅰ、Ⅱ期的预后相似。

肿瘤是否完全切除是独立预后因素。有研究显示,胸腺瘤完全切除后的7年生存率达82%,部分切除和仅行活检者分别只有71%和26%。WHO分型与胸腺上皮肿瘤的预后关系密切。A型胸腺瘤预后极佳,长期生存的概率接近100%。B型胸腺瘤的侵袭性更强,并随B1、B2、B3的次序递增,具体表现为分期往往更晚、症状更显著及预后相对更差。AB型胸腺瘤在组织学上兼有A、B两型胸腺瘤的特点,但生物学行为更类似A型胸腺瘤,侵袭性较弱,90%以上可以获得长期生存。Okumura等研究了273例胸腺瘤患者,发现A、AB、B1、B2、B3型中侵袭性胸腺瘤的比例分别为11.1%、41.6%、47.3%、69.1%和84.6%,20年生存率分别为100%、87%、94%、59%和36%。可见与A、AB、B1型相比,B2、B3型胸腺瘤侵袭性更强,预后相对较差。

为数不多的研究显示,肿瘤体积越小的患者在术后复发和总生存上越占有优势。Wright等的研究显示肿瘤大小的临界值(≥8 cm)是复发的一个独立的预后因子,但有待进一步证实。

重症肌无力是胸腺瘤的积极预后因素。伴重症肌无力的胸腺瘤,肿瘤细胞具有一定的功能分化,其恶性度低于不伴重症肌无力的胸腺瘤。Kondo等的多中心研究显示,伴重症肌无力的胸腺瘤更易早期诊断和早期治疗,手术完全切除率更高,复发率和ⅣB期患者比例更低。在Ⅳ期患者中,伴重症肌无力的胸腺瘤5年生存率更高。但重症肌无力而非肿瘤本身导致死亡的风险较大;对于已行根治性治疗的胸腺瘤,重症肌无力症状的重新出现与胸腺瘤复发和进展通常无关,不影响胸腺瘤的无病生存和复发后生存。

Good综合征是胸腺瘤的不良预后因素,5年、10年生存率分别为70%和33%,影响这些患者生存的主要因素已非胸腺瘤本身的生物学行为,而是继发感染的性质和是否合并其他自身免疫性疾病。感染程度较重,合并自身免疫性疾病(如PRCA)需使用免疫抑制剂的患者预后较差。

在所有类型的胸腺癌中,胸腺类癌的预后相对良好,但有术后易复发的特点。Kondo等的研究中,88%的胸腺类癌患者可以手术,手术的完全切除率达95%,复发率为64%,5年生存率为84%;其他类型的胸腺癌预后较差,其中71%可以手术治疗,手术完全切除率、术后复发率及5年生存率均为51%。除组织学类型外,一般认为那些具有包膜、分叶状生长、分期较早及手术完全切除的胸腺癌预后相对较好。另外,ⅣA期患者治疗后的获益似乎大于ⅣB期患者。

【随访】

任何期别的胸腺瘤都有术后复发的可能,故胸部CT应每年1次,共10年。约10%的胸腺瘤患者会在诊断后10年内罹患第二原发肿瘤,但各类胸腺瘤间无显著差异。Evoli等的研究发现,不伴重症肌无力的胸腺瘤,二发肿瘤发病率显著高于伴重症肌无力者。

第十四章 肾细胞癌

肾细胞癌又称肾癌(renal cell carcinoma,RCC),是发生在肾的最常见的恶性肿瘤,占原发性肾恶性肿瘤的85%左右。肾癌的组织病理类型多种多样,其中肾透明细胞癌是主要的病理类型。近年来,肾癌的发生率逐年升高,肾癌已占美国成人恶性肿瘤的3%,其发病率仅次于膀胱癌,占泌尿系统肿瘤的第2位。

肾癌的病因尚不明确。目前比较公认的危险因素包括吸烟、肥胖及高脂饮食、高血压等。

第一节 临床表现

【传统的"三主征"】

传统的肾癌"三主征"是指血尿、腰痛和肿块。由于肾解剖位置较深,而且在后腹膜间隙,因此肾癌在早期发展隐匿、缺乏典型的临床表现。当出现"三主征"时,往往意味着肿瘤已进入进展期。随着医学影像学的发展和普及,约50%的肾癌患者是体检发现的"无症状"患者。但是,传统的"三主征"仍是肾癌最常见的临床表现。

(1)血尿:通常由肿瘤侵犯肾盏、肾盂等集合系统所致,多见于位置比较靠近肾盂的肿瘤,常表现为无痛性、间歇性、全程肉眼血尿,部分患者也可表现为镜下血尿。此外,当肿瘤较大、生长较快出现肿瘤破裂时,可表现为突发大量血尿;有血块通过输尿管时可引发肾绞痛。血尿及其严重程度与肿瘤大小或分期并不呈正相关,外生性肿瘤即使体积很大时也可不出现血尿。

(2)腰痛:早期肾癌可以表现为腰区或胁腹部隐痛,由于疼痛不典型及呈间歇性而并不被重视。进展期肾癌由于肿瘤生长迅速、包膜牵拉,或伴有急性出血、囊性变,或肿瘤侵犯邻近脏器、神经等而出现持续而明显的腰痛。

(3)肿块:肾位于后腹膜间隙,位置较深,肾肿块一般不能被扪及。只有肿瘤体积很大时,才可能在胁腹部被扪及,往往肿块边界不清,质地较硬,表面光滑。如果肿块不随呼吸而移动、位置固定,常提示已侵犯邻近脏器或腰大肌。肿块压迫患侧精索内静脉或合并肾静脉癌栓时可出现该侧精索内静脉曲张。

【肾癌的肾外表现】

1. 发热 发生率为10%~20%。多为持续性或间断性低热,但也可表现为高热甚至出现类白血病反应。目前认为发热可能与肿瘤产生内生性致热源有关,也可能因肿瘤坏死、出血所致。有研究发现,术前有发热的肾癌病例在术后体温常恢复正常,而体温持续不退者常提示肿瘤残留,术后体温恢复正常后再次升高则应警惕肿瘤复发。

2. 血沉 可出现于半数肾癌患者。虽然在诊断上无特异性的应用价值,但是出现发热和红细胞沉降率增快常提示预后不良。

3. 贫血 曾认为血尿是贫血的原因,但是近年来研究发现,大部分伴有贫血的肾癌病例并无血尿。进一步研究发现,贫血患者血清铁和血清转铁蛋白下降、单核-吞噬细胞系统内含铁血黄素沉积增多,提示贫血可能与铁进入肿瘤细胞有关。此外,贫血还可能与大量肾组织破坏导致红细胞生成素减少有关。

4. 食欲缺乏、体重下降　有报道肾癌伴有食欲缺乏、消瘦、乏力等症状的发生率可达30%~40%。但是,近年来随着大量偶发性肾癌的发现,上述症状发生率大大降低,并多见于进展期的患者。这些症状可能与肿瘤代谢产物作用于中枢神经系统有关。根治性手术后症状常可改善。

5. 高血压　Moein等认为高血压是肾癌少见的临床表现,也有报道肾癌合并高血压的发生率可达35%~45%,且术后血压可恢复正常,借此可与原发性高血压相鉴别。Grossman等认为高血压可能与肾癌组织分泌肾素、肿瘤内部动静脉短路或肿瘤直接侵犯肾动脉有关,且晚期及恶性程度高的肿瘤肾素分泌也较多,因而高血压可作为判断肿瘤恶性程度的指标之一。

6. 肝功能异常　无肝转移的肾癌伴发肝功能改变称为Stauffer综合征,可以表现为血清碱性磷酸酶(AKP)升高、低蛋白血症、血清胆红素和转氨酶升高、凝血酶原时间延长等。

7. 内分泌紊乱症状　肾癌组织可产生多种激素或活性物质,出现一系列内分泌紊乱的症状。如分泌甲状旁腺素、$1,25-(OH)_2D_3$和前列腺素等导致高钙血症;分泌红细胞生成素,以及动静脉内瘘、组织供血供氧不足导致红细胞增多症;分泌胰岛素或胰高血糖素导致血糖异常;分泌异位绒毛膜促性腺素导致性征异常等。

8. 神经肌肉病变　可表现为血管炎、淀粉样变等,与肿瘤免疫反应有关,较为少见。

【肾癌的转移】

约30%的肾癌患者明确诊断时已有远处转移。肾癌转移的途径包括直接浸润、淋巴转移和血行转移。肾癌可直接浸润穿透肾包膜、脂肪囊和肾周筋膜,侵犯同侧肾上腺,也可通过脉管浸润至肾静脉、下腔静脉。淋巴转移的途径主要是通过肾门淋巴结至腔静脉或主动脉旁淋巴结。肾癌血行转移以肺转移最多见(约75%),部分病例可以咯血为首发症状。其次为肝和骨(约20%),肝转移的患者可表现为肝区疼痛、黄疸、腹水等;骨转移者可出现病理性骨折、脊髓压迫症状。此外尚可转移到同侧或对侧肾上腺、脑、甲状腺、乳腺、胰腺等。更少见的转移灶如睾丸、卵巢、膀胱、舌、颈部软组织、骨骼肌等转移也有报道。肾癌转移病灶中1.5%~3.5%为单发,可手术切除。晚期肾癌也可导致腹腔广泛种植转移和癌性腹水。

第二节　诊断与鉴别诊断

【诊断】

B超检查是肾癌筛查的重要手段,正常人群每年进行1次B超检查非常必要,有利于发现无症状的偶发性肾癌。对于有腰痛、血尿的患者,或不明原因的发热、血沉快、血常规异常等的患者也应考虑肾癌可能,首选B超检查。对于B超发现肾占位的患者,再进行增强CT检查,大部分即可做出临床诊断,并进行临床分期。不能明确的可选用MRI、彩超、超声造影甚至肾动脉造影检查。手术前应对患者进行全面的评估:胸片或胸部CT、核素骨显像等排除远处转移,核素肾图检查或静脉尿路造影了解对侧肾功能等。

【肾癌亚型的鉴别】

肾癌各亚型在术前很难通过影像学检查明确鉴别,病理诊断仍是唯一可靠的诊断手段。

【与其他肾占位性病变的鉴别】

1. 肾囊性肿块 单纯性肾囊肿与肾癌易于鉴别,主要依靠 B 超检查。对于 B 超检查发现的多房囊性肿块、高密度囊肿,应与肾癌相鉴别。多层螺旋 CT 对诊断有较大帮助,囊性肾癌表现:①直径>5 cm 的多房或单房性囊性肿块,病灶与肾脏移行处可见局部浸润;②囊壁和(或)间隔不均匀增厚(正常厚度约 1 mm),尤其是出现囊壁结节,具有诊断意义;③偶见囊壁或间隔散在性小钙化,此处可能显示壁增厚或壁结节。

其他需与囊性肾癌相鉴别的有:①肾脓肿,通常有发热、尿路刺激症状,可出现脓尿、血尿,CT 检查显示囊壁较厚,注射造影剂后囊壁增强明显,囊液密度高于水的密度(CT 值>20 Hu)。②肾结核,结核性脓肿或结核空洞应与肾癌相鉴别,但结核病变有时可为双侧,有结核的相关症状,囊壁厚,可见钙化、囊液密度不均,尿厚涂片找抗酸杆菌及结核分枝杆菌培养可鉴别。无法确诊的肾囊性肿块可用 FNAB。对于复杂性肾囊肿应密切随访,必要时手术并取得病理检查。

2. 肾血管平滑肌脂肪瘤 又称错构瘤。由于肿瘤内含有脂肪成分,因而在 B 超检查时呈中高回声肿块,CT 检查时肿瘤内可见脂肪密度成分,CT 值为负值,注射造影剂后该成分不增强。较小的肾癌与错构瘤不易鉴别,少脂肪、富平滑肌成分的错构瘤也易与肾癌相混淆。错构瘤不发生侵袭和转移,有双侧倾向。无法鉴别时,可采用肾部分切除送病理检查。由于错构瘤富血管,有破裂出血倾向,因而一般不推荐采用针吸活检。

3. 肾盂尿路上皮癌 侵犯肾实质,肿块较大时与肾癌穿破肾盂时难以鉴别。肾盂癌一般较早出现血尿,尿液中可找到病理细胞,静脉尿路造影或逆行尿路造影可见肾盂内充盈缺损。CT 检查肾癌病灶增强更为明显,肾实质广泛侵犯并有向外周生长的趋势,而肾盂癌多位于肾中部,向肾实质侵犯。

4. 淋巴瘤 非霍奇金淋巴瘤易发生肾累及。患者常出现淋巴瘤的相关症状如周期性发热、全身其他部位淋巴结肿大等。肾肿块有多发、双侧倾向,可表现为肾病灶不大而后腹膜淋巴结肿大明显。对于高度怀疑淋巴瘤的患者可采用针吸活检的方法,一般不手术。

第三节 病理诊断与分型

【大体病理】

肾癌多为单侧性、单发,双侧肾癌占散发性肾癌的 2%~4%,而在 Von Hippel Lindan 综合征(VHL 病)和遗传性乳头状肾癌(HPRCC)患者中双侧肾癌发生率可高达 10%~20%。

肿瘤可局限在肾实质,当肿瘤逐渐增大穿透假包膜后,也可破坏肾盂、肾盏,并可侵及肾周脂肪、血管、淋巴管。肾癌突破肾周筋膜又可侵犯肾上腺、淋巴结和其他邻近脏器。肾癌较易侵犯静脉血管形成癌栓,癌栓可沿肾静脉、下腔静脉生长,直至右心房。肾癌经血液和淋巴转移至肺、脑、骨、肝等。淋巴转移最先到肾蒂淋巴结。

【分型】

肾癌有几种分型标准,现在普遍采用世界卫生组织(WHO)1997 年根据肿瘤细胞起源及基因改变等特点制定的肾实质上皮性肿瘤分型标准。肾癌的病理类型分为透明细胞癌、乳头状癌、嫌色细胞癌、集合管癌、未分类肿瘤等。由于各型肾细胞癌均有可能表现为部分呈肉瘤样形态,所以肉瘤样癌已经不作为一种独立的病理类型。

第四节 影像学检查

【超声检查】

超声检查是一种无创、经济、简便的诊断手段,超声检查的应用使偶发性肾癌的发现率大大提高。B超检查可以发现肾内直径≥1 cm的占位性病变,其特点:肿块处肾组织结构不清,向外隆起或压迫肾窦使之变形、移位。大部分肾癌呈低回声或中等回声,直径<3 cm者可为高回声。较大的肾癌因内部出血、坏死、钙化等可表现为内部回声不均,出现液性暗区、散在高回声斑伴声影。肿瘤内部出现多个中等强度的结节回声是肾癌的重要特征。

彩色多普勒超声显示肾癌可呈抱球型、星点型、富血管型,少数呈少血管型,前三者分别表现为在肿块周边出现环状动脉血流,肿块内出现点状血流或"火球样"血流的声像图。彩超尚可显示肾静脉、下腔静脉有无侵犯或癌栓。

近年来,超声造影的应用逐渐推广。对于直径<3 cm的高回声肾占位,应用超声造影检查对鉴别肾癌、错构瘤、肾柱肥大等有重要价值。

【X线检查】

传统的X线尿路平片和尿路造影在肾癌诊断中目前已处于次要地位。尿路平片上可见肾轮廓增大、变形,典型的改变呈驼峰样,肿瘤内有钙化时显示絮状高密度影。肿瘤较大时可在造影片上见到肾盂肾盏受压变形、局限性肾积水。肿瘤巨大可导致患肾无功能、不显影。排泄性尿路造影对于显示对侧肾功能、选择手术方式有应用价值,此外尚可鉴别肾盂肿瘤等其他占位病变。

【CT检查】

CT是诊断肾癌的最重要影像学检查,其诊断小肾癌的敏感度可达95%,可以发现直径≥0.5 cm的肾癌。CT在肾癌诊断中的应用主要包括以下几方面。

1. 鉴别肿块性质 CT平扫时可发现肾实质性肿块,边界清楚或模糊,密度不均,通常CT值略低于或与正常肾组织相似,可有出血、囊性变、坏死、钙化等表现,一般无脂肪密度影。

2. 分期 CT检查是肾癌术前临床分期的重要依据。CT可以了解肿瘤周围器官组织的形态及其与肿瘤的关系。

3. 指导手术 随着多排螺旋CT和CT三维重建技术的出现和进展,CT三维血管成形(CTA)和尿路重建(CTU)得以实现,从而在术前为外科医师提供更多信息,可以指导手术。

【MRI检查】

肾癌的MRI表现变化较大,通常在T_1WI呈均匀低信号,T_2WI呈高信号,边缘为中等信号,肿瘤伴钙化时呈低信号。肿瘤伴出血时在T_1WI也可呈高信号,此时应通过脂肪抑制与脂肪组织相鉴别。目前认为MRI较CT的优势主要在于:①显示静脉癌栓。由于MRI不需造影即可显示血管内的血流,因此对肾静脉、下腔静脉癌栓的发现率高于CT。②显示肾周组织侵犯。通过脂肪抑制技术,当发现低信号的肾周组织内出现高信号病灶时,提示肿瘤侵犯。③慢性肾功能不全伴肾癌患者的诊断。肾功能不全者肿瘤血管少,增强CT诊断可能较困难,而采用MRI小剂量造影,肾实质增强明显而肾癌增强较轻、不均匀,既有利于肾癌的检出,肾毒性也较小。④适合碘过敏的患者。

【放射性核素显像】

放射性核素显像较少用于肾癌原发病灶的检查。临床上主要用于：①肾显像和肾功能测定，了解对侧肾功能，决定是否可行患肾切除手术；②全身骨显像，了解有无骨转移。

第五节 临床分期

目前公认的 AJCC 公布的 TNM 分期（AJCC 2002 年第 6 版）：

T——原发肿瘤
- TX 原发肿瘤无法评估
- T0 无原发肿瘤证据
- T1 肿瘤局限于肾，且最长径≤7 cm
  - T1a 肿瘤局限于肾，且最长径≤4 cm
  - T1b 肿瘤局限于肾，且 4 cm<最长径≤7 cm
- T2 肿瘤局限于肾，且最长径>7 cm
- T3 肿瘤延伸至大静脉或侵犯肾上腺或肾周组织，但未超过 Gerota 筋膜
  - T3a 肿瘤侵犯肾上腺或肾周和（或）肾窦脂肪组织，但未超过 Gerota 筋膜
  - T3b 肉眼见肿瘤延伸至肾静脉或其包含肌层的分支或横膈以下的下腔静脉
  - T3c 肉眼见肿瘤延伸至横膈以上的下腔静脉或侵犯下腔静脉壁
- T4 肿瘤侵犯超过 Gerota 筋膜

N——域淋巴结
- NX 区域淋巴结转移无法评估
- N0 无区域淋巴结转移
- N1 单个区域淋巴结转移
- N2 多个区域淋巴结转移

（单侧或双侧不会影响 N 分期，如果进行淋巴结清扫，那通常至少需要 8 枚淋巴结用于病理评估。）

M——远处转移
- MX 远处转移无法评估
- M0 无远处转移
- M1 有远处转移

分期分组

分期	T	N	M
Ⅰ期	T1	N0	M0
Ⅱ期	T2	N0	M0
Ⅲ期	T1 或 T2	N1	M0
	T3	N0 或 N1	M0
Ⅳ期	T4	N0 或 N1	M0
	任何 T	N2	M0
	任何 T	任何 N	M1

第六节 手术治疗

一、手术治疗

【根治性肾切除术】

1. 手术指征与术前准备　1969年Roberson将根治性肾切除手术作为早期局限性肾癌的标准手术。根治性肾切除手术的适应证是肿瘤未突破肾筋膜，无远处转移。肾静脉、下腔静脉癌栓形成但无远处转移者也属此手术适应证。对于肿瘤侵犯邻近器官但估计局部肿瘤可彻底切除者，也可行根治性切除，必要时可行扩大切除，手术范围包括邻近受累的器官，如脾切除、胰尾部切除等。

术前准备除常规检查外，应行彩超或CTA了解静脉有无癌栓。肿瘤较大、手术有难度者可以在术前使用介入栓塞治疗。术前应常规备血1000 ml，估计需要取栓者应增加备血量，必要时应准备体外循环装置。肾静脉癌栓患者为预防术中术后肺栓塞，可以在术前放置下腔静脉滤器。术前晚灌肠。

2. 手术范围与淋巴结清扫

(1)手术范围：在肾周筋膜外切除肾和上1/2输尿管，中上极的肿瘤可切除同侧肾上腺。

(2)淋巴结清扫：目前存在争议。

3. 腹腔镜根治性肾切除术　近年来，随着腹腔镜技术的推广，腹腔镜肾癌根治性肾切除术得到广泛应用，在有经验的医院已经成为T1、T2期肿瘤标准的手术方式。腹腔镜手术的方式可以分为纯腹腔镜和手辅助腹腔镜两种，手术入路可以分为经腹途径和经后腹腔途径。手术前禁食1 d，采用全身麻醉。经腹手术采用70°侧卧位，用气腹针或Hansson技术建立气腹。穿刺点位置可以选择在麦氏点（反麦氏点）处、肋缘下腋前线处、平脐水平腹直肌外缘下方。手术步骤与开放手术基本相同，手术中可以选用扇形拉钩牵开脾或肝，一般采用超声刀进行分离，肾蒂血管可以用血管夹（Hem-o-lok）或切割钉合器（Endo-cut）处理。

手辅助腹腔镜手术是利用手助装置，术者将一只手伸入腹腔配合腹腔镜器械完成的手术，具有技术容易掌握、安全性高、不增加切口的优点。

4. 手术并发症

(1)出血：术中出血的原因包括肾动脉或肾静脉多支、走行变异，未完全结扎肾静脉的细小属支，肾上腺周围血管出血，较大肿瘤的周围滋养血管出血或正常血管受压走向变化等。术中大出血往往因下腔静脉损伤、脾损伤等。

(2)十二指肠损伤：术中发现术野有胆汁样液体流出提示十二指肠损伤，应仔细修补，必要时先切除肾，再充分显露十二指肠进行修补，并在十二指肠处置管引流，术后胃肠减压，禁食3～5 d。十二指肠损伤在术中不易被发现，术后可能发生严重的十二指肠瘘。48 h内发现者应剖腹探查并修补。超过48 h不宜立即修补，应禁食、胃肠减压、肠外营养，伤口引流管改换双套管冲洗，积极控制感染，维持水、电解质平衡，直至瘘口自行愈合。

(3)胰腺损伤：行左肾根治性肾切除术时易损伤胰尾，术后可能发生胰瘘，严重的胰瘘可能危及生命。术中发现胰包膜破裂应进行修补，并在术后延长禁食时间，可使用生长抑素减少消化液分泌。

(4)肠损伤：多由于肿瘤较大，与结肠粘连致密所致，所以术前估计肿瘤与结肠关系密切者应进行肠道准备。术中发现结肠小破口应立即局部清洗、修补，并放置粗管引流。术后发生结肠瘘则按肠瘘处理。此外尚有因解剖不清损伤肠系膜上动脉导致肠缺血坏死者，应手术探查。

(5) 气胸：多见于经第11肋间切口的病例，术中发现应在麻醉师配合下进行修补。

【保留肾单位的肾癌切除术】

1. 手术指征与术前准备 保留肾单位的肾癌切除术 (nephron sparing surgery, NSS) 的绝对指征是先天性或功能性的孤立肾肾癌，以及双侧肾癌。相对适应证是一侧肾癌，对侧肾有发生肿瘤的潜在危险，如遗传性肾癌；或对侧肾将来可能功能受损，如严重高血压、糖尿病、慢性肾病等。近年来，对于对侧肾功能正常的单侧肾癌也可选择行 NSS，公认的指征是肿瘤直径<4 cm，尤其是比较靠近肾外周、呈外生性的肿瘤。也有报道肿瘤直径>4 cm 而行 NSS 者，但不推荐作为标准的术式。

术前除常规准备外，应注意：①仔细阅读 CT 等资料，必要时应行三维重建，了解肿瘤与肾段血管和集合系统的关系；②备血；③准备可吸收缝线；④必要时应准备低温手术用品。

2. 手术要点 手术一般采用侧卧位、经腰途径，可选择第11肋间切口。先充分游离肾，在肿瘤周边打开肾筋膜。切缘要求≥1 cm。手术时可以选择不阻断肾蒂、只阻断肾动脉和同时阻断肾动静脉。阻断肾蒂的时间≤30 min，对肾功能影响不大，>30 min 则可能发生缺血性肾损伤，主要表现为肾小管坏死、微血栓形成等。对于肿瘤较大、估计切除时间较长者，应在局部低温条件下阻断肾蒂，一般温度为15℃。阻断肾蒂的方法可以使用无损伤血管钳、血管夹，也可以用乳胶管环扎肾蒂，并可调节其松紧。对于比较表浅的肿瘤可以行肾极切除或肿瘤剜出，切除肿瘤后先用 4-0 可吸收缝线缝扎创面的血管，再用 2-0 可吸收缝线将肾对合。肾组织较脆，缝合肾脏时应注意避免缝线切割，可以在进出针处加垫脂肪。肿瘤位置较深者应仔细解剖其与肾段血管和集合系统的关系，必要时用可吸收缝线缝合肾盏、肾盂，并放置输尿管支架管。术后应常规放置引流。手术后应绝对卧床2周，3个月内应避免剧烈活动和腹压增加。

3. 并发症 NSS 除与肾癌根治性肾切除手术相同的并发症外，还应特别注意下列几项并发症。

(1) 出血：包括术后短期内出血和迟发性出血。出血可以表现为肾周积血或大量肉眼血尿。术后短期出血常可自愈，应绝对卧床、静脉使用止血药物，密切监测生命体征、腰部症状和体征、尿色尿量，以及随访血常规、B 超、CT 等，严重的出血经保守治疗不好转者可以行肾动脉造影并进行栓塞止血，仍无效者需手术探查、切除肾。迟发性出血多由于肾动静脉瘘形成，严重者需介入栓塞治疗。

(2) 尿外渗：多见于肿瘤比较靠近集合系统，术中未确切缝合肾盏、肾盂者。应保持引流通畅、预防感染，必要时通过膀胱镜逆行放置输尿管支架管或行经皮肾造瘘，尿外渗多可自愈，极少需要二次手术。

(3) 肾功能不全：多见于孤立肾行 NSS 后，可能由于术中缺血性肾损伤或保留的肾组织较少，大部分患者术后剩余的肾组织会代偿性增生，肾功能可部分恢复。

二、局 部 治 疗

肾癌的局部治疗主要包括射频消融 (radiofrequency ablation, RFA)、冷冻治疗 (cryotherapy)、高强度聚焦超声 (high-intensive focus ultrasound, HIFU) 和介入治疗。局部治疗主要应用于比较小的局限性肾癌患者，尤其是患有各种并发症不能耐受手术者、肾功能不全者、有多发肿瘤倾向如 VHL 病患者等。有时也用于根治术后或 NSS 术后局部复发但无远处转移者,也可用于晚期患者合并血尿的治疗。较大的肾癌常在术前应用介入栓塞治疗使肿瘤缩小。

三、免疫治疗

临床发现某些肾癌病灶不经任何治疗可长期保持稳定,一些转移性肾癌患者接受肾切除手术后一段时间转移病灶可自发消退。这些现象引起人们对于肾癌的免疫原性的研究,以及肾癌生物免疫治疗的各种探索,其中比较成熟的是白细胞介素-2(IL-2)和 α-干扰素(IFN-α),此外树突细胞(DC)、肿瘤浸润淋巴细胞(TIL)、同种干细胞移植等的应用也在进一步研究中。肾癌的免疫治疗应用于转移性肾癌患者,由于其疗效有限、价格昂贵、有一定不良反应,因此对于预防肾癌转移复发的使用尚存争议,各种治疗指南中也不作推荐。

四、分子靶向治疗

1. 适应证 根据 2007 年美国国立综合癌症网络(NCCN)肿瘤临床实践指南,索拉非尼和舒尼替尼是转移性肾癌或复发性肾癌的一线治疗药物,尤其对病理为透明细胞癌的患者是首选。对于一线系统性治疗后肿瘤发生进展的转移性肾癌患者,若原一线治疗为免疫治疗,则索拉非尼和舒尼替尼为强烈推荐(1 类推荐)的二线治疗;若原一线治疗已经为分子靶向治疗,则更换其他靶向治疗药物为 2 类推荐的二线治疗。

2. 不良反应

(1)皮疹:多发生于治疗早期,表现为斑丘疹和红色小皮疹伴水疱疹。可在治疗开始时涂抹保湿霜,避免热水沐浴和直接日晒。

(2)手足皮肤反应:手足皮肤反应是分子靶向治疗独特的不良反应,可发生于治疗的任何时期,但多见于前6周,尤其是前1~2周。根据反应严重程度不同,表现为一系列影响手足的症状如麻木、感觉异常,手足红斑或肿胀,脱屑、溃疡、起疱直至疼痛而导致不能正常生活。症状常为双侧,主要影响手足的受力区。较轻的手足皮肤反应可以继续药物治疗,同时给予局部治疗;中等程度的手足皮肤反应初次发生可以继续用药并局部治疗,7 天内未改善或改善后第 2 次、第 3 次发生则需暂停治疗直至症状缓解,然后重新用药并将剂量减半;严重的手足皮肤反应初次或第 2 次发生需立即停药直至症状缓解然后半量开始用药,若发生第 3 次严重反应则终止治疗。减少手足皮肤反应的措施:穿软底鞋或棉袜以减少足部受压,硫酸镁浸泡或尿素软膏涂敷手足,或使用芦荟汁涂抹患处。

(3)高血压:治疗前 6 周应每周监测血压,治疗期间出现血压升高>160/100 mmHg(21.3/13.3 kPa)或出现相关症状应进行治疗,可使用血管紧张素转化酶抑制剂(ACEI)类或血管紧张素Ⅱ受体拮抗剂(ARB)类药物,避免使用钙离子拮抗剂。

(4)胃肠道反应:包括恶心、呕吐、腹泻等。索拉非尼导致的腹泻主要表现为次数增加的稀便,不是水样便。轻度腹泻应通过饮食调节,也可使用常规的止泻药物。腹泻达到Ⅲ级应考虑药物减量。

(5)血液系统并发症:血液系统并发症包括中性粒细胞和淋巴细胞减少、血小板减少和贫血等。严重者可能发生粒细胞缺乏、血小板缺乏,从而导致感染、出血等。

(6)其他不良反应:包括乏力、发热、体重减轻等,可予对症处理。

第十五章 膀胱肿瘤

膀胱肿瘤是泌尿系统肿瘤最常见的疾病之一,组成膀胱的各种组织都可以发生肿瘤,上皮细胞发生的尿路上皮癌、鳞状细胞癌、腺癌,占全部肿瘤的95%以上,其中尿路上皮癌约占90%。其他组织发生的纤维瘤、平滑肌瘤、血管瘤、嗜铬细胞瘤等,以及膀胱以外异位组织发生的横纹肌肉瘤、软骨瘤、皮样囊肿等均罕见。膀胱肿瘤中最直接威胁生存的是膀胱癌。临床上膀胱癌主要分为两种类型,一种是乳头状的表浅肿瘤,约占膀胱癌的80%,大多数具有良性病程,预后佳,但其中10%~15%日后会发展成浸润性肿瘤;另一种是在诊断之初就表现为浸润性生长的恶性肿瘤,约占20%,预后不佳。认识这两类不同性质的肿瘤对于膀胱癌的诊断、治疗、评估预后均具有重要意义。

第一节 病理类型与分期

【病理类型】

根据组织发生学,膀胱癌可以分为上皮癌和非上皮性肿瘤。上皮癌占膀胱肿瘤>95%,以尿路上皮为主,占90%;其次为鳞癌和腺癌,分别占3%~7%和2%。其他少见的类型还有转移性癌、小细胞癌和癌肉瘤等。近20%~30%的尿路上皮癌有区域性鳞状或腺样化生。按照肿瘤生长方式分3类,一类是肿瘤和间质共同组成向膀胱腔内生长成为乳头状瘤或乳头状癌,占70%;另一类是肿瘤在上皮内浸润性生长,形成内翻性乳头状瘤、浸润性癌,占25%;非乳头和非浸润性者(原位癌)占5%。肿瘤侵犯膀胱壁以3种方式进行:肿瘤浸润呈致密团块的包裹性浸润,占70%;孤立的凸出式浸润,占27%;沿肌肉内平行或垂直于黏膜表面的淋巴管浸润扩散,占3%。由于肿瘤实际侵犯膀胱壁的范围远比临床所见为广,肿瘤不能充分切除而易复发,这是临床上膀胱肿瘤易复发的重要原因。膀胱肿瘤可发生在膀胱的任何部位,但以三角区和输尿管口附近最多,约占一半以上;其次为膀胱侧壁、后壁、顶部、前壁。非上皮来源的恶性肿瘤主要来自间叶组织,占全部膀胱肿瘤<2%,如横纹肌肉瘤、平滑肌肉瘤、淋巴瘤、血管肉瘤等。

膀胱癌的转移途径包括血道、淋巴道、直接扩散、种植转移等。淋巴道转移发生最早,是最常见的转移途径,最多转移至闭孔淋巴结;其次为髂外淋巴结,骶前、髂内、髂总和膀胱周围淋巴结。晚期患者常发生血行转移,常见转移部位依次为肝、肺、骨、肾上腺等处。膀胱癌可浸润出膀胱壁直接侵及前列腺、尿道、子宫、阴道等处,甚至直接侵及盆壁和腹壁。种植转移常发生在术中,是术后发生切口和尿道残端复发的原因之一。

【分期】

目前,膀胱癌的临床和病理分期按照膀胱肿瘤浸润深度,多采用Jewett-Marshall分期和美国癌症联合会(AJCC)分期两种方法。

第二节 诊 断

【临床表现】

1. 血尿 无痛性肉眼血尿是最常见的症状,有>80%的患者可以出现,其中17%血尿严重,但也有15%可能开始仅有镜下血尿。血尿多为全程,间歇性发作,也可表现为初始血尿或终末血尿,部分患者可排出血块或腐肉样组织。血尿持续的时间、出血量与肿瘤恶性程度、分期、大小、数目、范围、形态有一定关系,但不一定成正比。原位癌常表现为镜下血尿,膀胱脐尿管癌血尿可以不明显。非尿路上皮来源的膀胱肿瘤如果病变没有穿透膀胱黏膜,可以没有血尿。

2. 膀胱刺激症状 如尿频、尿急、尿痛,约占10%,与广泛分布的原位癌和浸润性膀胱癌有关,尤其病变位于膀胱三角区时。故长期不能痊愈的"膀胱炎"应警惕膀胱癌可能,尤其是原位癌。

3. 尿流梗阻症状 肿瘤较大、膀胱颈部位的肿瘤及血块堵塞均可引起排尿不畅甚至尿潴留。肿瘤浸润输尿管口可引起梗阻,出现腰痛、肾积水和肾功能损害。

4. 晚期肿瘤表现 晚期肿瘤侵犯膀胱周围组织、器官或有盆腔淋巴结转移时导致膀胱区疼痛、尿道阴道瘘、下肢水肿等相应症状,远处转移时也可出现转移器官功能受损及恶病质等表现。

5. 其他 肿瘤较大时,采用阴道或直肠双合触诊可扪及包块,但该方法不够精确,加上双合触诊未必能检查到膀胱所有部位,松弛不佳的腹壁更是难以检查清楚,近年随着影像学的进步,此项检查已少用。

【影像学检查及器械检查】

1. B超检查 B超能较好地提示膀胱肿瘤大小、数目、部位和浸润情况,帮助判断膀胱癌的分期,了解局部淋巴结有无转移,是否侵犯相邻器官,并可同时检查双肾、腹部、腹膜后及盆腔。B超不易发现直径<0.5 cm且位于膀胱前壁的肿瘤,而83%直径>1 cm的肿瘤和95%直径>2 cm的肿瘤可以通过B超发现。此外,采用经尿道和经直肠的超声检查,图像更清楚,对分期可能也有帮助,但因为是创伤性检查,临床应用不多。

2. 尿路平片和静脉肾盂造影 临床怀疑膀胱肿瘤的患者,一般均应考虑行此检查,它对早期膀胱肿瘤诊断的阳性率不高,但可以发现和排除上尿路异常情况,除外肾盂、输尿管原发肿瘤,并鉴别来源于肾脏、输尿管的肿瘤转移至膀胱,同时了解双侧肾脏的功能。较大膀胱肿瘤表现为膀胱充盈缺损,输尿管受侵可表现为肾积水,严重时肾脏不显影,但大多数膀胱内小肿瘤和原位癌不能被发现。

3. 膀胱造影 一般不常规做,除非怀疑有膀胱憩室或输尿管反流。

4. CT检查 对膀胱肿瘤的诊断有一定价值,常用作膀胱癌的临床分期,有助于发现肿瘤浸润深度、邻近脏器侵犯范围和淋巴结的转移,也可用作鉴别阴性结石、乳头状肿瘤和血块。但不能发现直径<5 mm的肿瘤和原位癌,当淋巴结直径>1.5 cm时,常提示转移病灶。以往盆腔手术史、经尿道手术后的膀胱壁改变,与周围组织的粘连可影响诊断。

5. MRI检查 MRI可三维成像,对软组织显示优于CT,能够更准确地判断膀胱肿瘤的大小和浸润深度,分期作用优于CT和B超,准确率可达85%。

6. 盆腔动脉造影 一般不需要。盆腔动脉造影可以发现膀胱肿瘤血管,对于动脉插管化疗或动脉栓塞止血有一定价值。

7. 膀胱镜检查和肿瘤活组织检查 所有怀疑为膀胱肿瘤的患者均应接受膀胱镜检查,以确定有无肿瘤存在。膀胱镜检查可以了解膀胱内肿瘤数目、大小、位置、形态(乳头状、实性块状、扁平状)和基底情况(有蒂、广基),并对肿瘤、邻近黏膜和其他怀疑部位进行活检。

膀胱镜活检时需要注意尽可能在肿瘤深部进行,对判断肿瘤分期和制订治疗计划有指导意义。此外,在切除膀胱内肿瘤的同时也可以进行选择性黏膜活检,如肿瘤对侧、膀胱顶部、三角区、前列腺尿道等处,对判断预后和早期发现原位癌有一定价值。但也有研究认为膀胱黏膜的随机活检没有必要,因为有可能破坏膀胱黏膜的完整性,容易造成肿瘤种植,从而增加复发的概率。欧洲泌尿外科协会(EAU)指南建议尿细胞学阳性或存在原位癌的患者应行随机活检。虽然膀胱镜检查是一种有创性检查手段,但其在膀胱肿瘤的诊断中占有非常重要的地位,一些无创性检查手段至今尚无法完全替代。

【实验室检查】

1. 尿液常规检查　尿液常规检查是一种简单易行的实验室检查,尤其某些膀胱肿瘤在发病开始肉眼血尿不严重,仅为镜下血尿且间歇出现时。如果离心后的尿沉渣中每高倍镜视野下红细胞数目>5个,应引起重视。

2. 尿脱落细胞学检查　尿脱落细胞学检查对泌尿系统上皮肿瘤的诊断有重要意义,此法取材方便,无痛苦,患者易于接受,是较好的诊断方法,但也存在一定局限性,如分化较好的肿瘤细胞和正常细胞相近,细胞间粘连紧密不易脱落,所以对诊断G1级的膀胱癌敏感性差,阳性率仅有3%;而对分化较差的原位癌、G2级和G3级膀胱癌诊断阳性率较高,如G2级阳性率达50%,G3级阳性率>90%。此外,炎症、结石、异物、放疗、化疗、导尿和膀胱内器械操作等可引起尿路上皮脱落和影响细胞形态而造成一定假阳性率,约为15%。由于细胞在膀胱内存留时间太长会发生变性,故早晨起床第1次排尿不能用作检查,通常留取清晨第2次新鲜尿液,连续送检3天。使用膀胱冲洗标本进行检查的准确性优于排泄性标本,因为冲洗可增加脱落细胞数,并得到质量较好的细胞。尿脱落细胞检查可以作为职业性膀胱癌患者的筛查方法,是接触化学致癌物人群普查的首选。

第三节　鉴别诊断

膀胱肿瘤的主要症状是血尿,因此要与以血尿为表现的疾病相鉴别。

【上尿路肿瘤】

肾盂、输尿管尿路上皮肿瘤出现的血尿和膀胱肿瘤相似,都表现为无痛性全程肉眼血尿。膀胱肿瘤血尿可同时伴有膀胱刺激症状,有时影响排尿,可以尿出血块或腐肉。但肾脏或输尿管肿瘤一般没有膀胱刺激症状,排尿通畅,尿出的血块呈条状,不含腐肉。通过影像学检查及膀胱镜检查可以区分血尿的来源。需要注意的是,部分膀胱肿瘤可合并有上尿路肿瘤。

【非特异性膀胱炎】

非特异性膀胱炎多为女性,血尿突然发生,常伴随膀胱刺激症状。尿常规检查可见白细胞、脓细胞,中段尿培养发现细菌生长可确诊。

【尿石症】

一般血尿较轻,以镜下血尿多见,劳动后可有加重,常伴有尿路结石的疼痛症状,根据结石部位不同症状表现不同,膀胱结石可有膀胱刺激症状,上尿路结石可有恶心、呕吐,B超、腹部平片和静脉肾盂造影检查可以确诊结石。

【良性前列腺增生】

良性前列腺增生也可以出现无痛性肉眼血尿,往往由于腺体表面静脉怒张破裂出血引起。由于常常有排尿梗阻症状,有时合并感染和结石,血尿症状和膀胱肿瘤类似,且两者也可同时存在。但良性前列腺增生的血尿常为一过性,间歇期长达数月或数年。尿细胞学检查、尿肿瘤标志物,以及膀胱镜检查可以帮助鉴别。

【腺性膀胱炎】

腺性膀胱炎临床表现与膀胱肿瘤很相似,血尿一般不严重,通过膀胱镜检查和活检可以鉴别。

【尿路结核】

尿路结核具有一般结核感染的全身表现,出现低热、盗汗、消瘦、血尿终末加重,常合并膀胱刺激症状,以尿频为主。尿中出现结核分枝杆菌,结核分枝杆菌培养可为阳性。膀胱镜检查和活检可以明确诊断。

【前列腺癌】

前列腺癌侵犯尿道和膀胱可以出现血尿,但常伴有排尿困难症状。血清前列腺特异抗原(PSA)测定、直肠腔内B超和前列腺活组织检查等有助于诊断前列腺癌,有时需要行膀胱镜检查。

【放射性膀胱炎】

盆腔脏器肿瘤放疗后可发生放射性膀胱炎,急性期出现在放疗后数天,主要表现为血尿和膀胱刺激症状,膀胱镜检可见到膀胱黏膜毛细血管放射状扩张,局部有溃疡和肉芽肿,慢性期一般在放疗后数年出现,可致膀胱挛缩、膀胱直肠瘘等,一般需行膀胱镜检查和活组织病理检查确诊。

【宫颈癌】

女性晚期宫颈癌侵犯膀胱时可出现血尿,但一般先有阴道流血,膀胱镜检查可见浸润性癌病灶,活组织检查和妇科检查可以鉴别。

第四节 治 疗

膀胱癌的自然病程由恶化进展程度和是否复发决定。首先应对患者进行分期,根据肿瘤分期(TNM)、分级、大小、数目、复发性等决定治疗方法(表15-1)。

表15-1 膀胱癌的治疗方法选择

类型	分期	肿瘤特点	治疗方法
非肌层浸润性膀胱癌(表浅性膀胱癌)	Tis		经尿道膀胱肿瘤电切术(TURBT)+卡介苗膀胱灌注;根治性膀胱切除术
	Ta	单发、G1级或G2级	TURBT或+术后24 h内单次膀胱腔内化疗
		多发、G3级或复发性	TURBT+膀胱腔内化疗或免疫治疗
	T1	单发、G1级或G2级	TURBT+膀胱腔内化疗或免疫治疗
		多发、G3级或复发性	TURBT+膀胱腔内化疗或免疫治疗;根治性膀胱切除术
肌层浸润性膀胱癌	T2~4a N0 M0		根治性膀胱切除术或+放化疗;TURBT+根治性放疗或+化疗
转移性膀胱癌	任何T N+ M1		全身化疗或+选择性手术或放疗

第十六章 子宫内膜癌

子宫内膜癌与其他实体瘤一样,起源于子宫内膜故命名为子宫内膜癌,临床上也称为子宫体癌,旨在与子宫颈癌相对应。

子宫内膜癌的发病相关因素大致可分为四大类:①正常的解剖和生理发生变化,如肥胖、不孕、晚绝经;②相关疾病所致,如糖尿病、高血压等;③外部致癌因素的暴露,如长期的无黄体酮拮抗的雌激素刺激;④生活方式因素和遗传。

第一节 病 理 学

【大体病理特征】

1. 局限型腺癌 大多数子宫内膜癌,肿瘤开始为宫底或宫角部的无蒂或有蒂的肿物,其质软、脆,表面可能发生出血、坏死、溃疡或感染,而且容易有深肌层侵犯和子宫外转移。

2. 弥漫型腺癌 肿瘤沿内膜层蔓延,可侵犯内膜大部分或全部,常呈不规则息肉状,浸润肌层较晚,子宫较大并且出现症状较早。病变可沿子宫腔向下蔓延侵及子宫颈管。

【病理类型】

子宫内膜上皮起源于苗勒管,故具有向苗勒管各种上皮分化的潜能,因此内膜癌的发生常出现有多向分化的组织成分,从而造成子宫内膜癌组织表型的多样性和分类的复杂性。国际妇科病理协会提出的子宫内膜癌的分类如下。

1. 子宫内膜样腺癌(endometrial carcinoma) 是子宫内膜癌中最常见的组织学类型,约占全部子宫内膜癌的80%。

2. 浆液性乳头状腺癌(uterine papillary serous carcinoma,UPSC) 是子宫内膜癌的特殊亚型,其形态特征与输卵管癌和卵巢浆液性癌十分相似,恶性程度高,易有深肌层浸润,宫外扩散及淋巴转移率高,预后差。

3. 透明细胞癌(clear cell carcinoma) 约占子宫内膜癌的4%,多发生于绝经后妇女,但常分期较晚。其临床特征和大体形态与子宫内膜样腺癌无异,镜下见靴钉样细胞是其特征。

4. 黏液腺癌(mucinous adenocarcinoma) 较少见,报道中发病率最高的占子宫内膜癌的9%。

5. 鳞状细胞癌(squamous cell carcinoma) 占子宫内膜癌的0.25%~0.5%,其发生与宫颈狭窄、宫腔积脓、子宫脱垂、盆腔放射史等有关。巨检见肿瘤组织呈均匀白色有助于诊断;第2个特征是癌周子宫内膜有广泛鳞化(俗称"鱼鳞子宫")。

6. 移行细胞癌(transitional cell carcinoma) 报道较少,多与子宫内膜样腺癌混合出现,单纯原发移行细胞癌十分罕见。镜下特征多为巢样或乳头状形态,细胞巢和乳头由移行形态的伸长细胞组成,其移行形态包括高分化肿瘤中可见纵向核沟。

7. 未分化癌(undifferentiated carcinoma) 这个名称多用于由于分化太低而不能归为上述病理类型的肿瘤,约占所有子宫内膜癌的1.5%。

8. 混合癌(carcinoma of mixed cell type) 由两种以上成分组成,其中任一成分均需>10%。

第二节 子宫内膜癌的转移

【直接蔓延扩散】

直接蔓延扩散多见于下列3种情况,向子宫肌层浸润和向子宫下段或子宫颈蔓延及附件转移。①肌层浸润深度:是手术病理分期的依据。以肿瘤浸润深度为子宫肌层厚度的50%为界,<50%为浅肌层浸润(ⅠB期),>50%为深肌层浸润(ⅠC期)。肌层浸润深度与分化程度密切相关,高分化癌(G1)大多无肌层浸润或仅浅肌层浸润,而低分化癌(G3)易出现深肌层浸润。②子宫颈受累:属于Ⅱ期子宫内膜癌,仅侵犯子宫颈腺体为ⅡA期,侵犯间质为ⅡB期。③附件转移:约10%子宫内膜癌有附件转移,部分病例即使外观正常,但也可能存在镜下转移,须引起注意。

【淋巴转移】

子宫和阴道的淋巴回流有3条主要途径:①子宫底部和输卵管的淋巴经卵巢门到腰淋巴结;②子宫前壁与输卵管角部的淋巴经圆韧带到达腹股沟浅淋巴结;③子宫体和子宫颈的淋巴向两侧至子宫旁淋巴结,再流至髂内、髂外、髂总淋巴结和腹主动脉旁淋巴结。

【血行播散】

子宫内膜癌晚期可通过血行转移至肺、肝、骨及脑部。研究发现,约12%的患者就诊时已有上述远处转移。

第三节 临床表现

子宫内膜癌最常见症状是异常子宫出血,其发生率约为88.96%。

少数患者以阴道排液为首发症状,初期可能仅有少量血性白带,后期发生感染、坏死,则有大量恶臭的脓血样液体排出。有时排液可夹杂癌组织的小碎片。若宫腔积脓,可引起发热、腹痛,同时一般情况也出现恶化。

子宫内膜癌患者较少见腹块、腹水症状,但对病理类型为子宫浆液性乳头状腺癌的患者,盆腹肿块、腹水却是常见症。

早期子宫内膜癌盆腔检查常无明显异常,约40%的患者子宫体大小和性状往往正常,而子宫体增大与肿瘤扩散和伴有肌瘤或宫腔积脓有关。

第四节 诊 断

【扩张宫颈和刮宫术】

扩张宫颈和刮宫术(dilatation and curettage,D&C)是最主要的组织病理学检查。其具体步骤是先刮取宫颈管内膜,而后探测子宫腔位置和深度,扩张子宫颈口,再在子宫底部和角部诊断刮宫,最后刮下段子宫。

【子宫内膜活检】

子宫内膜活检可采用Novak刮匙,也可用一次性仪器如Pipelle抽吸器等。已有研究显示,Pipelle抽吸器对检测内膜癌及其前驱病变缺乏灵敏度,其阳性结果有助于诊断,但对于局限性内膜病变尚不可靠。

【超声检查】

目前比较强调绝经后出血患者进行超声检查作为初步检查。已有许多超声研究显示,子宫内膜厚度<5 mm者,患子宫内膜癌的危险性<1%。

【宫腔镜在诊断与治疗中的作用】

除内膜活检外,诊断性宫腔镜的使用已成为进一步评估方式。笔者认为内膜活检是诊断绝经后出血患者的主要手段,随后附加宫腔镜检查而非超声将提高诊断的准确性。

【脱落细胞学检查】

脱落细胞学检查临床上较少使用,子宫内膜癌患者偶尔可发现不典型增生巴氏涂片或者可疑癌涂片。

【其他】

其他的诊断方法还有子宫造影术等,临床上较少使用。MRI增强造影能较好地显示肿瘤的体积及侵犯肌层深度,有报道MRI对分期的准确率达83%~92%。

第五节 治 疗

【手术】

1. 术前评估 手术是子宫内膜癌首选的治疗手段,手术既可切除癌变子宫及可能转移病灶,又能进行全面的手术分期,并明确病变转移和浸润范围以决定术后治疗方案。子宫内膜癌诊断一旦确立,须行全面仔细检查。

(1)妇科检查:可以明确是否有盆腔肿块和子宫颈累及。如果窥器检查子宫颈外口正常,并没有肉眼可见的肿瘤病灶,则双合诊时应明确子宫颈有否增粗或子宫峡部是否有球状轮廓等,同时注意是否有宫旁组织和子宫骶韧带变硬或缩短及浸润,子宫体的大小是否与患者年龄、绝经状况及有子宫肌瘤相符合。

(2)全面体检:明确是否有可疑浅表淋巴结,如锁骨上淋巴结和腹股沟淋巴结转移,同时注意患者的心肺功能。

(3)X线胸片:可以发现肺转移灶,同时也能了解患者的心肺功能状况。

(4)伴发疾病检查:如糖尿病、高血压等,可以明确是否有手术禁忌证,便于治疗方法的选择。

(5)B超、MRI检查:有助于了解子宫肌层浸润、淋巴结转移,约有75.9%的准确率。术前超声检查的价值不仅可确定附件肿块,还可评估内膜癌肌层浸润和宫颈间质浸润。

(6)CA12-5:与阴超检查结果具有相关性,深肌层浸润组的CA12-5值较高为30 IU/ml,而浅肌层浸润则为16.9 IU/ml。术前CA12-5升高与其他高危因素相比,更能预示复发可能。而且CA12-5是术后随访观察的有效指标,如术前CA12-5升高者,术后可根据其下降判断疗效。此外,晚期和转移性子宫内膜癌CA12-5均不同程度升高。

2. 3种不同的手术方式 子宫内膜癌根据病灶局限于子宫体、肿瘤累及子宫颈及已有子宫外转移3种不同程度的病变采用3种不同的手术方式。

(1)病灶局限于宫体(临床分期Ⅰ期):基本术式为次广泛子宫切除+双附件切除+腹腔细胞学检查+盆腔和腹主动脉旁淋巴结切除,即子宫内膜癌的分期手术。

(2)肿瘤累及子宫颈:从临床分期的角度出发,所有已有子宫颈累及的患者均为Ⅱ期内膜癌,子宫内膜癌侵犯子宫颈者与宫颈癌一样,会有宫旁转移和阴道累及,故手术方式,尤其是处理子宫的方式与宫颈癌一样,需做广泛性子宫切除,又称根治性子宫切除。

(3) 已有子宫外转移病灶:子宫外转移可通过术前评估得到明确。

对于子宫内膜癌患者疑有子宫外转移,尤其是伴有附件肿块的患者,在实施手术治疗时必须注意下列几点:首先,术前需行适当肠道准备以备必要时行肠切除术,同时也有利于进行完整的全部肿瘤切除手术。其次,剖腹探查时,先完成细胞学检查,同时仔细探查盆腹腔。如果仅发现卵巢肿块,必须先行卵巢肿块冷冻切片检查,若冷冻切片检查发现为良性肿瘤,则手术方式与Ⅰ期内膜癌相同;若冷冻切片检查怀疑为卵巢第二原发肿瘤,同时伴CA12-5升高,则行经腹次广泛子宫双附件切除+大网膜切除+盆腔和腹主动脉旁淋巴结切除术+腹腔冲洗液脱落细胞学检查;若探查时已发现盆腹腔内广泛转移,只要技术允许并且患者能够耐受,则需行彻底的肿瘤细胞减瘤术,这是因为子宫内膜癌对化疗不够敏感,故应尽可能切除病灶,达到镜下减瘤的目的,有助于提高生存率。

【术前放疗】

子宫内膜癌首选手术治疗,并进行正确的手术-病理分期,根据病变范围和高危因素再辅以术后放疗,这已经成为国内外统一的治疗模式。如果肿瘤累及子宫颈和宫旁组织造成手术困难者,也可先行术前放疗。对这部分患者采用的分期方式为临床分期法。

术前放疗的方式大体有两种。第1种是全量照射后行全子宫、双附件切除术,主张先行术前全盆腔照射,照射野 15 cm×15 cm,肿瘤照射剂量为 40 Gy/4 周;接着给予腔内治疗,阴道表面剂量 40 Gy,4~6 周后行全子宫、双附件切除术。第2种术前放疗的方式是先行腔内放疗,A点剂量为 50 Gy,放疗后 2 周行广泛性子宫、双附件切除和后腹膜淋巴结清扫术+腹腔细胞学检查。虽然术前放疗可使肿瘤活性减低,避免术中播散,但由于术前放疗会影响手术-病理分期,不能正确地反映肿瘤浸润范围,故仅用于因宫旁浸润引起手术有困难者,而不作为常规治疗手段。

【根治性放疗】

子宫内膜癌首选手术治疗,但对部分有严重内科并发症而不能耐受手术者,即有手术禁忌证的患者,或极度肥胖者,可选择根治性放疗作为主要的治疗手段。

子宫内膜癌的根治性放疗是以体外照射和腔内放疗联合应用,以腔内放疗为主。传统的腔内放疗是 Heyman 提出的子宫填充法,用含镭的不锈钢小囊容器填充子宫腔等方案。但近年来,镭管多已被废弃不用,主要使用^{60}Co、^{192}Ir 等放射性核素放射源,放置在较小的容器内,通过遥控后装技术进行腔内后装治疗。体外照射的方法与宫颈癌相似,体外照射野上界达第 5 腰椎上缘,侧缘要包括盆腔淋巴结,下界达阴道上 1/2 段,照射剂量为肿瘤量达 60 Gy。

【激素治疗】

1. 激素治疗的指征 孕激素治疗的主要指征是晚期患者和复发病例,应用药物主要有醋酸甲地孕酮(美可治)160 mg/d;或乙酸孕酮 250~500 mg 肌内注射,每周 2 次。这两类药物治疗一般需持续 12 周才能判断疗效,如治疗有效者可持续应用。

2. 保留生育功能的治疗 子宫内膜癌的标准治疗方式为全子宫+双侧附件切除术及分期手术,术后有高危因素者予以辅助放疗。然而,年轻患者,特别是尚未生育又希望保留生育功能的患者常不愿意接受这种标准治疗方式;此外,<40 岁子宫内膜样腺癌常有分化好、分期早和预后好的特征,且孕激素治疗疗效好。

最后要强调的是,虽然孕激素治疗高分化子宫内膜癌疗效确切,但对没有保留生育功能要求的患者,还是应该首选标准治疗(即手术为主的综合治疗);对于无生育要求的老年女性,即使无法承受手术治疗,也应该选择激素治疗与放疗联合应用。

第十七章 卵 巢 癌

卵巢癌是严重威胁妇女健康的恶性肿瘤之一,死亡率居妇科恶性肿瘤的首位,城市女性中卵巢癌发病率排在妇科肿瘤第1位。早期卵巢癌治愈率为90%左右,约80%的晚期卵巢癌首次治疗可以获得满意的效果。但人们对卵巢癌生物学行为的认识还非常有限,20%的晚期卵巢癌虽然经过积极的手术和化疗,肿瘤仍迅速发展。目前还没有有效地巩固治疗手段,约80%的晚期卵巢癌首次治疗后在不同时间段内出现肿瘤复发,致使其死亡率居高不下。

第一节 上皮性卵巢癌

通常意义上的卵巢癌主要是指上皮性卵巢癌(epithelial ovarian cancer,EOC)。上皮性卵巢癌多见于老年妇女,高发年龄段为55~60岁;低度恶性肿瘤多见于中年妇女,发病年龄为40~45岁,值得注意的是,近年来年轻女性该病发生率并不少见,两者发病年龄国内比欧美国家约年轻5岁。

一、病 理

【卵巢浆液性腺癌】
浆液性腺癌有高、中、低3种分化程度,镜下特征不尽相同。高分化和中分化者常形成囊样、乳头状和腺样结构。腺腔呈裂隙样或不规则。乳头常有不规则分支。分化差者可以实性区域为主。肿瘤中可出现多少不等的沙砾体。

【卵巢黏液性腺癌】
卵巢黏液性腺癌与交界性黏液性囊性肿瘤的最大差别在于存在间质浸润。在缺乏明显的间质浸润情况下,WHO(2003)提出如果有复杂的分支乳头或背靠背的腺体,其间质很少或缺乏间质,腺体衬覆细胞呈显著恶性,若上述形态≥10 mm^{2}或直径≥3 mm时也可诊断恶性。若出现显著的浸润性腺体、腺管、条索或细胞巢时,也可诊断为恶性。在许多黏液性腺癌中同时可见良性或交界性黏液性肿瘤成分。

【卵巢内膜腺癌】
卵巢内膜腺癌占卵巢癌的10%~20%,主要见于50~60岁女性,形态上与发生于子宫的内膜样腺癌十分相似。

【卵巢恶性移行细胞肿瘤】
卵巢恶性移行细胞肿瘤包括移行细胞癌和恶性Brenner瘤。

1. 移行细胞癌 组织学上由类似恶性尿路上皮的肿瘤细胞组成,但在肿瘤中缺乏良性或交界性的Brenner瘤成分,以此与恶性Brenner瘤相鉴别。

2. 恶性Brenner瘤 含有浸润性移行细胞癌的成分,并同时存在良性或交界性Brenner瘤。患者平均年龄约60岁,主要表现为腹痛和腹部增大,约20%的患者有异常阴道流血。

【卵巢透明细胞癌】

卵巢上皮性肿瘤中,透明细胞癌与子宫内膜异位的关系最为密切。肿瘤平均直径15 cm,呈乳头状、腺囊状、实体状等生长方式。乳头型中的纤维血管轴心上发生显著的玻璃样变。透明细胞癌中最常见的细胞类型为透明细胞和鞋钉样细胞。

【混合性上皮性肿瘤】

肿瘤由2种或2种以上类型的癌组成,第2种或第3种成分各占肿瘤>10%,或两种成分之和>10%。较常见的有浆液性癌和内膜样癌的混合,浆液性癌和移行细胞癌的混合,内膜样癌与透明细胞癌的混合等。

【卵巢未分化癌】

WHO(2003)指出恶性上皮性肿瘤因无分化或仅极少数区域显示分化,以致无法放入上述任何一类上皮性肿瘤时,称为未分化癌。镜下肿瘤细胞呈实性,核分裂象多见,细胞呈异型性显著。该肿瘤预后极差,5年存活率仅6%。

【鳞状细胞癌】

卵巢中大多数鳞状细胞癌起源于生殖细胞(畸胎瘤),这里所指的是少数非生殖细胞来源的、属表面上皮-间质细胞肿瘤范畴的鳞状细胞癌,可呈乳头状、息肉状、囊性、岛状、弥漫浸润、疣状或肉瘤样等多种结构。鳞状细胞癌需与子宫内膜样腺癌伴有广泛鳞化相鉴别,并需除外子宫颈等其他部位的鳞状细胞癌转移至卵巢。

二、临 床 表 现

多数卵巢癌没有明确的症状。不容易引起警觉,往往在妇科检查时偶然被发现。卵巢癌主要因盆腔肿块、腹水或胸腔积液产生不典型症状:①下腹部不适或盆腔下坠感,食欲缺乏,恶心,胃部不适等症状。②腹部膨胀感。肿瘤性腹水引起腹胀,或肿瘤生长超出盆腔在腹部可以摸到肿块。③压迫症状。由于增大的肿瘤或腹水,可使横膈抬高,导致呼吸困难,不能平卧,心悸;并由于腹腔内压力增加,影响下肢静脉回流,可引起腹壁或下肢水肿,如压迫膀胱、直肠,可有排尿困难,肛门坠胀或便秘;压迫输尿管引起输尿管梗阻,产生腰痛等;压迫髂血管,引起下肢水肿或疼痛。④疼痛。卵巢癌很少引起疼痛,少数患者因肿瘤破裂、出血、坏死或感染,可产生腹痛、腰痛等。⑤月经紊乱及内分泌失调症状。能产生激素的卵巢肿瘤可导致月经紊乱或持续阴道流血,还常伴有子宫内膜病变,如子宫内膜增生过长或子宫内膜癌。⑥因转移产生的相应症状。如胸膜转移产生胸腔积液,引起呼吸困难;肺转移产生干咳、咯血;肠道转移可以产生便秘或肠梗阻症状,甚至出现恶病质表现;骨转移产生转移局部剧烈疼痛,局部有明显的压痛点。

体征主要包括盆腔肿块和腹水,或两者兼有。实质不规则的盆腔肿块需要高度怀疑卵巢癌,直肠子宫陷凹或直肠阴道隔质地较硬的肿块应考虑转移癌可能。但仍然有少数患者没有任何体征。

三、诊 断

【术前临床诊断】

卵巢癌诊断主要分为肿块型和腹水型。

1. 肿块型 见于①早期或低度恶性卵巢癌;②部分分化差的进展型卵巢癌;③少数晚

期卵巢癌。

2. 腹腔积液型 见于①多数晚期卵巢癌;②少数早期卵巢癌。前者主要表现为直径>8 cm 的盆腔肿块,而大网膜转移病灶不一定很大。后者由于腹水随着呼气运动或因体位关系,并随时间迁延,大量运送癌细胞至上腹部,以大网膜肿块明显,呈饼块状。

消瘦并不是卵巢癌的主要表现和诊断的主要依据,相反绝大多数卵巢癌患者不会出现消瘦。消瘦加上盆腔实质性肿块,特别是直肠子宫陷凹或直肠阴道隔结节,需要考虑消化道肿瘤盆腔转移。消瘦加上重度贫血,需考虑胃癌可能。

三合诊检查肿块呈囊性,边界清楚,直径不超过 5 cm,通常可以 2 个月后随诊,肿块增大者,手术治疗。绝经后的妇女,任何附件肿块应注意进一步检查,直径<5 cm 肿块中约 3% 为恶性。肿块直径>5 cm,Berek 认为肿块直径>8 cm,需要手术治疗。

【术前辅助诊断】

阴道超声检查是卵巢癌诊断的基本措施。彩色多普勒通过血流成像,判断瘤内血供分布,诊断恶性肿瘤有特异性。肿块为混合性或实质性,无论大小,应注意检查直肠子宫陷凹有无结节感,做胃肠道钡餐检查,排除胃肠道肿瘤后,超声检查发现肿块内回声不均、边界不清、多个分隔,恶性肿瘤可能性大。上述情况应注意排除内膜囊肿和盆腔炎性包块。因此,未绝经妇女有怀疑病灶,如肿块较大、实质、较固定或不规则,以及绝经后任何大小的混合性肿块应剖腹探查。有明确包块者 CT、MRI 检查并没有价值。CA12-5 诊断上皮性卵巢癌的阳性率>80%。其敏感性较高,但特异性不强。CA12-5 的正常值<35 U/ml。CEA 对卵巢黏液性囊腺癌的阳性率为 87.5%。AFP 是否升高取决于肿瘤组织中是否有内胚窦成分,对内胚窦瘤有特异性鉴别诊断价值。

【术中诊断】

术前诊断存在非常大的困难,而有高度怀疑恶性肿瘤者,需要剖腹探查或腹腔镜探查手术。探查术前,摄胸片、胃肠道检查、盆腹腔 CT 或 MRI 检查、血 CA12-5 检测,以判断有无其他脏器转移病灶存在。

四、转 移 方 式

【盆腹腔直接种植】

肿瘤细胞脱落,随着腹腔体液循环、呼吸运动和体位改变等,直接种植于腹膜面,这是卵巢癌最常见的转移方式。膈面、两侧结肠旁沟、盆底腹膜、大网膜、肝包膜和肠系膜是多见的转移部位。

【淋巴结转移】

当卵巢发生肿瘤时,上行回流受阻,导致肿瘤细胞向盆腔淋巴结转移。还可能通过圆韧带向腹股沟淋巴结转移。

【血行转移】

通过血行途径向肝肺实质,甚至脑转移。肺实质、肝实质转移在初诊和治疗后的患者中均不多见,仅见于 2%~3% 晚期或复发性卵巢癌患者。肺实质转移患者的中位生存期为 9 个月。皮下转移是血行转移的一种,中位生存期 12 个月。而骨、脑转移非常少见,生存期≤6 个月。

五、治 疗

【早期卵巢癌手术治疗】

1. 手术原则　早期卵巢癌的治疗必须建立在严格分期手术的基础上。早期卵巢癌手术主要针对Ⅰ~ⅡB患者,但目前严格意义上的早期仅指Ⅰ期卵巢癌。手术范围包括全子宫及双附件切除(TAH+BSO),大网膜切除。黏液性癌均须做阑尾切除。

Ⅰ期卵巢上皮癌的危险因素:①细胞低分化;②透明细胞癌;③包膜有赘生物;④腹水中有恶性细胞;⑤术前肿瘤破裂;⑥肿块与盆底粘连。

2. 保留生育功能手术　保存子宫和对侧附件的卵巢癌手术在卵巢上皮癌中,约15%"正常表现"的对侧卵巢隐藏有镜下腺癌,因此,务必活检对侧卵巢。

早期卵巢癌保留生育功能的指征:①正确分期手术后ⅠA、ⅠC期病例。②有生育要求和保留生育功能希望者。③术后有条件随访。④黏液性囊腺癌须除外继发可能。美国一项多中心研究报道,ⅠA和ⅠC期卵巢癌,保留生育功能患者的5年和10年生存率分别是98%和93%。

【低度恶性卵巢肿瘤手术治疗】

1. 交界性卵巢肿瘤病理　低度恶性卵巢肿瘤治疗原则是手术切除原发肿瘤。

(1)卵巢浆液性交界性肿瘤(serous borderline tumor,SBT):又称具有低度恶性潜能的浆液性肿瘤,其形态学特征介于浆液性囊腺瘤和浆液性癌之间。30%~50%为双侧性,肿瘤大部分为囊性,囊壁有息肉状突起或细乳头。乳头也可生长在卵巢表面,即表面交界性浆液性肿瘤。

(2)交界性黏液性肿瘤:分为肠型和颈管黏膜型。肠型占交界性黏液性肿瘤的85%~90%,肿瘤通常较大,多房或单房囊性,囊内含有黏液样液体,仅5%为双侧性。镜下,黏液上皮层次增多(一般不超过3层),细胞有轻-中度异型性,核分裂象增多。

2. 交界性卵巢肿瘤的治疗　手术范围差别较大,从单纯囊肿切除到细胞减灭术,主要根据转移病灶的恶性程度和患者对生育的要求,而期别不是保留子宫和对侧卵巢的依据。对侧卵巢活检阴性,转移病灶为非浸润性,患者要求保留生育功能者,可行保守性手术。低度恶性癌和已经行卵巢肿瘤切除的患者,病理确认后,没有必要行分期性手术。但黏液性肿瘤须切除阑尾和大网膜,并探查肠道、胰腺和胃。

【晚期卵巢癌肿瘤细胞减灭术】

肿瘤细胞减灭术对象是ⅡC期以上的卵巢癌,要求尽可能最大限度地切除原发和转移肿瘤,使最大的残留病灶≤1 cm,甚至达到无肉眼残留病灶。

1. 腹膜外盆块切除术　晚期卵巢癌常伴有广泛的种植和转移,手术常涉及肠道和泌尿道,手术难度大。一般主要肿瘤位于盆腔,按常规腹膜腔内操作欲切除盆腔内已被广泛转移的肿瘤常较困难,不能达到肿瘤减灭的目的。但腹膜外途径破坏了腹膜的完整性,也为肿瘤种植提供了良好的土壤。肿瘤复发后的二次手术难度增加,缺少正常的解剖间隙;而且因肿瘤缺少腹膜屏障,即使肉眼完整切除复发病灶,但肿瘤细胞残留隐患依然存在。

2. 盆腔腹膜切除术("卷地毯"手术)　卵巢癌生物学特点之一是地图样播散,最为常见的如Ⅱ~Ⅲ期病例的播散,以盆腹腔浆膜为主,尤为多见的如膀胱或直肠子宫腹膜的反折,可为散在性粟粒状,或形成片状或结节状的转移,对上述腹膜面的转移灶,理想的治疗方法是采用盆腔腹膜切除术,即所谓"卷地毯"手术。盆腔腹膜切除的范围,以病灶所侵范围而定。

3. 大网膜切除术 网膜是卵巢癌极易扩散的器官,转移率达37%~71%,早期转移灶小而分散,临床不易发现,晚期转移灶多呈团块状,故无论肉眼有无转移均应切除。部分网膜切除较为简单,但全部网膜切除则困难得多。大网膜切除的范围一般在横结肠下缘,但当结肠肝、脾曲部网膜有转移性团块,或整个网膜浸润成饼状时,网膜的切除范围应向上延伸,尽量切除转移灶,包括切除胃网膜血管。值得注意的是:①手术切口必须为腹部正中一切口,自耻骨联合至脐上4 cm以上,才能充分切除大网膜,相应麻醉平面应较高;②结肠脾曲、肝曲大网膜是肿瘤易转移而难切净的地方,应在充分暴露下切除,必要时连同部分肠管切除;③沿胃大弯切除小网膜,应保留网膜左右血管,但如果该部位有肿瘤侵犯,可断其一支;④手术后胃部常常扩张,导致胃血管结扎处脱落出血,血管离断患者术后应留置胃管。

4. 肠管切除术 确诊为卵巢癌须行手术的病例,术前均须做肠道准备,因为卵巢癌的肠道转移比较多见,某些病例肠管虽已被侵犯1/3或1/2周径,但临床可毫无征兆出现。

【Ⅳ期卵巢癌手术治疗】

Ⅳ期卵巢癌主要转移途径:①可以通过横膈淋巴管和腹膜后淋巴结转移至锁骨上淋巴结。初诊时出现锁骨上淋巴结转移并不少见。②胸膜转移。有研究者将胸膜转移原因归为血行转移,而实际上胸膜转移是腹腔广泛种植的进一步延伸。③血行转移。肺实质、肝实质转移在初诊和治疗后的患者中均不多见。肺实质转移患者的中位生存期为9个月。皮下转移是血行转移的一种,中位生存期为12个月。而骨、脑转移非常少见,生存期≤6个月。

近年来,国外有学者认为肿瘤细胞减灭术同样能提高Ⅳ期卵巢癌患者的生存期,笔者在此基础上进一步分析,认为锁骨上淋巴结转移和胸膜转移患者比其他类型的Ⅳ期患者中位生存期长,并且细胞减灭术将盆腹腔内病灶满意切除后,生存期明显延长。

【腹膜后淋巴结清扫和二次剖腹探查】

1. 腹膜后淋巴结清扫 笔者认为在早期患者中选择具有淋巴结转移危险因素者较合理,如分化差(G3)或未分化腺癌,或术中探查腹膜后淋巴结异常者。鉴于患者的耐受力和术者的体力、精力,在首次细胞减灭术中同时行淋巴结清扫有些不切实际,故笔者对于晚期患者的淋巴结清扫除残癌直径<1 cm外,均选择在二次探查术或再次细胞减灭术中行淋巴结清扫。淋巴结清扫的范围应包括左肾静脉下缘的乳糜池及腹主动脉旁和盆腔各组淋巴结。

2. 二次剖腹探查术 主要用于晚期卵巢癌患者经过了第1次肿瘤切除术,完成了既定化疗计划后,临床上无肿瘤存在症状和体征,CT等影像学和CA12-5等血清学检查未发现肿瘤存在依据,为了全面探查盆腹腔有无残留病灶,确定化疗效果而进行第2次剖腹探查手术。

价值:①确切地评价残留肿瘤;②再次细胞减灭术;③对残留肿瘤选择挽救化疗;④是临床试验效果评价最客观的方法。

【化疗】

1. 早期卵巢癌的化疗

(1)早期低危卵巢癌:美国GOG研究显示,ⅠA、ⅠB期分化1级和2级,5年生存率分别为96%、94%,无须辅助治疗。

(2)早期高危卵巢癌:GOG95对ⅠB、ⅠC期患者采用3个疗程的顺铂+环磷酰胺静脉化疗和腹腔^{32}P治疗效果比较,化疗组的无疾病生存期较对照组高31%。顺铂组的复发率为36%,低于放射胶体治疗组。

2. 晚期卵巢癌诱导缓解化疗 静脉化疗是晚期卵巢癌的标准治疗,经历了烷化剂、铂类和紫杉醇为主药物的3个历史时期。晚期卵巢癌推荐化疗方案见表17-1。

表17-1 晚期卵巢癌推荐化疗方案

药物		使用方法
紫杉醇	175 mg/m^2	每3周重复,6~9个疗程
卡铂	AUC 5~6	
紫杉醇	135 mg/m^2	每3周重复,6~9个疗程
顺铂	75 mg/m^2	
替代药物(或与铂类联合)		
吉西他滨	800~1000 mg/m^2	每3周重复
脂质体多柔比星	40~50 mg/m^2	每4周重复
卡铂	AUC 5~6	每3周重复

3. 晚期卵巢癌腹腔化疗 静脉化疗的缺点是全身毒性强,局部药物浓度低,腹腔化疗正好弥补了静脉化疗的缺点。目前腹腔内常用的药物有顺铂、氟尿嘧啶、依托泊苷、丝裂霉素等,氟尿嘧啶在腹腔平均最高浓度是血液浓度的298倍。

4. 晚期卵巢癌巩固和维持化疗 晚期卵巢癌初次治疗后立即选用某些药物进行巩固或维持治疗,目的是降低晚期卵巢癌复发率,延长生存期,改善生活质量。延长化疗疗程、加大化疗剂量或是在标准化疗基础上加用第3个无交叉耐药性的化疗药物,是目前巩固或维持化疗的主要策略。

5. 非上皮性卵巢癌的化疗 表17-2列出了卵巢生殖细胞肿瘤常用的化疗方案,根据目前临床使用中的实际情况对部分药物和剂量做了调整。

表17-2 卵巢生殖细胞肿瘤化疗方案*

方案	使用方法
BEP	每3周重复
博来霉素	10~15 mg,连续3 d
依托泊苷	100 mg/m^2,连续3 d
顺铂	100 mg/m^2,d1
PVB	每3周重复
长春新碱	1~1.5 mg/m^2,d1
博来霉素	10~15 mg,连续3 d
顺铂	100 mg/m^2,d1
VAC	每4周重复
长春新碱	1~1.5 mg/m^2,d1
放线菌素D	0.5 mg,连续5 d
环磷酰胺	150 mg/m^2,连续5 d

*根据文献调整。

【放疗】

小部分微小病灶,全腹放疗是一种有潜力、有效的二线治疗方法。但它往往并发症高,主要出现急性和慢性肠道并发症。约30%患者出现肠梗阻,其中7%~10%需要手术治疗。美国该方法目前只在少数有治疗经验的医院进行。发展历史漫长,但循证医学的证据还不充分。

盆腔放疗降低了盆腔肿瘤的复发率,但没有减低卵巢癌总的复发率,原因是肿瘤复发可以在整个腹膜腔。用以巩固治疗和挽救治疗的全腹放疗报道结果不一,放疗效果影响因素有患者选择标准、手术后残留病灶大小、先前化疗方案、放疗技术等。

第二节 非上皮性肿瘤

一、生殖细胞肿瘤

【无性细胞瘤】

无性细胞瘤为最常见的恶性生殖细胞肿瘤,占30%~50%。75%发生于10~30岁。诊断时65%是Ⅰ期,90%局限在单侧卵巢、实质性,平均直径15 cm。肿瘤切面实质性,呈灰白、灰褐色,分叶状。肿瘤中可伴有出血、囊性变或坏死。若大体上出现较多的钙化区,则需警惕性腺母细胞瘤的可能性。分期手术内容除卵巢上皮癌内容外,应行单侧淋巴结清扫。希望保留生育功能者,可行单侧附件切除。对无性细胞瘤敏感放疗,剂量25~35 Gy。无性细胞瘤对化疗敏感,是需要保留生育功能者首选术后治疗方法。未手术分期或ⅠB期保留一侧卵巢者,术后BEP化疗3~4个疗程;存在转移病灶者化疗6个疗程。ⅠA期5年无瘤生存率为95%。

【未成熟畸胎瘤】

未成熟畸胎瘤占所有卵巢恶性肿瘤的1%、恶性生殖细胞肿瘤的20%。单侧多见,约5%为双侧。主要发生于10~29岁年龄段的女性,平均年龄18岁。肿瘤往往呈单侧性,体积较大,实性,鱼肉状,可有出血囊性变。成熟畸胎瘤恶变非常少见,恶变成分鳞状细胞癌最常见,通常发生在绝经后妇女。ⅠA期分化1级的未成熟畸胎瘤,术后不需要辅助化疗。ⅠA期分化2~3级和Ⅱ~Ⅳ期未成熟畸胎瘤,以BEP方案化疗。有腹腔积液者,不考虑肿瘤级别,均需化疗。5年生存率约80%,手术分期者达到95%。

【内胚窦瘤】

内胚窦瘤也称为卵黄囊瘤。大体平均直径约15 cm,切面呈灰黄色,质软,常伴有多量出血、坏死和液化区。在肿瘤的周边可出现囊腔或形成蜂窝样结构。AFP是重要的诊断标志物。平均发病年龄18岁。约占生殖细胞肿瘤的20%。71%患者是Ⅰ期,但所有期别的内胚窦瘤都需要化疗。该肿瘤自身瘤内出血,常常导致破裂、腹腔内积血,需要急症手术,即便如此,单侧附件切除足够,因仅仅5%患者存在双侧肿瘤病灶。

【胚胎癌】

胚胎癌少见,形态多种多样,瘤细胞可呈腺样、管状、乳头状和实体状。瘤细胞大立方形或多边形,细胞质多呈空泡状,细胞核大而异型性明显。有1个以上核仁,核分裂象多见。可见灶性合体滋养叶细胞。

【非妊娠性绒毛膜癌】

卵巢的绒毛膜癌可分为妊娠性和非妊娠性两大类。非妊娠性绒毛膜癌(non-gestational

choriocarcinoma)起源于原始生殖细胞,形态与妊娠相关性绒毛膜癌一致。纯粹由非妊娠性绒毛膜癌组成的生殖细胞肿瘤罕见,该肿瘤常与其他生殖细胞肿瘤同时存在,形成混合性生殖细胞肿瘤。肿瘤中可见细胞滋养叶细胞和合体滋养叶细胞。该肿瘤是一种高度恶性的肿瘤,预后较妊娠相关性绒毛膜癌差,非常少见,年龄一般<20岁,分为单一性绒癌和混合性绒癌,预后差,选择 BEP 化疗或按妊娠性绒癌化疗。

【混合性生殖细胞肿瘤】

混合性生殖细胞肿瘤包括2种或2种以上上述肿瘤成分,其中至少1种是原始生殖细胞成分。最常见的是无性细胞瘤合并卵黄囊瘤。胚胎性癌、多胚瘤和非妊娠性绒毛膜癌也常合并其他生殖细胞肿瘤成分。混合病灶可以分泌 AFP 或 hCG,或两者兼有,或两者均无,主要依据其肿瘤成分。

二、性索-间质细胞肿瘤

性索-间质细胞瘤包括粒层细胞瘤、卵泡膜细胞瘤和纤维瘤。前者属于低度恶性,后两者为良性。粒层细胞瘤主要表现为远期复发,到目前为止,还没有充分的循证医学结果显示化疗对粒层细胞瘤的作用,但Ⅲ~Ⅳ期患者选择 PEB 化疗4~6个疗程。Ⅰ期的5年、10年、20年生存率分别为94%、82%、62%。Ⅱ~Ⅳ期粒层细胞瘤5年和10年生存率分别为55%和34%。

三、复发性非上皮卵巢肿瘤的治疗

复发癌没有标准的治疗方法,复发常见部位在盆腔,但上腹部也会出现复发病灶。如果肿瘤局限,手术是有效的治疗方法,腹腔有转移将难以治疗。粒层细胞瘤远期复发不少见,放疗对复发的预防没有作用,复发后局限病灶可以手术切除。

无性细胞瘤复发,先前没有化疗者首选 BEP 化疗。先前已经化疗者,持续肿瘤指标升高,TIP(紫杉醇、异环磷酰胺、顺铂)或高剂量化疗;放疗也是可以选择的治疗手段,缺点是不能保留生育能力。

第三节 腹 膜 肿 瘤

腹膜肿瘤包含原发腹膜肿瘤和来源于卵巢上皮的肿瘤。临床上为区别卵巢上皮肿瘤以外的腹腔腹膜原发肿瘤,将腹膜肿瘤另外列出专门讨论。腹膜是间皮肿瘤的好发部位,恶性间皮瘤、多囊性间皮瘤、腺瘤样瘤等均可发生。苗勒系统来源的肿瘤也可原发于腹膜,包括交界性和恶性。

一、原发性腹膜癌

原发性腹膜癌一般发生于绝经后妇女,平均年龄62岁,其组织学及免疫组化特征与卵巢原发的表面上皮肿瘤相一致。诊断原发性腹膜癌必须符合下列由美国妇科肿瘤学组(GOG)提出的标准:①双侧卵巢正常大小或因其他良性病变而增大。②卵巢外病变大于卵巢表面被侵及的病灶。③显微镜检查具有下列情况之一:卵巢无肿瘤;或肿瘤局限于卵巢表面上皮而无间质浸润;或肿瘤累及卵巢表面上皮及其下的间质,但病灶范围<5 mm×

5 mm;或无论卵巢表面有无侵袭,其实质内病灶<5 mm×5 mm。目前关于其组织来源有两种学说:一是胚胎残留学说,即来源于腹膜上残留的胚胎性苗勒细胞。二是第二苗勒系统学说。Lauchlan 于 1972 年第 1 次将女性腹膜描述为第二苗勒系统。女性腹膜和苗勒管均由胚胎时期体腔上皮及上皮下的间充质衍生而来,成年女性腹膜间皮及下方间质与卵巢上皮同样具有向苗勒管上皮分化的潜能。当腹膜受到某种因素刺激引起病变时,通过化生重演并发育成苗勒管上皮成分。这些肿瘤不仅组织学特征与女性苗勒管上皮发生的肿瘤一致,而且通过免疫组化方法可检测出一些相同的抗原。大体观察肿瘤为多发性,腹膜广泛受累,呈结节状或实性团块,与周围广泛粘连,大网膜多挛缩成饼块状,卵巢通常正常,也可浅表受累。原发性腹膜癌中最常见的组织学类型是浆液性腺癌,也有极少数透明细胞癌、黏液腺癌、移行细胞癌、鳞状细胞癌、沙砾体癌的报道。

二、腹膜假黏液瘤

腹膜假黏液瘤(pseudomyxoma peritonei,PMP)是指盆腹腔内有大量的黏液或胶冻样物质积聚。严格来说,腹膜假黏液瘤不是一个特定的组织病理学概念,而是一个临床的描述性术语。患者的通常症状是进行性腹胀,少数患者出现急性阑尾炎。

WHO(2003 版)指出,当卵巢存在黏液性肿瘤伴腹膜假黏液瘤时,应对阑尾进行仔细检查。若发现阑尾具有黏液性肿瘤,则应将阑尾视作原发性肿瘤,卵巢为转移性肿瘤。若阑尾未行组织学检查,而卵巢黏液性肿瘤为双侧或单侧,不伴有皮样囊肿,则阑尾肿瘤也应视为原发性。若经仔细组织学检查未发现阑尾黏液性肿瘤,或患者以往未发现腹膜假黏液瘤而因其他原因行阑尾切除术,或卵巢黏液性肿瘤同时伴有皮样囊肿而镜下或巨检缺乏阑尾病损时,则可将腹膜假黏液瘤视为卵巢肿瘤来源。对模棱两可的病例,细胞角蛋白 7(CK7)免疫组化染色阴性强烈提示卵巢肿瘤为转移性。

腹膜假黏液瘤需要行肿瘤细胞减灭术,Sugarbaker 建议术后丝裂霉素腹腔加热化疗和氟尿嘧啶静脉化疗。腹膜假黏液瘤系良性肿瘤但表现为恶性行为,76% 左右的病例出现肿瘤复发,50% 复发出现在术后 2 年内。

第十八章　恶性淋巴瘤

恶性淋巴瘤是起源于淋巴造血系统的恶性肿瘤。按照病理可以分成霍奇金病(Hodgkin lymphoma,HL)和非霍奇金淋巴瘤(non-Hodgkin lymphoma,NHL)。恶性淋巴瘤是高度异质性疾病，不同细胞来源或同一细胞来源的各个亚型的肿瘤生物学行为、临床表现、对治疗的反应及预后都有很大差别。

恶性淋巴瘤的发病原因至今仍然不很明确。流行病学的研究发现恶性淋巴瘤的发病与多种因素有关，包括免疫功能失调、感染、家族易感性、化学因素、物理因素、生活方式等。大多数是多种因素共同作用的结果。

第一节　病　理　学

恶性淋巴瘤是淋巴细胞恶性增生所形成的肿瘤。病理学上，恶性淋巴瘤分为 NHL 和 HL 两大类。

【分类】

恶性淋巴瘤分类见表 18-1。

表 18-1　恶性淋巴瘤 WHO 分类

B 细胞肿瘤	NK/T 细胞肿瘤
前体 B 细胞肿瘤	前体 T 细胞肿瘤
前体 B 淋巴母细胞性白血病/淋巴瘤	前体 T 淋巴母细胞性白血病/淋巴瘤
成熟 B 细胞肿瘤	母细胞性 NK 细胞淋巴瘤
慢性淋巴细胞性白血病/小淋巴细胞淋巴瘤	成熟 NK/T 细胞肿瘤
B 细胞幼淋巴细胞性白血病	T 细胞幼淋巴细胞性白血病
淋巴浆细胞性淋巴瘤	T 细胞大颗粒淋巴细胞性白血病
脾边缘区淋巴瘤	侵袭性 NK 细胞白血病
毛细胞白血病	成人 T 细胞白血病/淋巴瘤
浆细胞骨髓瘤	结外 NK/T 细胞淋巴瘤,鼻型
骨的孤立性浆细胞瘤	肠病型 T 细胞淋巴瘤
骨外浆细胞瘤	脾肝 T 细胞淋巴瘤
黏膜相关淋巴组织结外边缘区 B 细胞淋巴瘤(MALT 淋巴瘤)	皮下脂膜炎样 T 细胞淋巴瘤
	蕈样肉芽肿
淋巴结边缘区 B 细胞淋巴瘤	Sezary 综合征
滤泡性淋巴瘤	皮肤原发性间变性大细胞淋巴瘤
套细胞淋巴瘤	周围 T 细胞淋巴瘤,非特指性
弥漫性大 B 细胞淋巴瘤	血管免疫母细胞性 T 细胞淋巴瘤
纵隔(胸腺)大 B 细胞淋巴瘤	间变性大细胞淋巴瘤

续表

B 细胞肿瘤	NK/T 细胞肿瘤
血管内大 B 细胞淋巴瘤	恶性潜能未定的 T 细胞增生
原发性渗出性淋巴瘤	淋巴瘤样丘疹病
伯基特淋巴瘤/白血病	HL
恶性潜能未定的 B 细胞增生	结节性淋巴细胞为主型 HL
淋巴瘤样肉芽肿病	经典型 HL
移植后淋巴组织增生性疾病,多形性	结节硬化经典型 HL
	富含淋巴细胞经典型 HL
	混合细胞经典型 HL
	淋巴细胞消减经典型 HL

【诊断】

恶性淋巴瘤的诊断涉及多学科的综合诊断。临床医师通过病史和体检得出初步印象,然后根据病情的需要进行各种必要的检查,包括实验室检查、影像学检查和病理学检查等,通过对各种检查的结果进行综合分析,最后得出准确诊断。其中最重要和最关键的诊断手段是病理学检查,通过形态学观察、免疫表型和遗传学分析,可做出恶性淋巴瘤的组织学和遗传学分型。

第二节 临床表现

恶性淋巴瘤一般以淋巴结肿大为首发症状,以浅表淋巴结肿大为首发症状者约占70%。特点是无痛性、表面光滑、活动,扪之质韧、饱满、均匀。早期可活动,孤立或散在于颈部、腋下、腹股沟等处;晚期则相互融合,与皮肤粘连、固定或形成溃疡。

HL 淋巴结>90%为连续侵犯,起病为单发部位然后沿淋巴道至邻近淋巴结区域。例如,先为颈部淋巴结肿大,依次为腋下或纵隔淋巴结受侵。而 NHL 受侵的淋巴结为跳跃式,无一定规律。

发生在腹膜后和肠系膜的肿大淋巴结可融合成团块伴疼痛,体检时可扪及腹部包块。腹膜后淋巴结受侵,易有全身发热的症状,甚至很小的淋巴结也可出现高热。因此,恶性淋巴瘤患者有不明原因的发热、抗炎治疗无效,应考虑有腹膜后淋巴结肿大的可能。

发生于胃肠道的恶性淋巴瘤早期可无任何症状,以后可有上腹不适等消化不良症状,病程进展可有呕血、黑便,晚期可扪及上腹包块、贫血、消瘦等;X 线检查早期胃黏膜完整,仅粗大或呈息肉状。此时胃镜检查取活检一定要深取,否则因取材表浅,往往为阴性结果而延误诊治。

肝受侵多继发于脾侵犯,在晚期病例常见肝大、黄疸及其他部位受累,临床除有相应症状外,还通常有发热、贫血、体重减轻、食欲缺乏等表现。肝功能异常与肝受累的关系不密切,另外肝侵犯多表现为弥漫性微小病灶,所以影像学检查如 CT、MRI、B 超等对诊断肝侵犯的意义不大。

恶性淋巴瘤还可以原发于泌尿生殖系统、骨、乳腺、甲状腺、口腔内器官、中枢神经系统等,出现相应的症状和体征。一些特殊亚型的淋巴瘤有其特殊的症状和体征。例如,蕈样肉芽肿的皮肤表现,有红皮病、湿疹、红斑、丘疹和结节等。

恶性淋巴瘤可有全身症状,如发热、盗汗、体重下降。

第三节 诊 断

【实验室检查】

通过对血常规、肝肾功能、乙肝两对半、血清蛋白、乳酸脱氢酶(LDH)、$β_2$-微球蛋白的检测可以了解预后和判断治疗有无禁忌。外周血细胞计数可以反映造血功能和有无骨髓侵犯。淋巴细胞和中性粒细胞比例倒置常提示有骨髓侵犯。但仅 1/4~1/3 骨髓受累的患者存在血细胞计数异常,而仅 1/2 血象异常的淋巴瘤患者存在骨髓受累。治疗过程中血小板、白细胞减少或血红蛋白同时下降时,除外治疗相关的原因,应高度警惕骨髓受累的可能性。

骨髓穿刺和活检可以了解骨髓功能和有无骨髓侵犯。

血液生化检查可以提供额外的定位及预后信息。血肌酐升高要警惕腹膜后占位引起的梗阻性肾功能不全,酐酶、胆红素及碱性磷酸酶(ALP)的升高可能是肝脏和骨骼组织受累的征象,LDH 和 $β_2$-微球蛋白水平是对肿瘤负荷的间接反映。血清 LDH 水平是一个独立的预后指标。中国人乙型肝炎病毒(HBV)感染率高,应常规检测两对半,大三阳时要测 HBV-DNA。对 HBV-DNA 有复制时应长期抗病毒治疗,特别是考虑应用利妥昔单抗时,以免乙型肝炎复发。

【影像学检查】

1. 超声波检查 能发现直径>2 cm 的淋巴结,但不能鉴别增大的淋巴结是恶性淋巴瘤、反应性增生或慢性炎症。超声波检查能发现肝、脾大及肝、脾中明显的肿瘤结节,但当肝、脾大小正常而有弥漫性浸润时,无法证实肝、脾侵犯。

2. CT 检查 能发现下肢淋巴造影所不能发现的淋巴结组,如肠系膜、膈角后、胰周、肝门、腹腔动脉等处的淋巴结,而 NHL 肠系膜淋巴结侵犯发生率高达 51%。CT 还能发现脏器病变,特别是肾实质病变,更易发现直接的结外侵犯。但 CT 扫描也有局限性,它以淋巴结的大小来判断有无病变,不能观察内部结构,因此常将一部分反应性增生也误诊为阳性。CT 对脾脏诊断的假阴性率高。至于胸部 CT,有时对膈角、纵隔病变,以及气管旁、肺门及主动脉窗旁等淋巴结的诊断也有裨益。

3. MRI 检查 在 NHL 分期中的作用有待于进一步研究。目前 MRI 对评价脑脊髓的病变及隐匿的骨髓侵犯最有价值。当怀疑有骨髓侵犯,但骨髓活检阴性,MRI 可以证实骨髓侵犯的局灶病变,此时再做骨髓活检可证实有骨髓侵犯。

4. PET 检查 对恶性淋巴瘤的分期、疗效评估、治疗后残留病灶活性的判断,以及鉴别惰性淋巴瘤和侵袭性淋巴瘤有重要意义。PET 可精确 NHL 的分期,经 CT 分期后有 8% 升期。治疗后影像学怀疑有残留的病灶,PET 敏感性强。

HL 在治疗前通过 PET 了解病变范围,检出隐匿病灶。与 CT 相比,PET 的假阳性率和假阴性率低。

由于 PET 存在假阳性,在怀疑有复发,需要积极治疗时应该再次做活检来证实。此外,PET 鉴别惰性淋巴瘤和侵袭性淋巴瘤时,SUV 截点>13 有高度特异性。

【其他检查】

1. 分期性剖腹探查 由于剖腹有一定的并发症和手术死亡率,且随着当前医学影像学的发展,此种方法不再适合作为最初的分期手段。

2. 下肢淋巴造影 可了解腹腔、盆腔淋巴结情况,是唯一能显示淋巴结内部结构的影像学检查方法。对腹主动脉旁、髂淋巴结区病变,准确率75%~90%,假阴性率低。

3. 微小残留病灶的检出 PCR可检出$1/10^5$异常细胞,常用于研究血和骨髓,但也能应用于其他部位,研究集中在t(14∶18)易位和 *bcl*-2 基因,PCR检出缓解期恶性淋巴瘤患者血或骨髓中 *bcl*-2 基因重排阳性者复发可能性大大高于阴性者。

【恶性淋巴瘤必要的诊断程序】

1. 所有切片由有经验的病理学家做出诊断。

2. 详细询问病史 有无症状,即发热、盗汗及体重减轻。

3. 仔细体检 一般状况;浅表淋巴结,包括颌下、颏下、枕后、耳前、颈、锁骨上下、腋下、滑车上、髂窝、腹股沟、腘窝;韦氏环;肝、脾大小;有无肿块;皮肤结节。

4. 实验室检查 血常规、肝肾功能血液生化、骨髓穿刺或活检;LDH,乙肝两对半,$β_2$-微球蛋白。

5. 影像学检查 肺正侧位片,颈、胸、腹、盆腔CT。

6. 若条件允许可行PET检查。

7. 容易有中枢神经系统侵犯的亚型

例如,淋巴母细胞性淋巴瘤、套细胞淋巴瘤、原发睾丸的淋巴瘤、双侧乳腺的淋巴瘤和怀疑有中枢神经系统侵犯,行腰穿及脑脊液检查。

第四节 临 床 分 期

【Ann Arbor 分期】

Ann Arbor 分期见表18-2。

表18-2 恶性淋巴瘤的 Ann Arbor 分期

分期	病变范围
Ⅰ期	病变仅累及单一的区域淋巴结
Ⅰ_E 期	病变仅侵犯淋巴结以外的单一器官
Ⅱ期	病变累及膈同侧2个以上的区域淋巴结
Ⅱ_E 期	病变局限侵犯淋巴结以外器官及膈同侧1个以上的区域淋巴结
Ⅲ期	膈两侧淋巴结受侵犯
Ⅲ_E 期	病变累及淋巴结以外某一器官,加以膈两侧淋巴结受累
Ⅳ期	病变已侵犯多处淋巴结及淋巴结以外的部位,如肺、肝及骨髓

注:分期还可按症状分为A、B两类,即A:无症状;B:发热、盗汗、体重减轻(半年内超过10%)。

【Costwolds 分期】

Costwolds 分期见表18-3。

表18-3 恶性淋巴瘤的 Costwolds 分期

分期	病变范围
Ⅰ期	病变仅累及单一的区域淋巴结
Ⅱ期	病变累及膈同侧多个区域淋巴结

续表

分期	病变范围
Ⅲ期	膈两侧淋巴结受侵犯
Ⅳ期	多处淋巴结外的部位或淋巴加上结外病变
X	大肿块≥10 cm
E	结外病变

注:分期还可按症状分为 A、B 两类,即 A:无症状;B:发热、盗汗、体重减轻(半年内超过 10%)。

【慢性淋巴细胞性白血病的 Rai 分期】
慢性淋巴细胞性白血病的 Rai 分期见表 18-4。

表 18-4 慢性淋巴细胞性白血病的 Rai 分期

分期	诊断标准
0期	淋巴细胞增多(外周血>15×10^9/L,骨髓>40%)
Ⅰ期	淋巴细胞增多伴淋巴结大
Ⅱ期	0~Ⅰ期表现伴脾或肝大
Ⅲ期	0~Ⅱ期表现伴贫血(血红蛋白<110 g/L 或血细胞比容<33%)
Ⅳ期	0~Ⅲ期表现伴血小板减少(<100×10^9/L)

第五节 治 疗

一、霍奇金病的治疗

【治疗原则】
1. Ⅰ、Ⅱ期

(1)无不良预后因素的患者,推荐 4 个疗程 ABVD(多柔比星、博来霉素、长春碱、达卡巴嗪)方案联合累及野放疗 30~36 Gy。对有化疗禁忌证的患者,推荐次全淋巴结照射。有放疗禁忌证的患者,推荐单纯化疗。

(2)有不良预后因素的患者,推荐 4~6 个疗程 ABVD 方案联合累及野放疗(疗程数取决于何时达到完全缓解,一般是在达到完全缓解后巩固 2 个疗程)。累及野放疗剂量 30~36 Gy。

(3)对于含有巨大肿块的患者,推荐 6 个疗程 ABVD 方案联合累及野放疗。累及野放疗 30 Gy 后,局部病灶加量 10 Gy。

2. Ⅲ、Ⅳ期 化疗是其主要的治疗方法。对于化疗前的大病灶或化疗后孤立的残留病灶或残留病灶影响生活质量时,放疗可作为姑息性治疗的手段。

(1)化疗方案推荐至少 6 个疗程 ABVD 方案,达到完全缓解后应巩固 2 个疗程。

(2)巩固放疗一般适用于化疗后部分缓解和具有纵隔巨大肿块(瘤径≥5 cm)的患者,特别是组织学亚型为结节硬化型。放疗剂量一般为 20~36 Gy,具体根据放疗范围、原发肿块大小和化疗后的疗效而决定。

(3)有不良预后因素的年轻患者,一般情况好,初次治疗也可选强烈的化疗方案,如

BEACOPP(博来霉素、依托泊苷、多柔比星、环磷酰胺、长春新碱、丙卡巴肼、泼尼松)，Stanford V方案(氮芥、多柔比星、长春碱、长春新碱、博来霉素、依托泊苷、泼尼松)。

【放疗】

1. 早期 HL 的放疗　早期 HL 的放疗原则是在保证肿瘤控制的前提下尽可能减少正常组织的损伤。在早期 HL 的治疗中，放疗加化疗的综合治疗是标准的治疗模式。

结节性淋巴细胞为主型 HL 的治疗策略与经典型 HL 不同。单纯累及野放疗(involved-field radio therapy, IFRT)或扩大野放疗(extended field radio therapy, EFRT)是ⅠA、ⅡA 期的标准治疗，但也有报道认为Ⅰ期在累及淋巴结切除后可随访观察。

NCCN 的临床指南中，ⅡA 期患者除累及野的放疗，还需联合 ABVD 或 Stanford V 方案 4 程化疗。对累及野和扩大野的回顾性研究发现，累及野的照射已经很充分。推荐的放疗剂量 30~36 Gy，分次剂量 1.8~2 Gy/次，如偶有大病灶，局部加量至 40 Gy。

2. Ⅲ、Ⅳ期 HL 的放疗　化疗是其主要的治疗方法。对于化疗前的大病灶或化疗后孤立的残留病灶或残留病灶影响生活质量时，放疗可作为姑息性治疗的手段，但预后良好的ⅢA 期患者一般不在此列，往往参照预后不良的早期 HL 治疗原则。

【化疗】

1. Ⅰ、Ⅱ期 HL 的化疗

(1)化疗方案：MOPP(氮芥、长春新碱、甲基苄肼、泼尼松)是治疗 HL 的经典方案。最早由 DeVita 报道治疗 HL，肿瘤完全缓解率达 81%。以后多项前瞻性临床试验证实其有效性。

ABVD 是与 MOPP 无交叉耐药的经典方案。在一个小样本的 ABVD 和 MOPP 的对照研究中，两组的完全缓解率和有效持续时间相仿，但 ABVD 的毒副作用较小。ABVD 和 MOPP-ABVD 交替方案在疗效和生存上优于 MOPP。同时对消化道反应(恶心、呕吐)、骨髓抑制、粒细胞缺乏发热感染、脱发、神经系统毒性都较轻。在其他的 MOPP 对 MOPP/ABVD，MOPP-ABV 对 MOPP 与 ABVD 序贯，MOPP-ABV 对 MOPP/ABVD，MOPP-ABV 对 ABVD 等试验均显示 ABVD 的有效性。并且含 MOPP 的方案导致不孕不育及第二肿瘤发生率较高。ABVD 已逐渐取代 MOPP，成为 HL 的标准治疗方案。

(2)化疗疗程：目前，ABVD 联合累及野放疗已成为Ⅰ、Ⅱ期 HL 的标准治疗模式。针对预后良好的人群，研究重点在于优化放疗和化疗的组合，即在不降低疗效基础上，合理减少化疗疗程数和剂量，减少远期的毒副作用。

目前的证据表明，对于预后好的患者，4 个疗程的 ABVD 方案联合 30 Gy 的累及野放疗是十分稳妥的治疗方法。至于能否进一步降低治疗强度，还有待于其他试验，以及 HD10 研究的长期随访结果。

对于预后不良患者化疗的最佳疗程数仍无定论，但已有的证据表明可以安全地将 6 个疗程降为 4 个。

(3)巨大肿块的治疗：在 Cotswolds 分期中，巨大肿块的定义为在后前位胸片上，纵隔淋巴结横径≥1/3 的胸腔内径或者单个肿块的直径≥10 cm。这一定义标准目前多针对早期 HL，而对于进展期疾病，常采用 5 cm 这一临界水平。

迄今为止，没有一项单独针对含有巨大肿块人群的临床试验，治疗指南多建立在长期的治疗经验基础上。一些临床试验已证明，少于 6 个疗程的化疗联合放疗是安全的，但是这些试验中大多未包含巨大肿块的患者，因此仍然推荐 6 个疗程的 ABVD 方案。

2. Ⅲ、Ⅳ期 HL 的化疗 Ⅲ、Ⅳ期 HL 的治疗以化疗为主。但是单纯脾累及的ⅢA 期患者可以采用类似针对早期患者的化疗联合累及野放疗的治疗模式,这一人群有相对较好的预后。

化疗方案推荐至少 6 个疗程 ABVD 方案,达到完全缓解后应巩固 2 个疗程。巩固放疗一般适用于化疗后部分缓解和具有纵隔巨大肿块(瘤径≥5 cm)的患者,特别是结节硬化型。放疗剂量一般为 20~36 Gy,具体应根据放疗范围、原发肿块大小和化疗后的疗效而定。

二、非霍奇金淋巴瘤的治疗

【放疗】

1. 恶性淋巴瘤放疗的设野原则

(1)累及野的定义:累及野是指放射野包括病变累及的淋巴结所在的部位;如病变仅累及结外器官而无相邻或远处淋巴结的浸润,则照射野即包括所累及器官。

(2)累及野的设野原则:虽然有累及野的概念,但在临床实践中,如何准确地描述累及野的具体范围,尚无完全统一的认识。这里,建议根据美国放疗和肿瘤学会(ASRTO)2004 年会上提出的累及野设计的具体原则和目前临床较多采用的设野方法作为参照。

2. 放疗的毒副作用

(1)急性毒副作用:指放疗中及治疗结束后 3 个月内产生的毒性作用,主要是放射性皮炎,表现为表皮红斑、色素沉着、干性脱皮,因恶性淋巴瘤放射剂量相对较低,通常罕见湿性脱皮;可伴有轻到中度骨髓抑制。放疗部位在韦氏环时有轻到中度的黏膜干燥、口干、味觉改变等,腹盆腔放疗时可出现厌食、恶心呕吐、腹泻等胃肠道反应。纵隔放疗时应注意避免出现放射性肺炎和心包炎。在纵隔有大肿块的情况下,化疗后病灶缩小,应根据缩小的病灶设计照射野;如病灶完全消退,则应照射纵隔部位,不应按治疗前的病灶大小设野。进行 TPS 优化剂量分布时,应将肺的 V20 尽可能控制在 30% 以下。

(2)长期毒副作用

1)第二原发肿瘤:在放疗后 5~6 年,甚至 10 年以上第二原发肿瘤的危险增加。与化疗不同,淋巴瘤放疗的第二原发肿瘤主要有肺癌、乳腺癌等实体肿瘤,而淋巴造血系统的第二原发肿瘤如白血病、NHL 则多见于化疗后的患者。HL 年轻女性患者接受放疗后,如长期生存,其乳腺癌的发病率会明显高于正常人群,其相对危险度因患者接受放疗年龄的不同而相异。肺癌发生率的增加见于化疗和(或)放疗后的淋巴瘤患者,尤其是吸烟的患者。故应建议患者戒烟。

2)心血管疾病:在恶性淋巴瘤治疗后的长期毒性中,心血管疾病的发生率仅次于第二原发肿瘤,并且是死亡率增加的第 2 原因。

3)不孕不育:在非老年患者的盆腔野放疗中,如未将卵巢移至照射野以外,或睾丸亦在照射野之中,将造成不孕不育。如无法避免卵巢或睾丸所在区域的放疗,可在治疗前将之移出放疗范围,以保护其功能。

4)生长发育迟滞:对儿童和青少年恶性淋巴瘤患者中,应考虑到放疗对其生长发育的影响和正常组织耐受性与成年人不同的情况。儿童恶性淋巴瘤的治疗以化疗为主,如需放疗,应遵循以下原则:全颅照射剂量按年龄递增,宜超过 20 Gy;椎体的照射应包括整个椎体,不应只照射部分椎体而引起发育畸形;骨骼软组织的放疗应避免照射关节,软组织照射时需留有部分正常组织以供淋巴回流。

5) 甲状腺功能减退：在头颈部、上纵隔甚至全脑全脊髓的放疗中，甲状腺往往无法避免受到照射。在随访中应注意检测甲状腺功能，如发现有功能减退，应根据情况补充甲状腺素。值得强调的是，以上提及的放疗或综合治疗的长期毒副作用是在以往放疗模式上发生的，即较大照射体积或全淋巴/次全淋巴照射和较高的放疗剂量。随着放疗技术的发展，累及野照射甚而累及淋巴结照射，以及3DCRT和IMRT在恶性淋巴瘤照射的应用，使得放疗的毒性尽可能降低。

【化疗】

1. 化疗方式　主要是通过静脉全身化疗的给药方式控制肿瘤。对原发中枢神经系统或者累及中枢神经系统或者容易有中枢神经系统侵犯的NHL通过鞘内注射提高局部药物浓度。近年来对原发中枢神经系统的NHL有通过脑室持续给药的报道。

2. 化疗禁忌证　NHL的化疗禁忌证与实体瘤的化疗禁忌证相同，主要有以下几方面：①全身衰竭或恶病质，Karnofsky功能状态评分<50。②重要脏器功能不全：严重骨髓抑制、肝肾功能异常、心脏功能失代偿、严重肺气肿、肺功能差。③感染、发热、出血。水、电解质紊乱，酸碱平衡失调。④胃肠道梗阻。

3. HL化疗的毒副作用及防治

(1) 局部反应：有刺激性的药物如果外漏往往引起局部疼痛、肿胀，甚至坏死、化脓、经久不愈而致肢体功能受限。发生外漏时应立刻停止用药，在外溢处周围注射生理盐水，并以普鲁卡因局封。建议使用深静脉置管可避免药物外漏。

(2) 全身反应

1) 骨髓抑制：除博来霉素、长春新碱、顺铂等骨髓抑制较轻微外，其余化疗药物对造血功能均有不同程度的抑制。粒细胞明显减少可导致各种继发感染。严重感染和因血小板减少所致的出血往往是患者的直接死因。粒细胞减少可应用G-CSF、粒细胞、巨噬细胞集落刺激因子(GM-CSF)。血小板减少可用IL-11、血小板生成素(TPO)或输注血小板。

2) 胃肠道反应：食欲缺乏、恶心呕吐是最常见的不良反应，可给予止吐药物。选用5-羟色胺3受体拮抗剂、甲氧氯普胺(灭吐灵)、镇静剂、肾上腺皮质激素，或几种药物联合应用。黏膜溃疡是化疗药物最严重的表现之一，常常发生于给药后4~6 d。加强口腔护理，给予口腔涂剂。调整饮食，进食高营养的流质。加强支持治疗，补充维生素，注意水、电解质平衡。有腹泻时应查大便常规，除外感染。无感染时可用复方地芬诺酯(苯乙哌啶)、洛哌丁胺(易蒙停)或阿片酊等。一天腹泻超过5次或有血性便时应停化疗。腹泻合并粒细胞减少时应及时应用抗生素、升白药。此外要加强支持治疗，注意水、电解质平衡。

3) 肝功能损害：主要表现为肝功能不全，化学性肝炎；静脉闭塞性疾病；慢性肝纤维化。有肝功能不全时要注意与肝转移、病毒性肝炎及其他合并用药所致的肝功能损害相鉴别。有肝功能不全时应停用化疗药物，给予保肝药物，曾有严重肝功能损害者，肝功能恢复正常后的化疗应换药或进行剂量调整。

4) 心脏功能损害：由于蒽环类抗生素的问世，化疗药物对心脏的影响日益受到重视。多柔比星的慢性心肌毒性与总剂量密切有关。总量达550 mg/m^{2}时，发生率为26.8%~30%。以前用过蒽醌类药物、大剂量环磷酰胺、有心脏病史、幼儿和年老患者，以及放疗可能包括心脏范围者，其总剂量应限制在400 mg/m^2。

5) 肺毒性：用博来霉素后3%~5%的患者可出现与总剂量有关的肺毒性(主要为肺间质炎和纤维化)，多在用药数月后或停药后发生。甲氨蝶呤引起明显肺毒性的，多在用药2个月至 5 年内发生,可能与所用剂量有关。博来霉素和甲氨蝶呤与放疗有相互作用,可加重肺损伤。

6)泌尿系统毒性:主要表现为肾损害和出血性膀胱炎。应检测肾功能、水化、避免使用氨基糖苷类抗生素。出血性膀胱炎与异环磷酰胺和大剂量环磷酰胺有关。必须同用美司钠,减少血尿的发生。

7)脱发和皮肤反应:多数化疗药物都能引起脱发,未影响毛囊故多能恢复。有些化疗药物可引起皮肤色素沉着角化增生,如博来霉素可引起皮肤色素沉着和角化增生,指(趾)甲坏死脱落。

8)神经系统反应:长春新碱易引起指(趾)端麻木或感觉异常,尤以老年患者为甚。少数可有头痛、面神经瘫痪、肠梗阻或抽搐等。自主神经系统功能紊乱可导致顽固性便秘。异环磷酰胺有中枢性神经毒性。

9)生殖功能障碍:环磷酰胺、阿糖胞苷和多柔比星等都明显影响精子的形成或直接损伤精子,氮芥类药物易引起不育。联合化疗特别是长期应用后发生率较高。闭经在化疗患者中虽多见,但化疗对卵巢功能的影响了解尚少。

10)过敏反应:门冬酰胺酶是蛋白质制剂,易过敏,首剂应小剂量做皮试。

11)发热:博来霉素可引起发热,偶尔出现高热、呼吸困难、血压下降,甚至死亡。应先肌内注射 1 mg 做试验。

12)免疫抑制:大多数化疗药物是免疫抑制剂,其中以环磷酰胺、巯嘌呤、6-巯鸟嘌呤、门冬酰胺酶和肾上腺皮质激素免疫抑制作用最明显。

(3)远期反应:化疗引起的主要远期不良反应为发育不良、不孕不育、第二原发肿瘤。对性腺有明显影响的有白消安、苯丁酸氮芥、环磷酰胺、丙卡巴肼。长春碱常引起闭经。苯丁酸氮芥、环磷酰胺可致精子缺乏。化疗后长期生存患者的第二原发肿瘤比正常人预期发病率高 20~30 倍。通常发生在治疗后 1~20 年,发病高峰为 3~9 年。HL 常发生急性非淋巴细胞性白血病和 NHL。NHL 常发生实体瘤和急性淋巴细胞性白血病。

参 考 文 献

刘晓红,陈红燕,杨爱明,等.2002.内镜下胃黏膜皱襞粗大 45 例分析.中华消化内镜杂志,19(5):281-283.
邵令方,2003.顾恺时胸心外科手术学.上海:上海科学技术出版社.
宋岩,王绿化,赫捷,等.2009.151 例食管小细胞癌的治疗与预后分析.癌症,28(3):303-307.
汪楣,谷铣之,黄国俊,等.2001.食管癌术前放射治疗的前瞻性临床研究.中华放射肿瘤学杂志,10(3):168-172.
王鹤皋,戴建平,邱志钧,等.1995.根治性放疗后食管癌复发的手术切除和再程放疗的比较.肿瘤研究与临床,3(1):153-155.
王澜,孔浩,韩春,等.2012.非手术治疗食管癌临床分期标准的临床应用与探讨.中华放射肿瘤学杂志,21(4):319-333.
王舒宝,王俊.2006.胃癌复发与转移的有关问题及综合治疗.中国普外基础与临床杂志,13(1):9-11.
王晓颖,袁平,吴云林,等.2007.胃镜活检病理诊断上皮内瘤变高级别的意义.上海交通大学学报(医学版),27(5):591-593.
王鑫,祝淑钗.2006.食管癌综合治疗研究进展.中华放射肿瘤学杂志,15(1):65-68.
中国非手术治疗食管癌临床分期专家小组,2010.非手术治疗食管癌的临床分期标准(草案).中华放射肿瘤学杂志,19(3):179-180.
中国抗癌协会食管癌专业委员会.2010.食管癌规范化诊治指南.北京:中国协和医科大学出版社.
周宗玫.2010.肿瘤放射治疗学.第 4 版.北京:中国协和医科大学出版社.
祝淑钗,刘志坤.2010.关于 2009 年第 7 版食管癌国际 TNM 分期的思考.肿瘤学杂志,16(1):2-5.
祝淑钗,史鸿云,李任,等.2005.食管癌临床分期研究现状与进展.中华放射肿瘤学杂志,14(5):391-394.